JN308556

熊本大学生命倫理研究会論集──────4

よき死の作法

高橋隆雄・田口宏昭 編

九州大学出版会

まえがき

　本書は「熊本大学生命倫理研究会論集」第4巻である。これまでこの論集は，遺伝子の時代の倫理，ケア論，ヒト胚と人間の尊厳，といった各論に当たるテーマで論じてきたが，今回は「死」という，きわめて大きなそして広範な領域にわたる問題に正面から取り組んでみた。

　先の3冊の論集と同様に，本書も理系と文系をクロスする共同研究の成果であるが，このはじまりは4年以上前に遡ることができる。それは，本書の編者のひとりである田口宏昭教授を中心とする「終末期医療研究グループ」による共同研究である。このグループでは研究会やシンポジウムを通じて，現代における終末期医療のあり方を種々の観点から問い直してきた。

　ただし本論集では終末期医療に限定せず，「死」をめぐる諸相のうちに複雑なしかたで垣間見える死の深層を，できるだけ明確に捉えることをめざしてみた。対象としたのは，ホスピスでの死や安楽死，看護において現れる死，よき生の終焉としてのよき死，生物学の領域でのいわば細胞の自死ともいえるアポトーシス，文学作品や神話に現れた死，魂にかかわるさまざまな儀礼において出現する死，といった広範な領域での死の現われである。そのため，執筆者の顔ぶれも，哲学，倫理学，社会学，日本文学，文化人類学，医学，看護学の研究者，そしてホスピスの医師と多彩なものとなった。

　思えば人間ほど，死や死に方を気にかけ死者への儀礼を大切にする存在者はいない。これは他の生物と決定的に異なる点であると思われる。森の片隅でハリネズミが死んだり樅の樹が枯死するのとは異なり，人間の死は単なる生理学的・生態学的出来事に尽きるわけではない。死ぬ本人，その家族や知己，また地域共同体，社会それぞれにかかわる幾重にも積み重なる意味を人

の死は担っている。そうした重層する意味が，死をめぐるさまざまな儀礼，芸術，宗教とともに，生の豊かさを形成している。それゆえ，死について考えることを避けることは，生についての真剣な思索も不可能にしてしまうだろう。生をよき生とすることと，死がよき死であるということは密接に結びついているのであり，そこから「よき死」への願望と作法が歴史を通じて常に求められることにもなる。

　本書収録の諸論文は，これまでの論集と同様に，いずれも草稿段階で幾度かの執筆者間での批評を経たものである。それぞれの専門領域から行った死についての思索を相互に批判的に検討することで，多様な観点から捉えられた死に，奥深いところでの連関がつけられたと思われる。

　そうした過程を経て執筆した論文であるが，広範多岐にわたる内容であることから，各論文の間のまとまりをつけるためと論文内容の補足のために，執筆後3回にわたって討論会を実施した。本書ではそれを収録する予定であったが，大幅に頁数が超過することが判明したため，残念ながら割愛せざるをえなかった。収録するはずだった討論会の内容は，ホームページで公開しているので参照していただければ幸いである（ホームページのアドレスはhttp://www.let.kumamoto-u.ac.jp/takahashi/issue/yokishi_touron.htm である）。

　ここでは各論文のごく簡単な紹介をするにとどめたい。

　本書は大きく3つの部分からなっている。

　第I部では，ヒトの死と人間の死を問題にしている。そもそも人間の死とは，生物学的な死を基盤にしつつも，人間に特有な文化や儀礼を伴うものである。そのような複雑な意味をもつ「死」という概念は，「細胞死」や「臓器死」というように生物学的レベルの死へも転用されている。ヒトの死とは生物学的な意味での死を意味しているが，そうしたレベルの死は，細胞死や臓器死，またヒト個体の死とかかわるだけでなく，種としてのヒトの存続にも深く関与している。その意味で，それは人間の生や死を再検討する視点を与えているとも言えるのである。

第1章「細胞における死の流儀と意義」では，細胞の自死ともいえるアポトーシス現象が，細胞という範囲を越えて個体の生存にかかわるだけでなく，進化の過程を通して種の存続にも重要な役割を果たすことが最新の科学的知識によって示されている。他方，人あるいは人間の死は，人間の生のあり方がそうであるように，価値と不可分な関係にある。本書のタイトルである「よき死の作法」はその辺の事情を語っている。「大事なのは単に生きることではなく，よく生きることである」とは古代ギリシアの哲学者の言葉であるが，これと同様のことが死についても言えるのである。第2章「『よい死』をめぐって――いかに死ぬかを考える――」では，「よき死」の意味するところが哲学的に掘り下げられるとともに，自分自身に帰ること，人の終末における生の総括としての意味づけ，自力と他力，自然本来に帰ること等の考察によって，「よき死」の具体相が論じられる。

　第II部の3つの章では，医療の場にかかわる死をとりあげている。すなわち，ホスピスにおける死，看護における死，そして安楽死がそれぞれ主題として論じられている。

　第3章「日本のホスピス・緩和ケアの現状」と第4章「看護における死」では，ホスピスあるいは看護一般において，死にゆく人を前にしてすべきこととして，その人に寄り添いその声を聴きつつ，できるだけ心身ともに安らかな状態を伴うよう配慮するとともに，その人がこれまで歩んできた生に感謝し生の全体を意味づけるための手助けとなることが強調される。具体的には，第3章では，ホスピス患者の実際の声にできるだけ耳を傾けることによって，終末期における緩和ケアのあり方を考察し，在宅ホスピスケアへの提言がなされている。第4章では，看護にとって死を考える教育が不可欠であること，死にゆく人に対する癒しの看護の重要性，また患者のみならず遺族へのグリーフワークの必要性等が論じられている。他方，安楽死という極限状況においては，人の終末における安らかさや尊厳ある生は，もはや通常の治療やケアによってではなく，積極的あるいは消極的な措置の結果としての死によってもたらされる。第5章「安楽死について――日本的死生観か

ら問い直す——」では，安楽死についての欧米的議論の概観を行うことでその基本的な枠組みを抽出し，それとの対照を念頭に置きながら，日本人の死生観の考察にもとづいて安楽死への条件つきの肯定が主張される。これらの各章を通じて語られているのは「死にゆく人へのケア」の諸相に他ならない。安楽死を含めて，死の現場におけるケアはさまざまな形態をとりうるのである。この多様性はまた歴史や文化によっても規定されており，第II部の各章では普遍的な考察とともに，日本的なケアのあり方が問われてもいる。

第III部の3つの章では，日本の歴史や文化に根ざした死のいくつかの重要な側面がとりあげられている。それらはすべて，われわれが魂というものをどのように捉えてきたのか，また現在はどう捉え，これからどう捉えようとしているのかにかかわることである。魂や死者にかんすることの考察は，そうしたことが語られた記録や説話，神話，また儀式や儀礼として現れた姿を介して行わざるをえない。「死」はさまざまな現われを通じてその厳粛な意味を開示してくるのである。ここでは，古代の神話や説話集から読みとられる日本人の霊魂観，そして現代における魂にかかわる儀礼によって示される死の意味，生者と死者の関係が扱われている。

第6章「古代日本における死と冥界の表象」では，主として平安時代初期の説話集『日本霊異記』に題材を求め，仏教が到来する以前の日本人の死と冥界の観念，とくに霊肉不分離の観念がそこに解読され，それ以降現代に至る日本の霊魂観を考える上での大枠が示される。第7章「受取人不在の死——水俣の魂と儀礼・口頭領域——」では，水俣から東京へ打瀬船が運ばれたとき，その儀式は魂を運ぶ儀礼とみなされ種々の反応を喚起したことをとり上げ，そこから儀礼や魂の本性，生者と死者の関係等が論じられる。第8章「自然葬と現代」では，日本において生成しつつある文化の一形態としての自然葬について，それが日本の文化においてもつ意義の考察，またそれが現代に生じた理由としての自然と人間の共生への思いや，家郷喪失，少子化，墓地価格の高騰等の複雑な背景にかんする社会学的分析がされている。

本書では「死」の真相の尻尾の一端にかろうじて触れることができたので

はないかと思われる。その意味では人類永遠のテーマである死の問題の入り口まで読者を導くことができたと思われるが，もちろん論じ残したことは多い。その中のある部分は議論としてさらに論じることが可能であろうが，他の部分は個人に任されるべきことと思われる。死はすべての人にまさに個別的なしかたで訪れるものであり，死についての問はその重要な側面において，すべての人が自らのこととして思索すべきものなのであるから。

　平成15年早春

高橋　隆雄

目　次

まえがき ……………………………………………高橋隆雄　i

第1部

第1章　細胞における死の流儀と意義 ………………佐谷秀行　1
　　はじめに　3
　　I．「生」のための「死」　4
　　　(1)　アポトーシスの概念
　　　(2)　アポトーシスを遂行する分子シグナル
　　　(3)　細胞死シグナルの中継点
　　　(4)　ミトコンドリア：「生」と「死」を制御する共生生物
　　II．個体，種の保全におけるアポトーシスの役割　12
　　　(1)　臓器，組織構築のための細胞死
　　　(2)　自己を守るための細胞死
　　　(3)　変異を取り除くための細胞死
　　　(4)　発生過程における遺伝子損傷が引き起こす細胞死
　　　(5)　アルゴリズムのプロセスにおける細胞死と個体死
　　　(6)　こころの死とアポトーシス
　　おわりに　20

第2章　「よい死」をめぐって ……………………………中山　將　23
　　　　　──いかに死ぬかを考える──
　　はじめに　25

Ⅰ．死の諸相——問題のありか—— 26
　(1) 問題のてがかり
　(2) いろいろな死
　(3) 老 と 病

Ⅱ．死の思想——死ぬということ—— 32
　(1) 概　　観
　(2) 赴　　く
　(3) 帰　　る
　(4) 現代の傾向

Ⅲ．死の主体——死ぬのはだれか—— 37
　(1) 人　　間
　(2) 他　　人
　(3) 自　　分

Ⅳ．よい死——よく生きおおせる—— 41
　(1) 「よい」ということ
　(2) 死にゆく者にとって
　(3) 見送る者にとって

Ⅴ．死の統合作用——受容と意味づけ—— 48
　(1) 死 の 受 容
　(2) 生の意味づけ
　(3) よ い 生 へ

おわりに 53

第 2 部

第3章　日本のホスピス・緩和ケアの現状 ……………井田栄一 63
　はじめに 65
　Ⅰ．ホスピス・緩和ケアの実際 66

(1) ホスピス患者の生き方
　　　(2) 米国ホスピス運動と医療費削減政策
　　Ⅱ．ホスピス・緩和ケアの定義と利用開始時期　　70
　　　(1) ホスピス・緩和ケアの定義
　　　(2) ホスピスケアの利用開始時期
　　Ⅲ．日本のホスピスケアの歩みと現状　　75
　　　(1) ホスピスケアの始動
　　　(2) 癌死亡者の死亡場所
　　　(3) 在宅ホスピスケア
　　　(4) 病名の説明（癌告知）
　　　(5) みこころホスピスの実績
　　　(6) 英国のホスピスケアとの比較
　　Ⅳ．ホスピスケアの利用者の声　　88
　　　(1) ホスピスの患者の思い
　　　(2) 遺族の思い
　　　(3) コミュニケーション
　　Ⅴ．ホスピス担当医師としての私　　97

第4章　看護における死 ……………………………森田敏子　107
　　はじめに　109
　　Ⅰ．日常から遠ざかる生と死　　110
　　　(1) 命の慈しみを育む命の誕生と見えない死
　　　(2) メメント・モリから死の準備教育へ
　　Ⅱ．人間にとっての死・看護にとっての死　　114
　　　(1) 死の判定，人はそれを受け止められるか
　　　(2) 看護は死をどう捉えるか
　　Ⅲ．その人らしさを支える看取り　　121
　　　(1) その人らしさの尊重

    (2) その人の希望に沿う看取り
  Ⅳ．癒しの看護とグリーフワーク　　128
    (1) 癒しの看護
    (2) グリーフワーク
  おわりに　　135

第5章　安楽死について………………………………高橋隆雄　141
　　　──日本的死生観から問い直す──
  はじめに　　143
  Ⅰ．安楽死と尊厳死の概念　　144
    (1) 安楽死の分類
    (2) 安楽死と尊厳死
  Ⅱ．これまでなされてきた議論　　147
    (1) 消極的安楽死を認めて積極的安楽死を認めない議論
    (2) 間接的安楽死を認めて積極的安楽死を認めない議論
    (3) 積極的安楽死に反対するその他の議論
    (4) 自発的な積極的安楽死を肯定する議論
  Ⅲ．安楽死と日本的伝統　　157
    (1) 安楽死先進国，日本
    (2) 死者は死者としてこの世に存在する
    (3) 日本の伝統における死者
    (4) 自殺・罪・自由
    (5) 究極のケアとしての安楽死
    (6) 法制化について

第3部

第6章　古代日本における死と冥界の表象……………森　正人　179
  はじめに　　181

Ⅰ．日本霊異記の冥界　　*183*
　　(1)　日本霊異記の転生譚と蘇生譚
　　(2)　中国的冥界観とその継承
　Ⅱ．浄土教における極楽と地獄　　*186*
　　(1)　往生要集の地獄
　　(2)　地獄変相図
　Ⅲ．仏教的冥界観の流布　　*189*
　　(1)　地獄絵を詠む王朝女性
　　(2)　西行も地獄絵を見て
　Ⅳ．日本霊異記を遡る　　*193*
　　(1)　黄　泉　の　国
　　(2)　蘇生譚の基底
　Ⅴ．冥界観の古層　　*197*
　　(1)　イザナミの神避りとイザナキの黄泉帰り
　　(2)　山隠り・雲隠り
　Ⅵ．天翔る白鳥　　*200*
　　(1)　ヤマトタケルノミコトの死
　　(2)　天翔る皇子たち
　む　す　び　　*205*

第7章　受取人不在の死 ………………………………慶田勝彦　*207*
　　　　──水俣の魂と儀礼・口頭領域──
　は　じ　め　に　　*209*
　Ⅰ．打瀬船を焼く──ゴミ焼き場と魂の節合──　　*210*
　　(1)　出来事の経緯
　　(2)　儀礼という幻想
　Ⅱ．水俣病経験の起源化と脱起源化　　*217*
　Ⅲ．水俣病と口頭領域　　*219*

(1) 「未認定」を選び直す
　　　(2) 運転手がいない車（＝近代）の恐怖
　　Ⅳ．儀礼・口頭領域において節合する記憶群　　225
　　　(1) 無根拠な起源
　　　(2) 消されてしまった故郷に留まる人たち
　　　(3) 愛されし者の記憶
　　おわりに　235

第8章　自然葬と現代 ……………………………………田口宏昭　243
　　はじめに　245
　　Ⅰ．自然葬とは何か　246
　　　(1) 生成する文化としての自然葬
　　　(2) 自然葬運動の展開
　　　(3) 自然葬の実際とその表象世界
　　　(4) 消失した葬送の復活としての自然葬
　　Ⅱ．家郷喪失者たちと自然葬　260
　　　(1) 都市への人口移動
　　　(2) 家郷喪失者たちの祖先祭祀
　　　(3) 祖先祭祀の困難化とその多様な要因
　　　(4) 「しがらみ」と「きずな」
　　　(5) 無縁の縁
　　むすび　276

安楽死・本書関連事項年表 ………………………………………………283

第1章

細胞における死の流儀と意義

佐谷秀行

はじめに

「確かなのは，生きることにどんな多くの流儀があろうと，死ぬことやあるいは生きていなかったりすることには，それよりはるかに多くの流儀があるということである。」　　　　　　　　　　　　　　（リチャード・ドーキンス）

　生物学的に生命の〈喪失〉を意味する「死」という言葉は，永きにわたりネガティブイメージを内包する事象として捉えられてきた。しかし，19世紀にダーウィンが著書『種の起源』の中で，natural selection——自然淘汰——という概念を論じ[1]，「種が個体の変異と死を背景として選択されていく過程において進化が成立する」ことを提唱して以来，地球上の生命の存続という観点からは「死」は決して消極的なプロセスではないとする考え方が具体的に示されてきた。環境の変化に適応できぬ種が死滅し，適応できる種が存続するというルールは，生命が進化していく上で極めて重要な意味を持つが，それらはデネットが記載しているように「決して精神的な要素を伴わない，機械的なある種のアルゴリズムのプロセス」によって行われているのである[2]。
　単細胞の微生物から多細胞によって構成される哺乳動物に至るまで，その「個体死」が進化の方向付けを決定する上で重要なファクターとなっていることに疑いの余地はない。ならば，ヒトのような多細胞生物を構成している個々の細胞の死は，個体にとってどのような意義を持つのだろうか。長年，多細胞生物の「細胞死」は，物理的・化学的損傷，血流不全，栄養不足，細菌感染などの病的な状況，あるいは老化という機能低下（いわゆる寿命）によって引き起こされると考えられてきた。しかし，遺伝子複製・細胞分裂・細胞運動・分泌など様々な細胞のイヴェントが細胞内外の多くの分子が連携（分子シグナルと呼ぶ）することによって生じるのと同じように，細胞死も分子シグナルによって誘導され（後述），結果としてその「細胞死」は個体

自身あるいは種が生存する上で有利に働くことが近年明らかにされてきている。すなわち，「細胞死」は一転して生命体を守るためのポジティブな生理機構として理解されるようになったのである。

古くから永遠の生命の獲得は人類の夢であり，科学者，医学者，生物学者達は死の機構の解析とその克服について研究を重ねてきた。言うまでもなく個体は多くの種類の細胞が集合して成り立つ構築物である。従って各々の細胞の寿命を延長することが，個体自身の寿命の延長をもたらすであろうという考えは，極めて自然な論理である。この論理に基づけば，「細胞死」を誘導する仕組みを知り，その経路を絶つことが可能ならば，われわれはヒトや生物全般の生存期間を延長させる手段を獲得することになり，本分野の研究に多大なエネルギーが注ぎこまれてきたのも不思議ではない。しかし，細胞の死こそが，結果的に種の進化や個体の生存のための不可欠な機構として働いているとするならば，個々の細胞の寿命を延長させることが生命体にとって単純に有利とは言えないということも理解できよう。

本章では，近年明らかにされつつある細胞死の分子機構とその生物学的意義について解説し，生体に備わった生理的な機構の一部として引き起こされる細胞の「死」が，種や個体の「生」にいかに関わるかについて述べてみたい。

I.「生」のための「死」

(1) アポトーシスの概念

1972 年に病理学者のケラー，ウィリー，キュリーらは，顕微鏡による詳細な観察において，物理的，化学的傷害による死（ネクローシス necrosis，日本語では「壊死」と呼ぶ）とは形態学的に明らかに異なる細胞の死の様式を見いだし，それらに対して縮小壊死（shrinkage necrosis）という言葉を当てた[3]。のちにこの shrinkage necrosis は，季節の移り変わりと共に木の葉や花びらが散る様子を表すギリシャ語 $\alpha\pi o\pi\tau o\sigma\iota\varsigma$ に由来する apoptosis（ア

表1　2つの細胞死

種　類	意　　　味	核　の　形　態	細胞全体の形態
アポトーシス	細胞に本来備わっている分子シグナルが発動することによって誘導される自発的な細胞死（細胞の自然死）。周辺組織の損傷はほとんど見られない。	核が大きくなった後，分断化する。	細胞は急に小さくなり，やがて分断した核を取り込んでいくつもの小片（アポトーシス小体）に分かれる。
ネクローシス	物理的，化学的傷害による大規模な細胞死（細胞の事故死）。周辺組織に炎症を伴う。	核自身の変化は，細胞崩壊までほとんど見られない。	徐々に大きく膨らみ，細胞膜が崩壊して内容物が流出する。

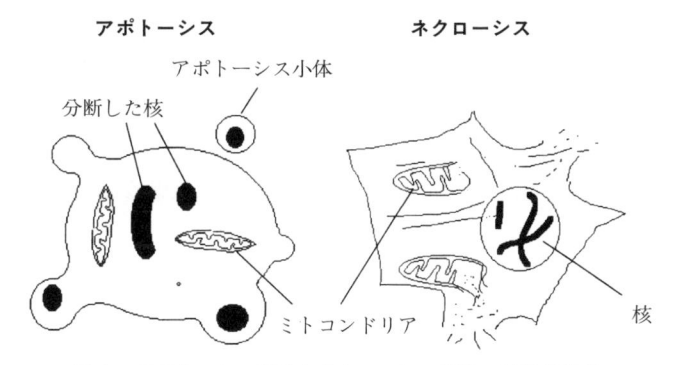

図1　アポトーシス細胞とネクローシス細胞の形態的特徴

ポトーシス）という言葉で呼ばれるようになった[4]。

　物理的，化学的障害による死であるネクローシスと，細胞内の分子シグナルが作動することによって誘発されるアポトーシスとでは，細胞自身，そして細胞を取り囲む周囲の組織において，明確な相違点が存在する（表1，図1）。

　ネクローシスでは，細胞は物理的，化学的な傷害を受けて膨潤し，細胞膜の融解が生じ，細胞内のタンパク質やさまざまな要素が細胞外に流れ出る。本来，細胞の中にはタンパク質や核酸（DNA，RNAのこと）を分解する

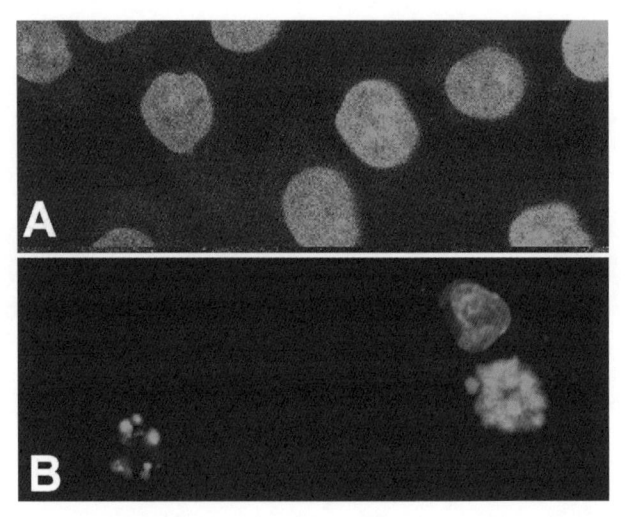

図2　正常の細胞核(A)とアポトーシスによって分断した核(B)

ための酵素が，必要な時期に必要な場面で活性化され働くことができるように安全な形で産生，貯蔵されているが，それらが細胞膜の損傷融解によって周辺組織に撒き散らされることになる。これらの酵素は周辺の組織に対して傷害的に働き，他の細胞のネクローシスを連鎖的に引き起こしてゆく。まさに一軒の家屋から発生した火災が近隣の家屋を巻き込んでいく様に類似している。さらに炎症が周囲へ波及すると，ネクローシスを生じた組織の建て直しと，死滅した細胞の残骸処理のために，リンパ球，マクロファージなどの血球細胞が局所に集結し，その部位はまさに火事場さながらの慌ただしい様相を呈することになる。

　それに対してアポトーシスでは，細胞自身が縮小し，核内にあるDNAも凝集し，やがて核の分断化が見られてくる（図2）。多数の断片となった核はそれぞれが細胞膜に包まれてアポトーシス小体というものを形成する（図1）。アポトーシスでは，細胞内の要素が細胞外へ流れ出ることもなければ，炎症細胞の浸潤もない。そこに見られるのは静かに穏やかに進行する個々の

細胞の死の情景である。

　比喩として適切でないかもしれないが，ネクローシスは，細胞が破滅的な状況に追い込まれた時に起こる死，すなわち他殺死にあたるものであり，アポトーシスは細胞内外の刺激やシグナルを引き金として本来細胞に備わっている死の機構を発動させて起きる自殺型の細胞死であると言えよう。

(2) アポトーシスを遂行する分子シグナル

　アポトーシスは細胞内及び細胞外からの様々な刺激が引き金となり誘導される。代表的な刺激としては，①遺伝子に損傷を加える刺激（放射線照射，喫煙，DNA傷害性化学物質，紫外線など），②特定の細胞同士が接触する刺激，③周囲の細胞が分泌する活性物質（サイトカイン[5]と呼ぶ），などが知られている。それらの刺激は，それぞれ異なった細胞内の分子に働きかけ，そこを起点として連鎖的に次の分子へとシグナルを伝えていく（図3）。最終的にはどの経路もカスパーゼと呼ばれるタンパク分解酵素[6]を活性化することにより，細胞死を遂行する（図3）。

　カスパーゼは1種類ではなく，類似の構造をもったものが10種類以上細胞内に存在し，それぞれカスパーゼ1，カスパーゼ2……というように，ナンバーで呼称されている。カスパーゼという酵素は，シグナルが入るまでは活性を持たない「前駆体」として細胞内に存在し，その一部が切断を受けることで活性を持つようになる。切断によって活性化されたカスパーゼはさらに他のカスパーゼを切断して活性化を行う。こうした切断による活性化が順次生じることによって，シグナルが核に向かって伝わっていく。活性化を受けたカスパーゼは次のカスパーゼを切断するのみならず，様々な細胞内分子を切断しアポトーシス特有の生化学的・形態的変化が引き起こされる。そして，最終的にはアポトーシスにおける決定的出来事であるDNA切断が核内で実行されることになる。

　この切断にはCAD（Caspase-activated DNase）と呼ばれるDNA切断酵素の活性化が必要である。通常CADにはICAD（inhibitor of CAD）と呼ば

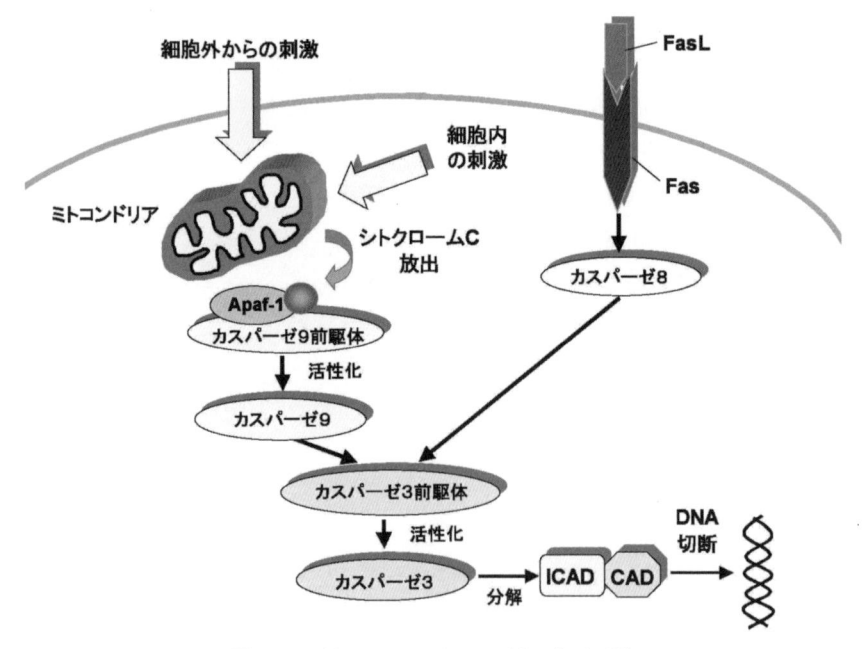

図3 アポトーシスの分子シグナル伝達経路

れるタンパク質が結合していてCADの活性化を防いでいるが，カスパーゼ活性化経路の終着点であるカスパーゼ3がICADを分解することによってCADが遊離・活性化し，DNAを切断することになる。つまりカスパーゼの活性化によってDNAや細胞内タンパク質の切断・分解が惹起され，アポトーシスが生じるのである。

　カスパーゼは標的となるタンパク質に共通して存在するアミノ酸配列[7]を認識し，それらを切断する。カスパーゼ3が切断する部分のアミノ酸配列を人工的に合成し（合成アミノ酸），細胞に作用させると，カスパーゼ3が合成アミノ酸に奪われるために本来の標的タンパク質を分解できなくなり，その結果としてアポトーシスを防止することができる。この実験的事実は，細胞の死が単なる破滅的な作業ではなく，生産的な分子シグナルによって生じ

ていることを示すものである。

(3) 細胞死シグナルの中継点

　特定の細胞同士が接触することによって細胞死が引き起こされる場合があることを挙げたが，そのシグナルの一つとして，Fas という分子を介する経路が存在する（図3）。リンパ球など他の細胞を殺す能力を持つ細胞は，状況に応じてその細胞膜上に FasL（Fas ligand）と呼ばれる分子を発現し，それが相手方の細胞に発現している Fas と呼ばれるタンパク質に結合する。この Fas と FasL の結合は，カスパーゼ8を活性化し，連鎖的にカスパーゼ3前駆体の切断と活性化をもたらすことによってアポトーシスを誘導する。この FasL-Fas を経由する細胞死シグナルは，哺乳動物細胞において見いだされたものであり，生物学的に極めて重要ではあるが，細胞死の経路とし

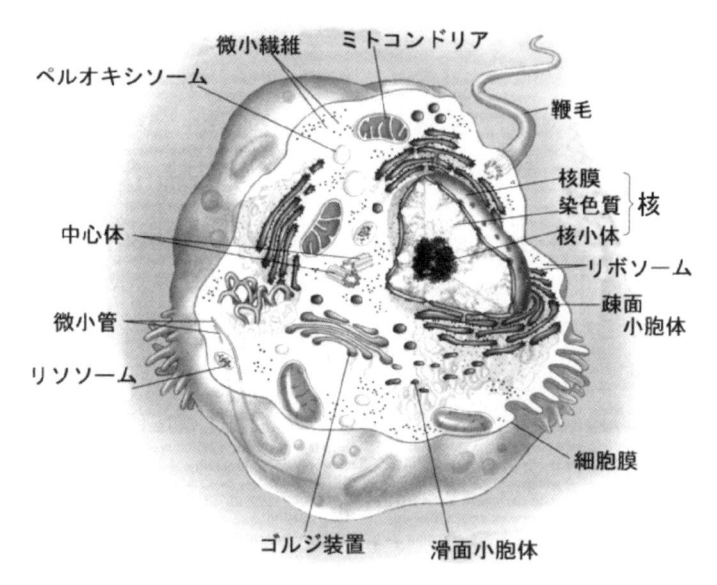

出典：http://www.tmd.ac.jp/artsci/biol/textbook/profile.htm
図4　細胞の構造

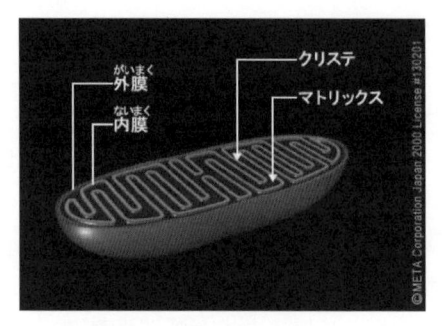

出典：CEC, IPA「教育用画像素材集サイト」
http://www2.edu.ipa.go.jp/gz/
図5　ミトコンドリアの構造

ては比較的特殊であると考えられる。哺乳動物細胞における多くの細胞内外からの細胞死誘導シグナルは，ミトコンドリアと呼ばれる細胞内小器官にいったん集められ，そこからカスパーゼ活性系に連係することにより遂行されていることが明らかになってきた。

　ミトコンドリアはすべての真核生物の細胞質中に存在する細胞内小器官である（図4）。内外二重の膜に包まれた特殊な構造を持ち（図5），内部に電子伝達系やトリカルボン酸回路などに関与する酵素群を多数含んでいる。酸素を取り込んでエネルギーの元となるATP（アデノシン三リン酸）の合成を行う器官であることが高校の生物の教科書にも記されている。つまり，ミトコンドリアは細胞のエネルギーを産生する「発電所」と理解されてきたのである。しかし，近年の研究によって，そのミトコンドリアがアポトーシスの中継点として，重要な役割を果たしていることが明確になった。ミトコンドリアの外膜と内膜との間のスペース（膜間腔）にはシトクロムCをはじめとするアポトーシスを促進する物質が恒常的に存在している。これらの物質は通常細胞質内に出ることはないが，内外の細胞死誘発刺激によってミトコンドリア外膜に存在する水門（チャンネルと呼ぶ）が開き，細胞質内に漏出する[8]。シトクロムCはそこでApaf-1と呼ばれるタンパク質と結合し，

この結合物がカスパーゼ経路の最初の酵素であるカスパーゼ9を活性化することによってアポトーシスのシグナルが発動されるのである（図3）[9]。

(4) ミトコンドリア：「生」と「死」を制御する共生生物

ミトコンドリアの起源は約15億年前に遡る。当時，太古の海洋には，酸素の少ない環境で緩徐に生育する大きな核を所有したバクテリアと，次第に地球上に増加しつつあった酸素[10]を利用してエネルギーを産生することが出来るバクテリアが存在したと想像されている。酸素を使う呼吸は，酸素を使わない場合に比べて，産生されるエネルギーが20倍近くになるため，後者のバクテリアは効率のよい呼吸で多くのエネルギーを得ることができ，高い活動性を持っていたと考えられる。

生物の進化は，基本的には変異による枝分かれと，死による枝の刈り取りというアルゴリズムが直線的に進行することによって生じたと考えられるが，ある時期において単細胞生物同士が互いに融合するという「偶然」が数多く起こり，それが真核生物の誕生を引き起こしたと想像される。この「融合」という試みは，多くは失敗に終わり，細胞たちは生存競争の中で淘汰されたのだろうが，前述の2つのバクテリアの融合体は大きな核の中に遺伝子情報を多く保有した上，効率の良いエネルギー産生を行えるというメリットを獲得したため，当時の環境の中で戦いに勝って生き残ることができたのであろう。つまり2種のバクテリアの間には生存するために必要な共生関係が成立し，後者のバクテリアがミトコンドリアとして長く真核生物の細胞質内に存在することになったと考えられる。その情報量の豊富さとエネルギーの高さこそが，この共生細胞生物を多細胞生物へ，そして更には脊椎動物へと進化させるための重要な要素となったのである。

これまで細胞生物学者たちはミトコンドリアをエネルギーの供給機関，つまり「生」を維持するためのセンターとして位置付けてきた。しかし，前述したように近年ミトコンドリアの中にはシトクロムCなど，アポトーシスを誘発するための物質が多く詰め込まれており，刺激に反応してそれらを放

出し,「死」の経路を活性化する重要な役割を担うことが明らかになった。つまり,原核生物同士の融合によってミトコンドリアを持つ真核生物が登場し,その後多細胞生物へ爆発的な進化を遂げることができたのは,「生」だけでなく「死」をも制御する機構を獲得したためではなかったか。「生」と「死」両方の制御機構を持つことこそ,この共生関係をもつ多細胞生物が生存競争のトーナメントにおいて今も勝ち残っている理由なのかもしれない。

II. 個体,種の保全におけるアポトーシスの役割

(1) 臓器,組織構築のための細胞死

生物では形態の形成が行われる発生の段階で,臓器や組織構築のために,細胞の増殖と同時に,細胞死が誘導されている。例えば,指は,指の間の隔膜がもともと存在し,その隔膜の細胞が一斉にアポトーシスを起こすことによって形成される。高等生物においては $Bmp-4$ と呼ばれる遺伝子の発現が指間の隔膜細胞をアポトーシスさせるために必要なシグナルとして働いており,この遺伝子が欠損したマウスでは,指間の隔膜がアポトーシスを起こさないために指の形成が阻害されることが実験的に知られている(図6)[11]。このように多細胞生物では細胞の増殖に加えて,細胞の死が計画的に進行することによってその形態が創られるのである。発生過程におけるこのような形態の変更は,多くの場合,極めて精密な制御によって遺伝子の転写パターンが変化することによってもたらされる[12]。すなわち特定の部位に存在する細胞が,特定の時間に,決められた遺伝子を発現することによって増殖と死が進行し,生物の「かたち」が成立するのである。しかし,このような増殖と細胞死に関与する多数の遺伝子の発現が,いかなる時空間的制御のもとに誘導されるのか,その機構はまだ十分に解明されていない。

(2) 自己を守るための細胞死

われわれの身体にはウイルス感染した細胞や病的な細胞,あるいは外部か

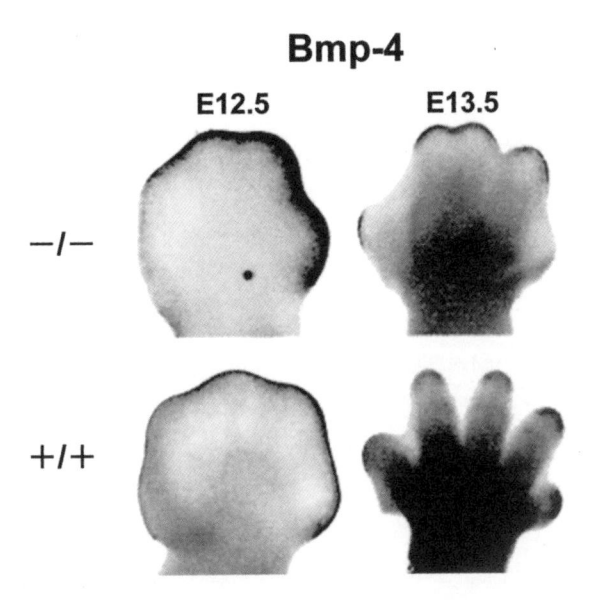

図6 *Bmp-4* 遺伝子欠損マウスにおける指の形成不全

通常のマウスでは胎生13.5日には指間隔膜の細胞がアポトーシスするために指が正常に形成されるが（下段+/+）、*Bmp-4* と呼ばれる細胞死を制御する遺伝子が欠損したマウスでは指間隔膜が13.5日になっても崩壊しない（上段-/-）。(Tang MK, Leung AK, Kwong WH, Chow PH, Chan JY, Ngo-Muller V, Li M, Lee KK.: *Dev Biol.* 218(1): 89-98, 2000より引用)

ら侵入した細胞のみを攻撃し、自分自身の細胞は攻撃しないという特異的免疫応答システムが確立している。特異的免疫系を担当する細胞はリンパ球であり、リンパ球はB細胞とT細胞に分類される。B細胞は抗体を産生し微生物などの異物を排除するために働き、T細胞は他の生物から移植された細胞やウイルス感染などで本来の自己としての性質が変化した細胞を認識して、それらの細胞（非自己細胞）を破壊する。このような殺細胞能力を持つT細胞を特にキラー細胞と呼ぶ。キラー細胞は非自己として認識した細胞に接近し、外側から複数の経路でアポトーシスのシグナルを導入することで、それらの標的細胞を破壊する。一つの経路として、既に述べたFas分子を介す

るシグナルが知られている。キラー細胞は標的細胞を認識すると，FasL分子を自分自身の細胞表面に多く発現し，標的細胞が持つFas分子に結合してカスパーゼ経路を活性化させることによってアポトーシスを誘導する。もう一つ直接的な方法として，キラー細胞は結合した非自己細胞の細胞膜にパーフォリンと呼ばれる酵素を用いて穴をあけ，その穴からグランザイムというタンパク分解酵素を注入する。注入されたグランザイムは細胞内でカスパーゼ前駆体を切断し活性化することにより，アポトーシスを誘導する。

しかし，このような免疫細胞による殺細胞効果は非自己細胞にのみ向かうものであり，自己の細胞は破壊されない精密な選択システムが確立している。自己の細胞がもつ抗原（自己抗原）に反応する能力を持つキラー細胞のクローンは，胎生期に一度自己抗原と接するとアポトーシスによって除去されるために，自己の細胞を攻撃するキラー細胞クローンは残存しない。本機構は通常完璧に近い形で働いているが，異常が生じてキラー細胞が自己の細胞を攻撃すると，炎症反応を中心とした異常が身体の各所に生じる。この病態を自己免疫疾患と呼ぶ。

キラー細胞が標的細胞を殺すためにも，また自己細胞を攻撃するキラー細胞を取り除くためにもアポトーシス機構が用いられていることになる。

(3) 変異を取り除くための細胞死

ヒトなど多細胞生物の身体は老化して脱落していく細胞と，新たに分裂増殖し供給される細胞のバランスが保たれて正常な形態を保つことができる。分裂能をもつ細胞の数は全体から見ると極めて少数だが，精密に元の細胞コピーを作る必要があり，それらの細胞の遺伝子複製と分裂の過程は極めて厳重に監視されている。もし複製と分裂過程において遺伝子あるいは染色体に損傷が生じると，その損傷を速やかに修復する必要がある。約25年前にヒトやマウスの細胞で同定されたp53と呼ばれる分子量53,000のタンパク質（protein 53）は，このような遺伝子の損傷が生じたときに急速に細胞内で増量し，一時的に細胞の複製や分裂を停止して，修復を促進する重要な役割を

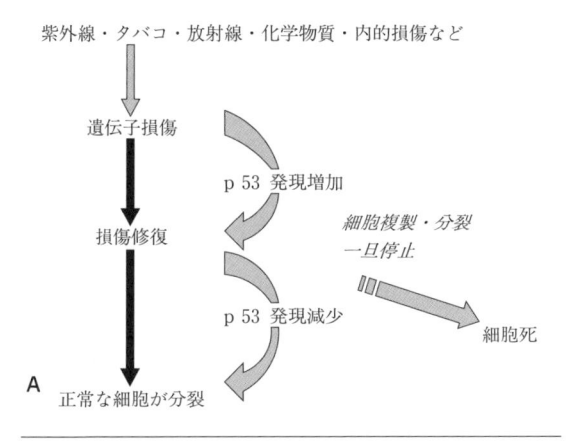

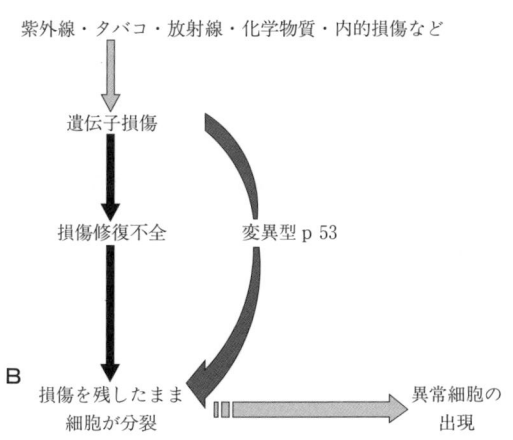

```
             紫外線・タバコ・放射線・化学物質・内的損傷など
                            ↓
                        遺伝子損傷
                            
                        p 53 発現増加
                                      細胞複製・分裂
                        損傷修復       一旦停止
                                                → 細胞死
                        p 53 発現減少

      A     正常な細胞が分裂
```

```
             紫外線・タバコ・放射線・化学物質・内的損傷など
                            ↓
                        遺伝子損傷
                            
                        損傷修復不全   変異型 p 53

      B     損傷を残したまま            異常細胞の
            細胞が分裂                   出現
```

図7 p 53 による遺伝子変異監視機構(A)と *p 53* 遺伝子自身の変異による監視機構の破綻(B)

担う分子であることが明らかになっている。

　私たちの身体を構成する細胞は，常に多くの要因（紫外線，放射線，タバコ，食品，化学物質，体内で発生した代謝物など）によってゲノム[13]に損傷を受けている。p 53 は DNA 損傷のシグナルを受けて細胞内で増加し，様々な遺伝子の転写のスイッチを入れる役割を果たす。p 53 が増加したと

きに転写される標的遺伝子のうち代表的なものが p21 遺伝子である。p21 遺伝子[14]から作られる p21 タンパクは細胞の複製と分裂のステップを一時的に停止させ，損傷部の修復を行うための時間稼ぎを行うと考えられている。p53 タンパクは p21 を介して修復のための時間稼ぎに働くだけではなく，他の遺伝子を転写することによって修復自体も支援することが明らかになってきている。しかし，遺伝子の損傷が量的に多い場合，あるいは一定の時間が経過しても修復が終了しない場合，p53 はアポトーシスに関連する遺伝子群の転写を行うことによって細胞死を誘導し，損傷細胞を組織から除去することができる（図7A）。

「修復の促進」，「細胞死の誘導」という2つの機構によって，損傷した細胞を適切に処置し，臓器や個体の安全性を保つことから，p53は"ゲノムの守護神 (guardian of the genome)"とよばれている。しかし，その守護神たる p53 タンパクをコードしている遺伝子自身に変異が生じると，修復や細胞死誘導が適切に行えず，遺伝子に変異をもったまま細胞が増殖することになる。このような細胞では，複製と分裂を繰り返す過程において，様々な遺伝子に変異が発生する可能性が高く，細胞の形態や性質に重大な変化をきたすことになる（図7B）。ヒトの悪性腫瘍（癌や肉腫）では約半数で p53 遺伝子の変異や欠失が検出されている。また，先天的に p53 遺伝子に変異や欠失があるヒトやマウスでは，若年で多発性の悪性腫瘍が発生する。更に，p53 遺伝子自身に変異がなくても，p53 と協調して修復や細胞死を誘導するための遺伝子群に変異が生じることで，腫瘍発生が有意に促進することが実験的に示されている。つまり，遺伝子の変異を「修復」と「死」によって監視する機構の破綻こそが，悪性腫瘍細胞を生む原因となるのである。

(4) 発生過程における遺伝子損傷が引き起こす細胞死

遺伝子工学の発達により，特定の遺伝子を過剰に発現した，あるいは特定の遺伝子だけを欠失させたマウスを作ることが可能になった。これらの動物を用いることによって，個々の遺伝子の機能を詳細に解析することが出来る。

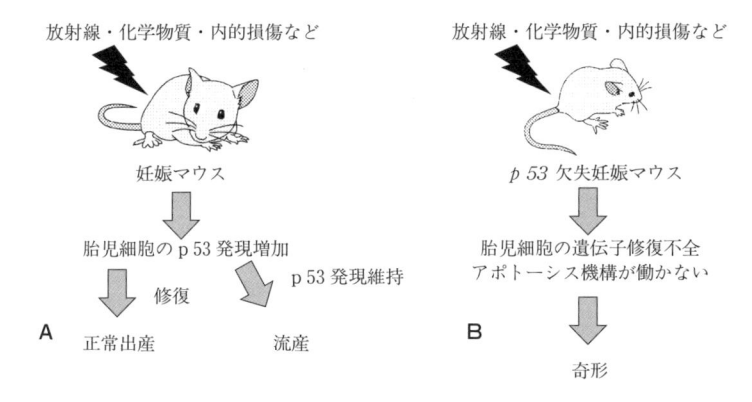

第1章 細胞における死の流儀と意義　**17**

図8　p53による遺伝子損傷胎児へのアポトーシス誘導機構

　p53が体細胞における危機管理分子として機能していることは述べたが，*p53*遺伝子を欠如したマウスを用いることにより，この遺伝子が発生過程における胎児細胞でも重要な役割を演じていることが明らかになった．

　通常，発生期の胎児細胞ではp53の発現は抑制されており，細胞は増殖するために有利な状況に置かれている．しかし，胎児を持った妊娠マウスが放射線や化学物質やさまざまな外的刺激を受けることによって，胎児細胞の遺伝子に損傷が加わると，急速に胎児細胞においてもp53の発現が増加する．このp53発現の増加は，胎児細胞の遺伝子の損傷を修復するために働くが，その発現が長期にわたって維持された場合は胎児細胞にアポトーシスが誘導され，妊娠マウスは流産することになる（図8A）．しかし，*p53*遺伝子を欠損したマウスが妊娠した場合，胎児細胞においては遺伝子に損傷が加わっても，アポトーシス機構が働かないために修復不全のまま胎児が成長する．そのために奇形を持ったマウスが生まれてくることになる（図8B）．つまりp53は体細胞のみならず，胎児の遺伝子損傷も監視し，子孫に変異を残さないように機能しているのである．

　進化が「変異」と「死」のアルゴリズムのプロセスによって培われてきたものであるならば，子孫の遺伝子変異を許さないp53の存在は，進化に対

して強力な抵抗力となる。現実に昆虫など無脊椎動物より原始的な生物にはp53 遺伝子は存在せず[15]，遺伝子損傷に対する監視は脊椎動物に比べてはるかに甘い。つまり，環境の変化を取り込んで遺伝子が高い頻度で変異し，死によってその適正を絞り込むという作業が下等生物における進化の形態であると言える。それに対して，脊椎動物では，その個体自身あるいは子孫において極端な変異が生じることを避けるためにp53を中心とした分子経路が働いている。地球の環境が比較的安定し，種の存続のために短期間での極端な変異を必要としなくなったことが，p53遺伝子の存在と機能を可能にしたと推察できる。しかし，逆に突然の大きな環境変化に対してはp53遺伝子をもつ生物は極めて脆弱であると言わざるを得ず，将来地球に発生する可能性がある重大な危機的イヴェントは，生い茂った進化の枝を幹近くまで一気に刈り取ってしまうことになるかもしれない。

(5) アルゴリズムのプロセスにおける細胞死と個体死

個々の細胞が精神を持ち，あたかも自決するように死のプログラムが発動することによって個体が守られるという考え方は，観念的には理解しやすい。多くの生物学者たちは「個体は損傷された細胞を排除するために，死を誘導する」「自己の抗原を攻撃する細胞を排除するためにそれら反応性のリンパ球に死を誘導する」など，個体（あるいは細胞そのもの）が精神を持ち，意図的に死を引き起こし，最も洗練された生物を創り上げてきたように，喩えがちである。しかし，そのプロセスに個体や細胞自身の精神的な要素が働いているとは到底考えられない。むしろ，細胞死のプログラムは変異と死の機械的なアルゴリズムのプロセスを経て，生命の進化の過程で培われてきたものであり，自然淘汰の産物であると考えられる。

現在生き残っている生物を最も洗練された生命体と判断することは決して正しくない。また，現在の多細胞生物が持つアポトーシスの機構こそが種と個体を保全するための最も合理的な方法であると判断することも誤りである。種が自然淘汰されるアルゴリズムの過程において，その生命が持つ合理性と

強靭さは確かに重要な要素ではあるが，籤を引くような偶然が働いていることも忘れてはならない。たとえば，私たちの祖先よりはるかに健常で，洗練された細胞死機構を備えた寿命の長い生命体が過去に存在し，その子孫は現在の哺乳動物とはかけ離れた高い進化を遂げていた可能性は十分に考えられる。そしてその種がたまたま発生したウイルスに感染しやすく，絶滅したという仮定を否定できる根拠はない。逆に腫瘍を引き起こすウイルスが発生し感染した際に，感染した細胞を自らアポトーシスによって排除できた生物は腫瘍にならず生き残ることになり，アポトーシスがうまく作動しなかった生物は死に絶えた可能性はある。言い換えれば，環境変化や外界からの侵入物や自分自身の変異に対して，ある種の偶然に支配されながらも，適切に生と死を個体レベルあるいは細胞レベルで選択してきた種が現在生き残っていると解釈すべきであろう。

　一見最高に洗練され合理的に見えるアポトーシス誘導システムが，時として個体自身に牙を剝き様々な疾患の原因となることが知られている。しかし，現在ヒトを含む多細胞生物が持つ「生」と「死」の機構が，決して完全なルールを意図的に目指して作られたものではなく，またすべての生物はいまだに進化の途上にあるという認識を持てば，その機能に不備が存在し，多くの疾患の原因となることにさほど疑問は感じない。

(6) こころの死とアポトーシス

　脳の主たる機能的構成要素である神経細胞の死は，こころの機能低下そして――大脳全体に及ぶ場合は――こころの死を意味することになる。われわれの身体を構成するほとんどの細胞は一定期間の寿命を持ちアポトーシスによって脱落し，代わりに新しい細胞が供給されるというサイクル（ターンオーバーと呼ぶ）を繰り返している。しかし，通常，神経細胞は出生してから個体が死ぬまで入れ替わることはなく，一つひとつの神経細胞が持つ寿命は他の臓器を組織する細胞に比べて極端に長い。神経細胞は経験や記憶が蓄積する細胞であり，もしターンオーバーが他の細胞のように生じるならば，

経験や記憶は入れ替わるごとにキャンセルされることになり，個体は齢を重ねても精神的に何ら成長することはない。アルツハイマー病では脳内に異常なタンパク質が蓄積することによって神経細胞にアポトーシスが誘導され，そのために記憶障害，学習障害などの神経症状を呈する。すなわち，神経細胞の死は，その人の意識，行動，記憶，経験などの部分的な消減を引き起こすことになる。

多細胞生物の進化の過程で，部位によってアポトーシスの制御が異なる細胞が出現し，脳のように特徴的な機能を営む臓器が形成されたと考えることが出来る。興味深いのは，このような記憶や経験を貯留する脳の機能の存在が，進化の選択手順の中で生存に有利な要件として強力に働いたか否かということであるが，この考察は別の機会に譲ることにする。

おわりに

遺伝子は環境の変化を取り込んで進化する過程において，「融合」と「変異」に加えて「死」を用いた。また個体は，身体の一部の細胞に死を誘導することによって自身全体の死を回避してきた。つまり，これらの事象に基づけば，「死」は種の進化と保存，そして個体自身の生存のために極めて重要な機構であると解釈できる。しかし逆に，何の意図も働かない機械的なシグナルによって発動するアポトーシスは，わずかなボタンの掛け違い程度の分子制御異常や，突然の環境の大きな変化を引き金として，個体のみならず進化してきた種を滅亡させる機構として働く可能性があり[16]，アポトーシスは「生」と「死」両方を規定するプログラムであると考えられる。

ダーウィンの進化論は，「死」が細胞内のシグナルによって調節されているという概念が登場する以前の理論であるため，自然淘汰は積極的な死のプロセスで行われているであろうということを暗示したところで留まっている。死んでいることは生きていることよりはるかに多くの流儀あるいは手続きがあるのだというリチャード・ドーキンスの鋭い洞察[17]も，やはり死のシグナ

ルの仕組みが現在のように明確になる以前の理論である。ミトコンドリアの共生が「生」とともに「死」を制御することにより爆発的な真核生物の進化を引き起こしたこと，また高等生物においてp53など変異を監視し死を誘導するシステムが登場したために跳躍的進化が阻害されてきたことなど，死の分子機構をベースにした進化理論の手直しが今後必要であろう。

注

1) Darwin C. *On the origin of species by means of natural selection.* London: Murray, 1859.
2) アルゴリズムは，もともとは数学用語であり，問題を解くための計算手順のことを言う。ダニエル・C. デネットは，その著書『ダーウィンの危険な思想』(山口泰司監訳，71，青土社，2000) の中で，アルゴリズムを「それが作動ないしは実地に運用されれば必ず——論理的には——ある種の結果を生み出すものと期待される，ある種の形式的プロセスのこと」と定義している。デネットは，この言葉を用いることによって，生物の進化が，精神性を伴わない一定の処理手続きの繰り返しによって行われてきたとするダーウィンの複雑な論理を，簡潔に表現している。
3) Wyllie AH, Kerr JF, Currie AR. "Cellular events in the adrenal cortex following ACTH deprivation." *J Pathol.*, 106, 1972.
4) Kerr JF, Wyllie AH, Currie AR. "Apoptosis: a basic biological phenomenon with wide-ranging implications in tissue kinetics." *Br J Cancer* 26: 239-257, 1972.
5) サイトカインとは細胞が産生・分泌するタンパク質で，それに対する受容体（レセプター）を持つ細胞に働いて，細胞の様々な機能を変化させる役割を持つ。インターロイキン，インターフェロンなどがその代表的なものである。
6) タンパク分解酵素とは特定のタンパク質を切断する作用を持つ酵素。
7) 例えばカスパーゼ3では，—アスパラギン酸—グルタミン酸—バリン—アスパラギン酸—と続く部分を特異的に切断する。
8) 外膜が物理的に崩壊し，膜間腔内容物が細胞質内に一気に流れ出るというモデルも示されているが，チャンネル開放説が多くの実験結果より，有力である。
9) 膜間腔に存在する他の分子も，異なった機構でアポトーシスシグナルを刺激することが最近の研究で示されているが，概念が定着していないものも多く，ここでは記述を省略する。
10) 地球史初期には大気には酸素はほとんど含まれず，硫化水素が主な成分であった。そのため酸素無しで生育できる生物（嫌気性生物）しか存在できなかった。しかしシアノバクテリアと呼ばれる単細胞生物が出現し光合成により有機物を合成する過程で

酸素を放出し，次第に大気や海洋中に酸素が増加するようになった。

11) Tang MK, Leung AK, Kwong WH, Chow PH, Chan JY, Ngo-Muller V, Li M, Lee KK. "Bmp-4 requires the presence of the digits to initiate programmed cell death in limb interdigital tissues." *Dev Biol.* 218(1): 89-98, 2000.

12) ヒトの細胞にはおよそ 35,000 種類の遺伝子が存在すると考えられ，それらの遺伝子が選択されて発現（DNA からメッセンジャーRNA を経て，タンパク質が作られること）することによって，それぞれの細胞の性質が決定される。いわば，どの遺伝子が発現するかその組み合わせによって細胞の形質や運命が決まることになる。遺伝子を鋳型にしてメッセンジャーRNA が作られることを転写と呼ぶ。

13) genome : gene（遺伝子）と chromosome（染色体）の双方を一括して呼んだ造語。

14) 国際的に，遺伝子の名称はイタリック体で，タンパク質の名称は標準体で表記する約束がある。

15) ショウジョウバエには，p 53 タンパクと若干構造が似たタンパク質を作る遺伝子が存在するが，そのタンパク質が p 53 と類似した機能を持つという実験的根拠はない。他の昆虫細胞には p 53 に相同性を持つタンパク質は発見されていない。

16) このような計算間違いにも似た「死」の機構の発動も，実は生物全体の進化のアルゴリズムのプロセスにおいては，単なる手順の 1 つと解釈すべきなのかもしれない。

17) Dawkins R. *The blind watchmaker.* London : Longmans, 1986.

第2章

「よい死」をめぐって

いかに死ぬかを考える

中山　將

はじめに

　人間はいつかかならず死ぬとだれでも知ってはいるが，一般的な意味においてであり，そのかぎりで死ぬのはいつも自分以外の人である。他人の死は，死亡記事としての情報やせいぜい経緯にかかわる出来事でしかない。通常，人は元気なうちは生きることに懸命で，自分の死について考えることは縁起でもないと忌避される。それでも，身内や友人など身近な人が死ぬ場合，いやおうなく「人が死ぬ」ことの経緯と次第に立ち会わされ，自分にとって大事な「人に死なれる」悲しみと寂しさを味わう。それでも，死はまだ自分の身の上のことではない。死をほかならぬ「自分が死ぬ」こととして本当に考えるようになるのは，病に倒れ，病状が重いとわかったときや，老いて先行き長くはないと思い始めるころである。

　自分が死ぬことについてまっさきに思うのは肉体的苦痛であり，死ぬことにまつわるいいしれぬ不安である。苦しまずに死ねないものか，死んだら人間はどうなるのか。自分がこの世から消えてなくなること，身内と別れ，築いてきたものを永久に失うことは，思うだに恐ろしい。この不安や恐怖の克服が，自分が死ぬ際の難題として待ち受ける。生を終えるにあたっての関門だとしても，この難関をできるだけ望ましい仕方でのりこえたいと，だれしもが願う。そのとき，「直接的なはげしい死の脅威の攻勢に対して，抵抗するための力になるようなもの」が深切に求められよう[1]。

　「死」は「もはや生きていないこと」としては生の否定（反対）であり，「死ぬ」ことも「死んでしまう」のであればもはや生ではない「死の状態に入る」ことであるが，「死にゆく」とみれば，「生きおおせる」こととして生の過程の一部である[2]。肉体的苦痛や精神的不安ないし恐怖をまぬかれた「安らかな死」や「安らかに死にゆく」ことは，「よい死」や「よく死にゆく」ことの要件の一つであり，つまりは「よく生きおおせる」ことに含まれる。したがって，「よい」「よく」の内容や「死にゆく」状況とともに，「よ

く生きおおせる」とは何かを吟味する必要がある。よく生きおおせてはじめて、よく死にゆけるからである。よく生きおおせるなら、生き来った生は「よい生」といい得るであろう。

I. 死の諸相——問題のありか——

　苦痛や恐怖を思い浮かべてしまう身には,「よい死」とはまずもってそれらがないか少ない死であろう。「よい」という形容詞は肯定的評価の代表ないし統合の性格があり,したがって他の具体的な複数の形容を内に含んでいる。「安らかな」はそのひとつであって,心身の状態にかかわる。「よい」という形容を冠せられながら,死は生に対する否定であり,死因ともなる老と病も生命機能にとり否定的な現象である。しかし,人間が心身であり現世での不死を約束されるとしたら,個々の生が喜びを圧倒する苦しみの果てしない継続となり得るばかりか,人類のかぎりない増殖は,地球の悪性腫瘍となって地上の生命すべてを食い尽くし,自らをも滅ぼすにいたるであろう。死はそうすると個体の生にとって必然であり,肯定すべきものとなる。肯定すべきとはしかし,受け入れざるを得ないというに過ぎない。問題は,有限な生を悲惨にもなし得る死が,「よい」ものとなるのはどのような場合かである。

(1)　問題のてがかり

　自分の身に起こることであれば,死ぬときは安らかに逝きたいと思うのが人情である。「安らか」とは,心身の憂いや苦痛がなく,全体として穏やかなさまの形容である。「安らかな死」は古来,人間の切なる願いであった[3]。「安らかな」は,死以前には眠りを形容する。「眠り」は生活に追われた一日の活動を終えて,その疲れを癒すべく与えられる夜の休息である。眠りが深く安らかであれば（やすい：安寝＝安眠熟睡）,心身にとり美味な癒しとなる（うまい：旨寝,熟寝）。疲れた心身への甘美な休息をとるべく眠りの床

につくことは，したがって「やすむ」(安む：休む，寝む) といわれる。

活動の日中から休息の夜への推移（一日）は，生から死へのそれ（一生）に転用される。人は誕生の曙，自我の目覚めの朝から，働き盛りの昼を経て老年の夕暮れを迎え，やがて夜となって永遠の眠りである死の床につく。夜の眠りが（夜見る）夢の国へ誘うように，末期の瞑目はそのまま「よみ」（夜見，黄泉）の国へ導く[4]。このようにして生を全うする永眠が安らかであれば，「眠るがごとき大往生」としてもっとも望ましい死とされる。この安らかさは，生の日中を精いっぱい生き，なすべきことをなし終え，心身に憂いや苦痛を残さぬところから生まれよう。そのように考えたとしても，生の夕暮れを心身の「安らぎ」のうちに終えるのは，煩悩多い身にとって必ずしも容易なことではない。

「よい死」という場合，宗教の役割と信仰の有無が問われよう。教義への信仰と帰依が魂の救済に大いに与って力があり，死に対する恐怖を除いて安らぎをもたらすことが期待され，聖職者はそのことを要務としている。しかし，そのような宗教家ですら，みずからが死に臨んで安心立命を得ることを約束されてはいない[5]。厳密には，信仰は不断の内的行為であり，神仏の前に単独者としてくりかえし吟味を受けつづけることだからである。まして現代は，時代精神において神の死を宣告されて久しく，また宗教のみならず総じて文化の営為をもやがて科学の言葉で説明し得るとみる科学主義の浸透も著しい[6]。圧倒的多数者が当の死にゆく者となるとき，宗教的嘉信や道徳的教説が人々の耳を傾けさせ，その魂に安らぎを与えるであろうとは必ずしもいえない。

むろん，それぞれの宗旨の生活への反映は習俗として日常化していようし，それに疑わずしたがうかぎりで，人々はおおむね安らかに死にゆけるのかもしれず，現にそのように死にゆく人が少なくないのかもしれない。そうであれば，それを可能にしているのは何かがあらためて問われる。それにしても生半ばにして病に倒れ，余命いくばくもないとの宣告を受けるとき，いかにしてしずこころなき日々を脱し，安らかに死にゆくことができるか。これが，

先端医療技術の著しい進展のかげで,事故死の危険にさらされつつ病多いおおかたの現代人の,死に対する最大の関心事ではないかと思われる。この大多数の人々が自分の死を思うとき,そして現に死にゆくとき,安らぎを得られるような死の受け入れかたが問われる。それは,宗教宗門の別や信仰の篤薄を問わず,かつ無宗教者や無神論者をも含め,だれもがたどるであろう共通の心的展開を,人間が人間であることの次元に求めることになりはしないか。これが小論の探ろうとするところである。

(2) いろいろな死

死は,(イ)「死の原因」から平常死(病死,老衰死)と横死(事故死,自死,戦死,餓死,斃死,他殺,刑死等)にわかれ,(ロ)「死の時期」からは夭折,途上死,命終が区別できる。このような弁別からは,まず,①老衰死,命終が望ましいものとなり,そのように死ぬにはどのように生きたらよいかに関心が集まるが,この視点は主に心身の健康維持に傾き,古来,養生訓等が伝えられ,健康法はいつの時代にも安定したブームとなる。しかし,天寿を全うするのは条件に恵まれた少数者であり,多くは他の死にかたをとるのが通例である[7]。その場合でも,というよりこの場合こそ「よく死にゆく」ことの可能性が問われるはずのものである。

そうでなければ,心身の健康と長寿こそが生死にとりもっとも尊ぶべきものとなり,健康法や養生訓がよい生死を導く最高の思想となってしまう。むろん,健康は望ましい。ただ,人間には単なる健康や長生きよりも,求めるべき大事なことがあるはずである。また,めぐまれた少数者にのみあてはまる議論は多数者を失望させ,少数者のみに約束される救いは多数者を絶望させるのみであろう。多数者の死(病死,途上死)に即して考えられ,あてはまるのでなければ,「よく死にゆく」ための議論は多数者にかかわりのないものに終わる。

大多数の(ハ)「死の場所」は,今や自宅より病院やケア施設(ホスピス等)が一般的となり,横死はそれ以外のどこででも起こり得る。そうであれば,

②死の原因や時期や場所の如何にかかわらず，死へ向かってどのように死にゆけば，つまりは生の終わりをどのように生きとおせば，全生涯をよく生きおおせることになるかが問題となる。したがって，少数者に多数者を対立させるのではなく，「よい死」をめぐってだれもがたどり得る道を探ること，健生論（biology）ではなく死生論（thanatology）が，われわれの関心のありかである。

「よい死」を臨床現場に求めて，㈡「死の選択の有無」から自然死，尊厳死，安楽死が区別されているが，当人や関係者が「よい」と思い，死に意図的に関与しようとしても社会的には「よい」とされない場合があり，個人と社会，私と公の対立が際立つ場面となる。また，死後の臓器利用のために，㈥「死の判定」基準が問われて心臓死，脳死が区別され，こまかな手続きが求められることは，㈣の「死の時期」の次元を個体から臓器へ，ライフサイクル（年単位）から電子データ（秒単位）へ精密化するともいえ，「いつが個体死なのか」の判定資料が臓器の機能レベルで厳密であることが，その個体死（「ヒト」の死），さらには「人」としての死が「よい死」であるか否かの評価にどのようにかかわるのか，というあらたな問いをつきつける[8]。

以上の概観からさしあたり浮かびあがるのは，当然のことながら，(a)与えられた生命の可能性のままに生を享受することが望ましいとはいえ，「よい死」にとって生きる時間の長さや状況はかならずしも重要ではないこと，(b)たとい生の途上に何が起ころうと，生の終わりの生きかた如何によって「よい死」となり得ること，である。(a)は，生死が量ではなく質を問われることを，(b)は，死に臨んで生全体を意味づけ得る可能性が残されていることを意味する。ただしこれは，生の最後に何らかの安らぎさえ得られれば，それ以前の生の在りかたは不問に付されるということではない。もしそうなら，身体的苦痛の緩和ないし除去という外からの医療処置が，それだけで人の生に一貫する内的な倫理性に対して安易な免罪符になりかねない。「死にゆく」ことが生の一部であるゆえに，死に際しては生全体の意味が問われ，これを問い確かめる心と時間の余裕が求められる。上の医療処置は，それら

をもたらし得るゆえに必須なのである。

(3) 老と病

　恵まれた少数者の死因が老衰であるのに対し，多数者のそれはさまざまな病気であった。生死に問われるのは量ではないとすれば，長命の果ての老衰死と多数者の病死のいずれにも，質的な長所があるはずであり，それらは「よい死」の探索に何らかの示唆を与えると思われる。

　老衰による命終が大往生として望ましいとすれば，「老」には生命力の減衰という否定的消極的な側面のみならず，それと引き替えに肯定的積極的な一面がなくてはならない。老は通常，「老化」（加齢）（aging）の極に「老衰」（senescence）を経て死にいたる[9]。老化と老衰が「ヒト」の「からだ」の「生命機能」にかかわることだとすれば，老の含む「人」の「身」の「生活」と「生」にかかわる肯定的側面は，「成熟」およびその極の「老熟」というべきであり，ここに「成る人間」の「統合作用」の練達と精神的時熟が見いだされる[10]。経験の深まりはむろんのこと，失敗や挫折から学び，これをのりこえる営みをつうじて精神が大きく成長するだけでなく，生活の些事をつづけながらも，生において何が大事かを抽出し洞察する能力がみがかれる。長老への尊敬の理由がここにある。

　加齢と成熟，老化と老熟の相反する推移が，「老いる」こととしての「成る」の内実だとすれば，否定的変性と並行する肯定的変化が「成りゆく」過程につきそう。後者（変化）がもし前者（変性）を随伴条件にするなら，病も成熟に寄与することがあり得よう。「病の善用を神に求める祈り」（パスカル）がなされるゆえんである[11]。健常はあたりまえ過ぎて意識に上らない事柄をふやし，病は健常の日々には気づかなかったことに目を向けさせる。そのようにして，心を広く豊かにすることができたことを，病にむしろ感謝するとは，病者の述懐によくみられることである。

　病者は健常者に対しては弱者であり，弱者の目は強者である健常者の背後をも見抜く。健常者が行為の人であるとすれば，病者は観察の人であるとい

えよう。病者はおのれの健常時を振りかえり、病む現在の目から相対化し批判することをつうじて、健常であることがともなう弱点（驕りや無神経さ）を知ると同時に、病んでいることに与えられる長所（謙虚と配慮）を実感し、病を得たことをむしろ幸いとするのである。「一病息災」とは、健康保持の要諦であるほかに、人間として弱点を持ち、これを自覚して補おうとすることがかえって人間に可能な健全さを保つゆえんであることを意味しよう。

　老と病はいずれも、第一義にはからだの生命機能の低下ないし不全である。このような生命にとって否定的な推移に肯定的なそれが随伴することは、「人」による「ヒト」の、「身」による「からだ」（生体）の、「生（活）」による「生命」機能の、そして最後に「人」による「身」と「生（活）」の統合作用が、練達の度を増しつつあることを意味しているとともに、この相反する傾向の両立は生と死の関係についても示唆を与える。個人の生および個体の生命は細胞の死に支えられ、人類ないしホモ・サピエンスの存続は個人ないし個体の世代交代によって初めて可能だからである。

　老と病は生物個体の死への近みにあり、ついには個々の生物を死にいたらしめる因ともなる。人間の場合は、「人」による他の側面ないし次元の統合の破綻をきたすのである。しかし、両者とも肯定的側面を伴い得るのであれば、老と病といずれが因であれ、死が「よい死」になる可能性をはらむ。老は命終ないしはそれに近い年齢での死をもたらし、病は成壮年での死か夭折を招く。前者は時間をかけた成熟が予想されるのに対し、後者は長く病臥する期間があれば漸次の覚悟が固められるが、そうでなければ不慮の死となる。その場合でも、死にゆく際に「よい死」を死ぬ可能性があるのでなければならない。死はしかし、だれよりも死にゆく当人の大事である。当人およびその周囲が死を受け入れ得るためには、死ぬとはどのようなことか、生におけるその意義と位置づけが問われる。

II. 死の思想——死ぬということ——

　死をどう考えるかは，まずもって死に近い者が自分の死ぬことにまつわる不安や恐怖をどのように処理するかにかかわる[12]。自分の死はだれも体験できないだけに，さしあたっては言い伝えられてきたことや宗教の語ることのほかに頼るものはない。といって，科学の進展著しい現代にあって，そのような「物語」を心底信じるという心境にはなれない人も少なくない。身体とともに一切が無くなるというのも空しい。「死ぬ」というのは，人間にとってどういうことなのか。伝統的な死の思想の傾向を探り，「生きる」ことの終わりを意味する「死ぬ」ことが，当の人間が全体としてどう「する」ことなのかを問う。「なる」ではなく「する」としたのは，みずからどのように死にかかわり，どのように死のうとするかを問うからである。

(1) 概　　観

　死について古来いわれ信じられてきたことを概観すると，死んで人間はどこへゆくのかという死後の「行方」を問うのが主であって，これには「来世観」と「還帰観」の二種が区別される。①来世観は，現世とは異なる世界での死後の生（後生）を認める。この来世を悪しきところとみるか（冥府，黄泉），よりよい世界ないし理想世界とするか（天国，極楽，浄土），来世に良いと悪いとの二極（天国・極楽・浄土と地獄），さらに中間部（煉獄等）を設けるかのちがいがある[13]。そこには，(イ)死にゆく者のこころを安んじる，(ロ)来世との対比から現世の生を尊重する，あるいは(ハ)死に際しての選別に備えて現世での生を戒める態度が窺われる。ここからも，自明なことながら，死を考えることが生をどう生きるかにつながっていることがわかる。

　②還帰観では，由り来ったところへ帰るのと，元の状態に戻るのと二種がある。前者は大いなるものないし根源へ，後者は構成要素である物質の次元へ，いいかえれば人間としては存在しなかった状態へ。いずれにせよ，帰

ることは個体（ヒト）としては存在しなくなることを意味する。これらの場合でも、それゆえに生をいかに過ごすかが死の方から照らし出される。

　これらから、「死ぬ」こととしての「逝く」（行く）とは、来世観と還帰観に応じて、来世に「赴く」と元に「帰る」の二つに言い換えられる。「赴く」に際しては、帰らぬ旅への「出立」、行く先の「選別」、心の在りようの「転回」をそれぞれ強調する考えかたが区別され、「帰る」にあたっては、根源へ「復帰」すると、元の在りようへ「帰着」するとに分かれる[14]。

(2) 赴　く
出立

　死ぬことは、現世とは別の世界（来世）へ出立すること、旅立つことであると考える。死後、からだが腐敗し朽ち果てゆく姿のまま冥府に生きるとすれば、人間は現世に執着し死を忌み嫌う。現世の生はしかし容易ではなく、老と病と死とともに苦に満ち満ちている。このような現世に比してよりよい世界が来世に開けるとすれば、死には希望が寄り添い、死ぬことは幸いになる。現世の苦難が増し、これとの対比を強調すれば、現世は厭離すべき穢土であり、来世は浄土として欣求すべきものとなる。これらの考えにおいて、からだと魂から成る人間は、死に際しからだを現世に残し、魂のみとなって来世に赴く。現世に生まれ来り来世に赴く人間は、二世界にわたる旅人（過客、行人、homo viator）であり、現世は仮寓に過ぎないものとなる。魂は旅を続けるかぎり不死であり、死は現世との別離、来世への出立である[15]。

選別

　来世が一つではなく、そこに天国・極楽と煉獄等と地獄の別があるなら、死ぬとき人間は行く先に応じて選別されることになる。選別は現世での所業に応じた審判に基づく。生涯を回顧するにつれ、人は因果応報を承知するだけに審判への恐怖に襲われる。といって、いくら日常を慎んでも過ちをまぬかれ得ない存在である以上、死は人間にとって逃れようもない恐怖のもとで

ある。選別のよりよいことを願い、罪業消滅のために積善功徳に励む。それをも省略して罪業のてっとりばやい消滅をはかろうとする狡智は、世俗化した教会組織の欲望とあいまって、免罪符なるものまで発明するにいたる。死に臨んでもはや生を取り返しようもない凡夫は、臨終までひたすら神仏に祈るほかない。「出立」の場合と異なり、死に際しての恐れは希望によって耐えられるものとはならず、たいていは死後の行方を案じていっそうの恐怖に襲われつつ、今にして来し方を悔いる[16]。

転回
　来世観を残しつつも、人々は自力 聖道門の難行よりも他力浄土門の易行を迎え、深重な罪業はそのままに救われる可能性を親鸞の「悪人正機」の説に見いだす[17]。いまわの転回による救済の機縁は、それまでの生の在りようを幅広く許容することになる。人はおのれの生と所業をかえりみて、みずから凡夫であり「悪人」であることを認め、この自覚自認にたって他力の救いに一切を委ねるところに、往生（浄土に往き、蓮華の中に生まれること）の可能性が開かれる。自分は善人であるとして自力による得道をめざす者には、かえって救いの道は遠くなる。このことは、煩悩と過ちをまぬかれ得ないおのれの性を直視し、それを繕わないことが救いの前提であることを示す。善人でなければ、積善をしなければという、徳行の督励は自力作善でしかない。文字どおりの衆生済度がここにある。仏教にかぎらず、臨終の枕許に宗教者が立ち会うのは、安らかに死にゆかしめる導きのためであると同時に、いまわの自認を転回の契機とするためでもある。

(3) 帰 る
復帰
　信仰薄い者に来世の存在は疑わしいものとなる。肉体と区別された魂の存在すらなかなか得心しがたい。肉体とともに人間はむしろ由り来たったところへ帰るのではないか。そのように思うとき、われわれは老荘においてこれと

密接な考えに出会う。老子のいう「帰根」（落ち葉が根にかえるように，万物は道に帰するのが本来の在りかた），荘子の説く「反真」（生あるものは生命の始源に復帰するのが本来の在りかた）がそれである[18]。

　前者は，自然の営みに類比的に「道」という大いなる根源に「帰入する」ことによって，存在するものがおのれの本来的在りかたに復帰するのに対し，後者は，生命という自然の根源的在りかたに「立ち帰る」ことによって，生あるものはおのれの本来性に復帰するのである。前者は万物にあてはまり，後者は生きとし生けるものについていわれ，いずれも存在するものは死とともに本来性に復帰することになると説く。死において，救済と本来性獲得とが結びついているのである。人は死によって個体としては存在しなくなるが，大いなるもののうちに抱懐されて個人が本来的に存在し続けるといえる。

帰着

　自然科学のみかたが死生観に反映して，生命機能の終わりとともに，人は自然ないし宇宙の生成連鎖の中に溶け込み（帰融），そこに何らかの意味での「よすが」「依りしろ」を残すとみるか，身体の崩壊とともに個人としては全くの無に帰する（帰無）とみるかに分かれる。死んで星になるというのも，大河の一滴となるのも，火葬が大気と大地に融合させるとみるのも前者の表れであり，死ねば一切が無に帰し，生の終焉はそれでよいとするのは後者の立場である。前者は日本的な死のみかたにも見受けられ，後者はいわゆる唯物論の立場である[19]。いずれにおいても「からだ」は物質次元に分解するが，「帰融」においては死者が何らかの意味で宇宙の中に残り，「帰無」においては生前の一切が消滅するとみる。

　これらについては，宇宙への溶融というイメージも一種の「存在」ではないのか，無に帰することが全くの無化といえるか，が問題として残る。また，「復帰」が「道」と「生命」という根源を，「帰融」が自然ないし宇宙という「大いなるもの」を帰る先とし，その中で個体は存在しなくなる点で共通するが，前者が個人を本質において抱懐するのに対し，後者は個人をも同化す

る点で異なる。

(4) 現代の傾向

　現代日本人の死についてのみかたは，習俗としては「赴く」が依然多いであろうが，「帰る」に与(くみ)する人も増えつつあるように思われる[20]。「帰る」のうち「復帰」においても，死を待たず生に在りつつ「帰入する」ないし「立ち帰る」ことが可能になる。「赴く」における救済は，「復帰」における本来性再復に対応する。「帰着」が照射する生の在りかたは，「帰融」の場合は「自然との共生」，「帰無」では「生の享受」である[21]。

　「復帰」は必ずしも古代中国のみの考えではなく，現代アメリカの哲学者に発し，広く世界やわが国でも迎えられた「帰根」の現代版，しかも子供向けがあり，大人にも読まれて版を重ねている[22]。この場合，帰ることは自然のはたらきに沿うて「自然」の懐に帰ること，それゆえ生あるものに「自然な」ことである。帰るところがあり，そこへ帰ってゆくのが「逝く」ことなのだという考えは，帰郷を思わせて安堵感を与える。「帰根」が復活したのは，来世観を恃(たの)めない現代人の要請ともいえよう。一方，「帰着」のうち「帰融」にも自然が大きな役割を果たしている。溶け込んで姿形はなくなっても，宇宙ないし自然と一体化したとすれば，まったくの無になるわけではなく，遺された者は何かを「よすが」ないし「依りしろ」に，死者を憶うことができるのである[23]。

　「帰無」は死ねば一切が「無くなる」とするのであるから，すべてを無化する虚無的な見方とみえるが，死のもたらす帰趨をよくみると何もかも無くなるのではない。個体が存在しない状態に帰るとしても，誕生前と死後では，時間の不可逆性に裏づけられて状態はあきらかに異なる。発生前の存在が全くの無であるのに対し，死後の存在は，身体の物質還元という科学的現実は別としても，生前の歩みという歴史的事実，身近な人々による意味づけや記憶追憶等，まったくの無とはいえない。その意味では，唯物論は徹底し得ないと思われる。この場合，「帰る」は「無」にではなく，関係存在の極とし

ての「意味存在」に帰するのであり，やはり帰るべきところがあるというべきであろう[24]。

 とすれば，「帰融」においても，死者はイメージとともに追憶という意味づけを受ける存在として「意味存在」といえようから，「帰無」と併せ，「帰着」においても死後の存在を認めることができよう。したがって，来世観における「後生」に対し還帰観には「後存」があるといえ，いずれにしても帰るところがあることになる。また，意味づけが人間存在の根拠とかかわり，意味づけされる存在（意味存在）の領域の広大であることを思うと，「帰着」にも一般に「大いなるもの」が待ち受けると見ることができよう[25]。

 来世観は，死が後生における幸いを約束することによって，魂を救済するものであったが，現世離脱はある意味である程度は死を待たずとも可能である。現世にある身で解脱する開悟は，いわば小さな死であり，「死の練習」である[26]。宗教の説く救済はつまるところここにいたる。生はしかしながら障害に満ち，解脱は繰り返し求められつづけなければたちまち迷悟に陥る。還帰観の「帰る」は，生における「死の練習」の一として可能である。「復帰」においては本来性の再復として，「帰着」においては生の在りかたへの反映（自然との共生，生の享受）として。

III. 死の主体 ── 死ぬのはだれか ──

 「死ぬ」ことは，少なからぬ現代日本人にとって「帰る」ことであるとされた。この帰ることは，死とともに，あるいは物質還元の時間的経過を経て成就するが，死にゆく過程においてもいまひとつの「帰る」ことが起こり得る。「復帰」においては，「帰入する」にせよ「立ち帰る」にせよ，何か本来の「あるべきよう」に帰るのであった。それは生の途上にあって追求可能なものではあるが，完全なかたちでなされることは不可能な「帰る」である。現実の生は，完全な「帰る」を妨げるものに満ちあふれている。「生きる」

ことは，生命や存在をそれらに対する不断の障碍にもかかわらず十全に展開させようとする営みである。その意味では，ここにも肯定と否定の共存を見いだすことができよう。死にゆく者は，その在りようから，当然ながら人間であり，名前をもつ個人であり，なによりも自分自身である。この自明の側面が，死にゆく者につねに十分には保証されていないところに問題がある。それを打開すべく，いわば「復帰」の現代的な方途が求められる。

(1) 人　間

　死にゆく者はまずもって人間である。動物は，環境と群れの中での生命活動を本能のままに果たし終え，食物連鎖の一環をなしつつ死んでゆく。人間は生と死の意味を求め，自分の生を意義あらしめるべく，死に意識的にかかわろうとする。人間は，ひそかに死に場所へ赴き死んでゆく種族もあるが[27]，通常は家族や医療者や看護者にかこまれ，自宅でなければ社会の特定の場所（病院，施設など）で死を迎え，死者は葬送儀礼をもって送られる。ここに死をめぐる文化と習俗がかかわり，おのずから民族の死生観を反映する。

　病院死や施設死が圧倒的に多い現代では，人間は「患者」として死ぬことが通例となる。医療の対象としての患者は，まずもって「からだ」（生体）に機能不全をもつ「ヒト」としてまずは医療の，「身」にそのような症例をもつ「人」として看護の対象となる。望ましい場合，患者は必要十分な情報を得，納得して治療を選択し（インフォームド・チョイス），病名と病状の説明を受け，ありのまま受け取って（病名と病状の認識）余命を悔いなく自分らしく生きようとし，いたずらな延命を拒んで自然死を選ぶ（尊厳死）。病院死や施設死の過程につきそうのは，家族を除けば医療スタッフ（医師と看護師）である。死の過程と場所の設定に権限をもつこれら両者に，患者が少なくとも「人」として，さらには特定の個人として死にゆくための配慮が委ねられている。

　人間は，人間であることにふさわしく死ぬことを願う。人間は「ヒト」としてからだの生物機能の限界を超えて均衡が破れ，「生物的生命」の死に向

かうが,「人」として「人格的生命」(生)の終わりを締めくくる[28]。身体を統合の視点からみれば,「人」は「身罷る」と(魂の離れた)「からだ」は亡骸(なきがら)となり,屍(しかばね)となる。人間の死は,「ヒト」と「からだ」の次元を越えた「人」と「身」の死であって,臓器の死がただちに個体(ヒト)の死ではなく,「ヒト」の死もただちに「人」としての人間の死なのではない。臓器次元の死の判定がいかに精密であろうと,「人」の死はそれとは次元を異にしているのである。時期において脳死判定が「人」の死の判定と重なるとしたら,それは他の目的があってあえて重ねた,重ねることに同意したということである。

　人間が人間であることと不可分の要件として,「人格」,「人権」,「身体」,「生命」があってそれぞれが不可侵性を帯び,これらすべてが「人間の尊厳」を支える[29]。人間の尊厳は,支えを侵害され失うことがあっても,それ自身は奪われ得ない。そのことはしかし,死にかたはどのようであってもよいことを意味しない。人間にふさわしい死は,尊厳の支えの不可侵性を尊重するものでなければならない。政治的施策や社会制度はそのことに十分配慮する義務がある。いわゆる「尊厳死」は,尊厳の支えの尊重が危ういときあえて死を選択する（死ぬ権利を行使する）ことをいう（上述の「自然死」選択は,機器につながれたスパゲッティ状態での延命を,尊厳の支えを犯すとみるのである）。「安楽死」は,死に際しての肉体的苦痛が緩和処置の限界を超えるとき,いいかえれば「身」の苦痛が「人」による統合を圧倒するとき,人間らしい死を死にゆきたい,迎えさせたいとの無理からぬ願いから生じる最終手段であるが,この問題については追って触れる。

(2) 他　人

　死は通常,他人の死（三人称の死）として見聞される。自宅での死が少なく,病院での死が通常となった現代では,身内の死でさえ部分的にしか立ち会えない。自分以外の者の死は,外からの観察や情報に終わる。他人の死は,社会の中で「人が死ぬ」という出来事がどのようなことか,その文化と習俗,

施策と制度を含め，社会の一員として学び知る機会となり，やがて自分の死を，また一般によりよい死を考える契機ないし材料となる。しかし，それはあくまでも死のほんの表層に過ぎない。

　自分ではない者の死であっても，二人称の死（近親，友人，分身の死）はより身に沁むものとなり，その悲しみは自分を滅ぼすことさえあり得る[30]。「わたし」と「あなた」の関係は，間柄（親子，兄弟，友人，夫婦）がどうあれ，人称代名詞の上では相互に入れ替え可能であり，相手の立場になるという他者理解が，比較的容易に遂行される。死にゆく過程は，「死にゆく」者と「死なれる」者の相互理解のうちに経過するゆえに，「先立つ」者は「遺される」者の「死なれる」喪失の悲しみを，「遺る」者は「去りゆく」者の「死にゆく」別離の悲しみを，互いに思いやる。両者は悲しみのうちに結びつきの来歴と深まりを確認し，永遠の「別れ」の覚悟を整える。しかし，間柄の別れとして望ましいとしても，この場合なお相互理解の中身が問われよう。

(3) 自　分

世人

　死ぬのは一人称の「わたし」であるが，「わたし」とはだれであるか，となお問うことができる。人間は本来の自己自身を見いだしていなければ，特定のだれでもなくどこにでもいる「世人」（ハイデガー）の一人でしかなく，世評や時流にしたがうのみで，自分の考えがなく日々を過ごす存在であり得るからである。自分といっても「世人自己」であり，彼にとっての自分の死は，いつかはくるが当分こないもの，近づいてもまだこないもの，切迫しても紛らわせ，慰められるものに終わる[31]。死にまつわる不安や恐怖はひたすら避けるべきもの，ごまかすべきものに終わり，「わたし」も周囲もついにそれらと正面から向かい合うことなく，深刻さを紛らせ，不可能と知りつつ回復の希望さえ語りながら最後の日々を消日し，当人が病名を知らず，苦しまずに逝ったことを幸いとして遺族は安堵する。

しかし，この場合，人間にふさわしい死であったと外面的にはいえたとしても，一人称の死としてかえりみるとき，「わたし」は本当の自分に「帰る」ことなく世を去り，二人称の死としても相互理解があのようでよかったのか，疑問が残る。「世人」としての「わたし」の死は，「一人称化された三人称」の死の相貌を帯びる。二人称の死は，一人称の徹底した死を前提にしているものであることが望ましい。人間であることは，厳密には，これら人称の視点の徹底をも包含しているはずなのである。

自己

死は人間にとって，老若を問わずいついかなる仕方で襲いくるかわからない。その意味では，人間は発生と同時につねに死に開かれており，本来，死にかかわっている[32)]。そのことを自覚するとき，死の不安はおのれの在りかたへの反省を強い，本当の自分，本来の「自己自身」へ立ち帰る契機となり得る。この「立ち帰る」ことこそ，今一つの「復帰」である。自己自身へ「帰る」ことは，おのれの在りかたを吟味した上で承認することであり，そのようにして世界での立地を確実にすることである。この地点から自分の生を振りかえり，近づく死を見とおし，生の終わりを生きぬこうとするのである。「自分らしさ」とは，このような自己肯定と自己確認にもとづいて初めて可能になるものであろう。この「帰る」は，信仰の有無にかかわりなく可能な一種の「現世離脱」としての現状離脱である[33)]。

IV. よい死——よく生きおおせる——

これまでの考察から，「よく死にゆく」ことがどのようなことかが，ある程度までは明らかになった。本当の自分に帰りつつ，人間である自分にふさわしく，望ましい仕方で，安らかに死にゆくことである。これらは，「ただ生きるのではなく，よく生きる」ことが人間にとって大事なのだというソクラテスの言を借りれば，「ただ死ぬのではなく，よく死ぬ」ことを追求する

ものにほかならない[34]。これら二つの言い方は表裏の関係にあるが,「よく」が単に理想的に語られるのではなく,「ただ」から「よく」への,意欲すればだれにも実践可能な方途がありはしないかが問われる。

(1) 「よい」ということ

幸福な

ギリシア語では「よく生きる」(eu zēn) ことが「幸福に暮らす」意になるが,「よく」の内容が問題である。幸福を「欲求の持続的充足と苦痛のない状態」と解するとして,またその意味で社会的条件が整えられたとしても,欲求は多様であり何を苦痛とするかも一様でないところから,幸福の条件や形を一義的に決めることは困難である。これまでの諸説からいえるのは,幸福とは何かは,「快い」(こころよい) ことにおいて感覚と精神,何が「よい」かの視点から快楽と道徳性,だれ「にとって」の視点から個人と社会全体,それぞれの両極が交錯するところに求められるであろうということである。

「よく死ぬ」ことは「よく生きる」ことに含まれる。幸福のうちに死ぬことは望ましい。それにはある程度の外的条件が求められ,平均的に確保したいレベルの策定が社会的施策の課題となる。しかし,外的条件が満たされてもなお内的な満足度が肝要であって,そのためには何が必須かが問われる。ここにも確保したいレベルがあり,個々人の「人間」と「自己」に関してその価値にみあう在りかたが求められる[35]。

ふさわしい

特定の個人である前に人間であることの価値(よさ)が問われ,それに相応する在りかたが求められるが,そのような根本的価値は「尊厳」であり,この価値にふさう自他による処遇が具体的な在りかたとなる。尊厳は人間の現実存在を担うもの,人格,人権,身体,生命に支えられるのであった。死にゆくとき,これらの支えの価値にふさう扱いと死にかたが求められる。尊

厳ある死とはまずもってそのことにほかならない。

　個人としては，これまでの生を歩み来った，このかけがえのない「わたし」固有の価値に相応する在りかた，死にかたが求められる。自分らしいとは，価値的な意味では，単に性癖や傾向をいうのではなく，自分という存在にふさわしいことである。このふさわしさは，本当の自分に帰ることとしての自己の発見ないし確認を前提とする。みずからか，あるいは他者による，自分にふさわしい在りかたないし扱いを求めるところに，尊厳ある死のもう一つの意味がある。ただし，他者によるというとき，死にゆく者の社会的地位を云々するのは，ここでの価値やふさわしさとは別の次元のことである。

望ましい

　人間の在りかたは多様であって，それらは個々人の独一性のゆえに様態の差異のまま平等に受け入れられてよい。しかし，個々の在りようを「望ましさ」の視点から見直すとき，現状に程度の差異が生じる。望ましさは，「ふさわしさ」を基準にする評価であるが，QOL（Quality of Life）はまずもって「人間にとって」のふさわしさからの距離に応じて評定される生（活）の質的評価といえる。死にゆく者の様態の質的評価（QOD：Quality of Death）も，死にゆくことが生きおおせることであるゆえに，QOLに含まれる。

　死ぬことはしかし，何よりも死にゆく当人とその近親の事柄であることを考えると，当事者からみた望ましさが次に問われる。これは「自分にとって」のふさわしさからの距離に応じた評定であり，さらには個々人の好みと流儀をも含む。それゆえ，最期の過ごし方，遺体の扱い，葬儀の演出，遺骨の処理等，当人や近親の希望が尊重される。

おのずから

　ソクラテスの「ただ生きる」と訳されている言葉は，テクスト上は「よく生きる」の「よく」がつかない「生きる」であり，「よく」の内実は「正しく」であって，そうあるべく自分の生きかたの「吟味をすること」である[36]。

この吟味は現状の自認とその克服，結果としての現状離脱を含む。大多数の人々が単に「生きる」「生活する」といわれるとき，それはあえてみずからの生き方を吟味することのない，吟味にともなう苦しみや不快さを避け，快適と安易を求める生（活）といえよう。苦を避け楽を求める傾向が，たしかに人間にはある。しかし，プラトンは，「快適の生」と「苦痛の生」の中間に正しい生きかたを置く。快適より少し身を離し，苦痛へ少し近付く生へと歩み出て，この中間の生へ向かおうとし始めることは，意欲さえあればだれにも可能であろう[37]。この意欲を意志すること，現状より身を離す第一歩が問題である。

　ソクラテスのいわんとする単に「生きる」とは，生きるに値する人間の生に向かおうとせず，人間本来の在りかたを忘却ないし粗略にする生死の態度のことであり，おのれの欲求や世間の通念のままに生を送り死を迎えることである。これは，そうであれば，上述の「世人」に対応するであろう。この人間一般にみられるきわめて普通の日常的態度を打開するには，多数者にあてはまるというよりも，「よく」にいたり得る日常性（としての「ただ」）からの道が求められる。ソクラテスが最後の弁明において少数の支持者に語りかけたことは，その本意においては，「ただ」から「よく」への道を多数者であるアテーナイ市民に説きたかったものと思われる。ここで，社会における多数者と少数者の区別が，個としての人間における日常性とそれからの離脱の対比へと転換する。

　その視点からあらためて単なる「生きる」を考えると，訳語に表れた「ただ」とは，人間の「自然本性にしたがって」の意と解することが許されよう。人間の本性は，身体にもとづく欲求と，魂にもとづくそれとをもち，弱さへの向きとそれとは逆の向きとをもつ。これらの二重性を帯びつつ，「快適」に傾く日常性が「苦痛の生」の方へと近寄るのは，「快適」の克服によってというより，「本当によいもの」を求める結果としてであろう。この「希求」も「本性にもとづく」ものであり，それが「おのずから」日常性離脱へと向かわせるのである。ここに見いだされた二重の「自然本性にしたがって」は，

しかし希求にいたる契機があって初めて始動する。そのための契機は，日常生活の中から生まれるほかない。

　日本仏教における易行道は浄土真宗に極まり，何人もの妙好人(みょうこうにん)を生んだ[38]。かれらが無学文盲にもかかわらず信仰において僧侶をも凌ぐものをもち得たのは，ひとえにその真率(しんそつ)の「希求」のゆえであったと思われる。教学の知識とてなく，村にくる僧侶の説法をすなおに受け止め，生活の中で確かめることによってのみ，その内面において日常性を離脱し得たのである。易行とは安易な行為のことではなく，多数者の現状を追認することでもない。よい生死への希求があり，そのために何らかの向上を願い，そのため称名念仏に専ら勤しむこと，これらすべてが他力の「しからしむる」ところに尽きるのである[39]。だからこそかれらは，阿弥陀仏に一切を「委ねる」ことで安心を得，周囲をも安んじたのである。

　先に，習俗としての信心もまた「安らかな」死をもたらしているのではないかと指摘したが，その境位においては，習俗という生き方を通じて，「よい生死」を希求し，おのれの一切を神仏に「委ねる」，「委ねきる」態度が窺われる。信仰の厳しい吟味に耐え得るような，自力を通じての精進ではなく，妙好人にみられるような，疑わず信じきった日常生活を坦々と営む中で得られる「安らかさ」が，このような人々には恵与されているのである。この場合，「よい死」とは生の営みの延長上に「おのずから」結果するものに過ぎない。現代の多数者に，これに共通する「よい」が恵まれ得るとすれば，「帰る」先での在りかたを包む大いなるものへおのれを「委ねる」ことに徹し，残りの日々をなすべきことに勤しむところからもたらされると思われる。

安らかな

　自分の死に「ふさわしさ」と「望ましさ」を求めつつ，「帰る」ところがあることに安んじ，なすべきことをなした上は大いなるものに一切を「委ね」，「おのずから」恵与されるものを受け取る。そこに得られる実感が「安らぎ」「安らかさ」である。しかし，精神的な「安らぎ」は身体の激しい苦

痛に妨げられ得る。身体の苦痛は，少なくとも心の安らぎを凌駕しない程度であって欲しい。緩和ケアが必須なゆえんである。適切なケア体制に看取られ，おのれの生を全うする準備を整え，近親との「別れ」を十分尽くし，もはや気掛かりなことも思い残すこともなく，周囲に「感謝」しつつ平安のうちに瞑目する。これらが実現されるとき，総じて「幸福」な生死といえるのであろう。

　前述のように，「よい死」を意味するギリシア語がいわゆる「安楽死」の語源となってはいるが，安楽死が「よい死」であるかは吟味を要する。心身の苦痛の除去ないし緩和の状況が，「ふさわしい」「望ましい」「おのずから」の三義を含む「安らかな」最期を用意し得るかどうかである。苦痛に捕われた断末魔の状態では，人間らしく自分らしい最期を遂げる心身のゆとりは全く得られまい。苦痛緩和の医療技術はかなり進んでいるとはいえ，それの及ばない症例がまだ残るという[40]。パスカルのようには，苦痛を神のみこころとして堪え忍ぶことができない者は，この面の医療が今後いっそう進展することに期待をつなぐとしても，現状においては人事を尽くしたとして「おのずから」の境地にいたるか，緩和できない苦痛は「安らかさ」の妨げとして絶対的に排除しようとするかに，その態度が分かれる。

　前者は「人」による「身」（における苦痛）の統合に任せるほかないとする立場であり，後者は，「安らかな死」を構成する「心身の苦痛を除去ないし緩和された死」をいわば基本的人権の一とみなし，手を尽くしても排除できない苦痛から死にゆく者を究極的に解放するための処置に，違法性阻却を認めようとするものである。前者が，死に際しての人間の「尊厳」保持を個人の主体的受容能力に期待するとすれば，後者は，人間の「尊厳」保持からみた医療技術の到達度の不足を，法的社会的面から補おうとする。積極的安楽死の問題性は，幇助にせよ積極的安楽死にせよ，医師という他人を巻き込む点にあり，その"殺人行為"の違法性が阻却可能か否かにある。これは人権と合法的殺人に関する考えが，習俗や文化的伝統を背景にしつつ，社会においてどのように成熟しているかにかかる。

(2) 死にゆく者にとって

　死にゆきつつ生きおおせるのであるなら，このとき当人の生の全体が漸くみえ，その一貫性と意味が問われることになる。一貫性といっても，挫折や曲折を排除するものではない。それらを包含して，それらがあったにもかかわらず生の終期から顧みるとき，かく閲(けみ)し来って現在があるという全体としての過去の文脈的有意義性の確認である。この意味づけは，関係存在としての人間にとっては相互的かつ相補的である。当人のみの自己愛に由来する恣意的なものではなく，関係を結んだ多くの人々からの意味付与，間柄における立場の相違と異なる視界が可能にする「意味の発見」が，当人の意味づけを補正し補完するのである。

　自分の必ずやってくる死に思いを致し，死の不安をあえてみずから不安がる決断をし，独り最も自分らしい在りかたとは何かと問うとき，人間は死すべき運命に正対し，帰るべきところに帰るべく，死にまつわる恐怖や憂慮から解放され，自分の終わりへ自分らしく在ろうとするにいたる。このとき彼は「死への自由」を獲得する[41]。そうして初めて，世界の中での自分の存在を認め，肯定し，愛おしみ，そう在らしめた周囲への「感謝」の思いが生まれるであろう。彼には意味存在となることへの「希望」さえ生まれ，周囲に対し心からの「別れ」を告げる。このようにして浮かび上がる死にゆく者の姿に「品位」が香り，みずからも安心立命がかない，周囲の心をも安んじるのである。

(3) 見送る者にとって

　死にゆく者は「成る人間」の成りゆくことを全うしつつあるが，それはヒトのからだの生命活動の減衰に並行する，「人」の「身」と「生」の統合の成熟を期待させる。死にゆく者に付き添うことは，「成る」こととしての「死にゆく」ことを「成らしめる」意味での「逝かしめる」ことである。「成らしめる」とはあえて促成するのではなく，あくまでも死にゆく者のみずから「成る」ことに随伴することである。生の終末期は，「生きおおせる」こ

とが「成る」時期であり、その質的評価の一部は「死の質」(QOD) というより、「生の質」(QOL) に含まれる。少なくとも、「ヒト」の「からだ」の減衰しつつはたらく生命機能の円滑を妨げる障害を除去ないし軽減し、「人」の「身」による「生活」の統合を容易にすることが求められる。

　見送る者にとって死にゆく者の死は自分以外の者の死であるが、死に臨む者の生きおおせる姿は、自分の死を未だ遠いものとしか思うことができない者にとって、「範型としての死」となり得る。生を照射する死ということがあり得、人間が死にかかわる存在であることを実感せしめ得るからである。見送る者は未だみずからは死に臨んでおらず、死は死にゆくこととしてのみ体験可能であるだけに、死に際して本来の自己自身へ帰ることを果たす姿は、見送る者、看取る者にとって酌むべき多くを示し得るであろう[42]。

　二人称の立場で見送る場合は、死にゆく者との結びつきの濃さが、相互理解を過度に感情的にすることを戒めつつ、去りゆく者の生の意味づけにともに参加し、生の自己完成を助け見届ける。さらには、喪失と永訣の悲しみをのりこえて、逝いた者の生と死の意味づけを続けながら、その経験から酌みとったものを資とし、みずからの生の未来への展開に立ち上がろうとするにいたる。

V. 死の統合作用 ── 受容と意味づけ ──

　人間は、みずからの存在や生について、つねにその意味を問い続けずにはおれない。孤独では十全に生き得ず、誰かとともにたがいに関係を結ぶ「関係存在」として在るほかはない。人間は生まれるときも独り、死ぬときも独りというのは、「ヒト」の生命過程においてはそうだとしても、「人」の生の始終をみるときはそうではない。受胎から周囲の喜びと期待をあつめ、誕生後は家族と社会の中ではぐくまれ、働き、友人と家族を作り、知己の輪を広げ、そのように生き来った者が死にゆくとき、死の前後にわたり、多くの人々がかかわりをもつ。死はそれらの関係を結びなおし、死を受け入れると

ともに生の終焉を認め，その全体を統合するはたらきをもつと思われる。死に近くなすべきことの中に，この統合を果たすことが含まれる。

(1) 死の受容

老衰死を除き，途上死はむろんのこと高齢死であっても，死の訪れは当人にとってつねに予想より早い。突然という点では，事故死が典型である。当人はむろん，周囲はなおのこと死を受け入れがたく感じる。「ヒト」は死ぬべきときに死にゆかざるを得ないが，「人」としては事態をなかなか容認できず，いよいよとなるまで否認し抵抗しようとする。受容にいたる当人の心理的経過は，キュブラー＝ロスの分析によってすでに明らかにされた[43]。しかし，受容は死にゆく当人のみならず，見送る者の問題でもあることは，事故死の場合に顕著である。受容の意義を，生を「生きおおせる」と死を「逝かしめる」の視点から，あわせ検討する必要があろう。

医療の判断が科学的データにもとづいて死の近いことを告げるとき，患者は病名と病状を含め，おのれの状態を知り，それを過不足なく受け入れ，残された時間の見通しを得て，なしたいことなすべきことに専念することが望まれる。そのためには，激しい感情の反応を通過しなければならない。この感情の嵐を突き抜ける中で，当人にゆっくりと受容の準備が整ってゆくと思われる。

「悲しみ」は否定から肯定への反転を秘めながら，否定的側面を脱しきれない心の構えである。いいかえれば，「哀惜」と「哀別」のうちに別離へ向かう姿勢を整えつつ，「あきらめ」に移行し，この構えのうちで，事態を「あきらかにみる」ことと現世的な「結びつきを切り離す」ことへと移ることによって，「覚悟」を固める段階にいたる。「覚悟」とは，先の「死への自由」を背景とする構えであって，死すべき生の宿命を覚り，今や死ぬべき時にあることを悟るのである[44]。

「死の受容」は，生の統合の土台を固める必須段階であり，死にゆく者と見送る者の双方にかかわる。死を受け入れて初めて，死にゆく者は残りの

日々を精いっぱい生きようとする意力を得、見送る者は極力それを助けるとともに、死なれた後の日々へのこころ用意を整えることができる。しかし、横死、ことに事故死や自死の場合は、遺された者がこれを受容するのに甚だしい困難を覚える。心理的経過は激動と停滞を極め、受容にいたるまで長い時間を要して、いわゆるグリーフワークにとっての甚だしく難しい事例となる。それでも、遺族がよく生き続けるために死の受容はなされなければならず、遺族みずからや生前の友人知己によって、死者の生と死は適切に意味づけられなければならない。

　見送る者ないし遺族もまた、「悲しみ」から同様の過程を経るが、「哀惜」と「哀別」は喪失に耐える姿勢を整え、「あきらめ」を経由して、現世に留まる側からの「覚悟」に、故人のいない生を生きゆかねばならぬことを悟るにいたる。遺された者は、死者とのあらたな関係を結び続け、その中で死者の方からもなおあらたに関係づけがなされることに気づくのである。死者は遺った者に、生前より繁く身近に語りかけ得る。

(2) 生の意味づけ

　死の受容を、生死をめぐる「消極的統合」とするなら、生の意味づけは「積極的統合」といえる。死にゆく者自身によるおのれの生の意味づけは、当人の同一性に裏づけられた内面的な一貫性にもとづくゆえに、他者による（死にゆく者の生に対する）意味づけと別して優位に立つ。外面の関歴からは窺い知れない内的生活を営むゆえではあるが、人間は本性上、世界と他者を経由して漸く自分を理解することができる者である以上、またもともと関係存在という在りかたをする以上、当人の生の意味づけは、これを当人と関係を結ぶ他者からの意味付与をもって補完しなければ十分ではない。当人さえ満ち足りて逝けばよいと思われもするが、逆に当人の否定的自己評価に基づく失意が、他者からの肯定的評価によって救われることも少なくないことを考えると、この意味づけの二重性を貫くことは必須と思われる。

　死にゆく者が遺す日記や手記、詩などの例が知られるように、みずからの

生の統合の言語化は，死に際しての自己理解を明確にし，最後を生きる姿勢を積極的にするとともに，末期(まつご)の圧倒的感情を昇華させる。他者による意味づけは，追憶や供養を通じて死後もなされ続ける。死者の生の意味は，物故作家の再評価等にみるように，死後もあらたに見いだされ得る。関係と関係者の視点は固定的ではなく，関係する他者の生の進展とともに変化するからであり，死者の生も，状況の変化につれて異なる相貌を見せるからである。

横死やそれに近い急な生の切断の場合，死ぬ当人に心して死にゆく時間的猶予を与えず，その欠如を身近な人々が補完することが，他の死の場合よりも大きな意義を帯びる。よく知る人々によって死にゆく者の死を無意味にせず，さらに何らかの価値をもって補うことが，その者の生の統合をよりよくしようとし，死のもたらす負を意味づけという正によって補うことは，死にまつわる否定的なイメージを明るませ，忘却に沈みやすい生を確実に救い取るのである。

生の意味づけは生涯の物語化といってもよい[45]。物語とはしかしながら全くの虚構を意味するものではない。生の事実を容認し，全体の中に位置づけ，価値づけることを含む意味づけの組織化である。事実の客観的記述ではなく，当人の考えかたや思い，感情等，為人(ひととなり)を反映する文脈をもった自己理解である。他者による意味づけも，当人との関係における，他者自身の当人の生に対する思いを投影することになる。これらをつうじて，当人の人物像が浮かび上がり，生涯を貫く姿が描き出されるのである。

(3) よい生へ

死ぬことをどのように解するかが，生をいかに生きるかに反映することはすでにみたが，死にゆく当人みずからの生の把握が，彼自身の残りの生の生きかたを導くことも知られた。見送る者もまた，死にゆく者の生の統合と残りの生を生きおおせる姿から，おのれのこれからの生を生きるための有益な示唆を受ける。いわば，未来へ向けての生の可能的統合である。「よい死」が「よい生」を結果することは，死にゆく当人の上にかぎらず，見送る者の

上にも未来的にあてはまる。死はその意味では，生の過去・現在・未来を照射することになる。

「死の思想」の検討は，来世観から還帰観へ，「赴く」から「帰る」への趨向を告げた。魂の救済の視点からみるとき，救いは死の時点を待たずとも生の途上にあって可能なことがわかる。よりよい世界（天国，浄土）へ「赴く」ための通行手形は，いまわの転回でも足りるとするにいたり，衆生の生は戒めによる抑制を緩められた。来世へ赴くことは，すべての現世的なものに別れを告げることを伴う。現世的なものへの執着を断つことは，現世に在りつつこれを越え出る意味での「赴く」ことを可能にし，生における悟得が救いのかたちとなる。このことが意味するのは，来世と後生という時空的延長が短縮され，現世での生の終わり，さらには生に在りつつ次元を越え出るというところまで手繰り寄せられ，救済の時点が死に置かれるどころか，その手前，生の途上にまで繰り上がることである[46]。

「帰る」場合も，大いなるものへの「復帰」は，生における在りよう如何では死以前に可能になる。むしろ，死は生の在りかたを指示しているともいえる。「帰着」にしても，帰るべきところがあるとされたからには，生に在りつつ「帰る」先を念頭に置くことが可能であろう。また，本来の自己に「帰る」というのも，死にかかわることをつうじて可能であれば，現に死にゆくことを条件とするものではない。してみると，「死の思想」はどれもが生の在りかたを指して語られているともいえ，「よい生」のための「よい死」を探る思想であったことになる。

西洋中世末期，いたるところで唱えられた memento mori（死を思え，死ぬことを忘るるなかれ）は，現世での生のはかなさと，最後の審判に備えたよりよい生を呼びかけたのであったが，人間の宗教的抑圧からの解放を高唱したルネサンス人，グイッチャルディニは，全く逆に memento vivere（生を思え，生きることを銘記せよ）を標榜した[47]。腐心すべきは，したがって ars moriendi（死にかた）を含む ars vivendi（生きかた）であり，いつくるかわからぬ死に備えることとしての生の充実なのである。

歴史的経緯はともかく,「よく生きおおせる」ことが「よく死にゆく」ことであれば,死を念頭におきつつ,生あるかぎり精いっぱい生きるのが「よい生」であり,結局は帰るべきところへ帰って安らかに眠る「よい死」を迎えることになる。上の二つの標語は,表裏の関係にあると解するかぎり,時代を越えて依然として有効である。

おわりに

「死ぬ」ことを「赴く」と解するにせよ,「帰る」とするにせよ,どのようにいいかえるかは各人の死生観による。信仰もまた自由である。ただ,現代日本人の少なからぬ数は,「帰る」こととして死を死にゆくであろうことが予想される。その中で,文字どおりの「帰無」に安らぎを得られるなら,その人はそれでよい。そういいつつ,忘れられることを寂しむとすれば,彼は「意味存在」たらんとする自分に気づいていないのである。「帰無」を主張する人も,その名とともに記憶される。関係存在である以上,人間はすべて意味存在たり得るのである。

　本来の自己に帰りつつ,帰るべきところに帰り,安らかに休む。死がそのように考えられるなら,こころ明るむものがある。よく死にゆくための易行とは,少なくとも大いなるものにみずからを委ね,そこへ「帰る」ことに安んじ,死の受容と生の意味づけを果たすことにあろう。死に先立つ「帰る」において,あるいは本来的に死にかかわることにおいて,人間は現世に在ることに不可避のまつわりを脱することが,結果として成就すると思われる。そのことは,蘇った人々の例からも窺われる[48]。

　死は生命にとり,否定的でありつつ肯定さるべきものであった。否定的なものも肯定的なものによって補われ得る。とすれば,死そのものはわるいのではなく,死にゆく仕方によい仕方があって,こころから希み求めるなら,だれでもよく死にゆくことができるのである。死が本来の自分に帰るもっとも切実な契機となるのであれば,そのかぎりで死そのものが「よい」もので

あり得るともいえよう。といって，この「よい」は死の美化を意味するものでは決してない。生は生として生き，死は死として死ぬほかはない[49]と承知した上での「よい」であるから。

注

1) 岸本英夫『死をみつめる心——ガンとたたかった十年間』講談社，1964年。宗教学者であった岸本は，皮膚癌と診断されてより死までの十年間を，「死と対面することによって生を充実する」生きかた，一遍上人の「命終の時にのぞんだ心ばえで日々を生きる」生き方を毅然として実践しつつ逝いた（同上書序文，増谷文雄）。死が目前に迫る絶望の中で「生命飢餓状態」におかれた者にとって，死の脅威に抵抗するのに「役立たない考え方や観念の組み立ては，すべて無用の長物である」と，岸本はいう。小論はそのことを念頭におきながら，つねに死に開かれている者として，「自分が死ぬ」ことを受容しつついかに「生きおおせる」かを中心に死生観を探った。

　なお，山折哲雄氏は「死にゆく者をいかに看取るか」の課題と表裏して，「いかに死ぬか」の問題があるにもかかわらず，今日前者に関心が集中して，より根元的な後者が等閑に付されていると指摘する（山折哲雄『臨死の思想』人文書院，1991年）。

2) ハイデガーは，現存在（人間）が「死ぬ」（死去する）Sterben と生き物が「終わる」（絶命する）Verenden の中間に，医学的見地からの「亡くなる」（死亡する）Ableben を置く。われわれの用語でいうなら，「人」が「死ぬ」のに対し，「ヒト」は「亡くなる」のであり，これは動物の「終わる」とは異なる（Heidegger: Sein und Zeit. S. 247.）。

3) ギリシア語にも euthnesimos という形容詞がある（<eu+thneskou, well or easily+be dying or die, with easy death）。語史上は，1646年初出の euthanasia（eu+thanatos, easy dying）が「眠るように死ぬこと」の意味で用いられ，今日の「安楽死」の語源となっている。

4) ここに述べたのは，字の連想からくる通俗語源説にすぎない。谷川健一氏によれば，「よみのくに」は「よもつくに」の転であり，「よも」とは醜いこと，「よもつくに」は実際に殯のための場所，仮喪の小屋を指したという。また，「よみ」に「黄泉」を当てるのは，「ねのくに」（原点となるところ）の「ね」に「根」を当てたため地下の誤解が生じ，中国の「黄泉」を当てることになった（谷川健一『常世論——日本人の魂のゆくえ』講談社学術文庫，1989年）。

5) たとえば，「多年，他人には浄土往生を説いた高僧といわれた人が，自分の死に直面したときにはほんとうに自分をまっている浄土があるのかどうかという疑いを生じ，…狂い死にをしたという…」（岸本：上掲書）。

6) ニーチェは，人間の理性が世界の中心となって神を追放するにいたった事態に在っ

て，キリスト教の神の権威を公然と否定した。「神は死んだ。死んだままだ！ そして神を殺したのはわれわれだ！」(Nietzsche: Die fröhliche Wissenschaft. #125. 1882.)。

　たとえば，進化生物学は人間行動を進化理論で説明しようとする社会生物学を進展させ，その理論枠が転用されて，文化をもそれ自身遺伝し進化する体系として扱おうとする。R.ドーキンスの命名になる「ミーム」(meme) は，「文化の遺伝子」の一つとして知られる（佐倉統『現代思想としての環境問題——脳と遺伝子の共生』中公新書，1992年）。また，E. O. ウィルソンも，人間の社会現象を社会生物学（行動生態学）の文脈で解明することができるという (E. O. Wilson: *Sociobiology : The New Synthesis.* 1975. 伊藤嘉昭監訳『社会生物学』新思索社，1983-85, 1999年)。

7) 厚生労働省「人口動態統計」によれば，平成12年の「老衰」2.2％,「不慮の事故」4.1％,「自殺」3.1％,「病死」90.6％である。「平成12年（2000）の死亡順位でみた死因別死亡数と死亡率（人口10万対）・死亡総数に対する割合」,『厚生の指標　国民衛生の動向　2002年第49巻第9号』厚生統計協会，2002年（上の結果から，「横死」は7.2％となる）。

8) 少なくともいえるのは，心臓死にしても脳死にしても，「人」の統合性喪失を臓器の死によって判定しようとするところから，臓器の状態の厳密な測定が必要になることである。「人」の統合性喪失をただちに「人」の死とするか否かは，社会的承認と慣習の問題である。臓器と「人」の間に「からだ」の層があり，臓器の死と「からだ」の死と「人」の死はそれぞれ時点が異なるであろう。ご臨終といわれても「からだ」はまだ生きているかのように温もりがあり，遺族にとって，死を納得して受け入れるのには時間を要するからである。

9) 老化の定義はさまざまである。①「加齢に伴う生理的機能の低下」（今堀和友『老化とは何か』岩波新書，1993年），②「成熟期後，暦年（月，日）が進むとともに不可逆的に進行する形態的，分子的，生理的な，顕在性あるいは潜在性の衰退現象」（木谷健一「老化とは——その機序に関する細菌の知見」：平井俊策編『老化のしくみと疾患』羊土社，1998年）。③「成人の期間に各個人の生存率を必然ではないがしばしば減少させる段階的な変化」(R. E. Ricklefs & C. F. Finch: *Aging : A natural History.* 1995. 長野敬，平田肇訳『老化——加齢メカニズムの生物学』日経サイエンス社，1996年）。

　「老化」をめぐる訳語も一定しない。定義順に：①老化，加齢 (aging)，老齢，老衰，老朽 (senescence)，②老化，加齢 (aging)，③加齢 (aging)，老化 (senescence)。

10) 人間のなりたちは，「人間 - 生物 - 物質」という階層構造をなすと考える。左の区別に統合者の「人 - ヒト - 物」，存在仕方の「生 - 生命 - 機構」，身体の「身 - 生体（からだ）- 物体」が対応する。統合は基盤の包含と次元の超越とを含む。包含は上位層が下位層を取り込み内部化すること，超越はある層全体を次元として否定しつつ上

位層へ飛躍することである。上位層は下位層に還元されない固有性をもつ。統合関係は,「人-身-生」の間にもはたらく（中山將「人間と遺伝子の視点」: 高橋隆雄編『遺伝子の時代の倫理』九州大学出版会, 1999 年)。

なお，人間の在りかたの時間的変化を考慮して，さらに「在る人間」と「成る人間」の区別を導入した。(また，階層構造には，位格「人格-個格」，権利「人権-生権」を補った。中山將「人間の尊厳について」: 高橋隆雄編『ヒトの生命と人間の尊厳』九州大学出版会, 2002 年。)

11) Pascal: *Prière pour demander à Dieu le bon usage des maladies*. c. 1659. これによれば，病は神に仕えるべく与えられた健康を悪用した刑罰であり，その矯正に用いるべきものである。死の瞬間に人は神の前に独り立つのであるが，病は一種の死，死の予行であって，人は神の審判に先立って自分で自分を吟味すべきであり，その意味で病は有益である。また，肉体の病は魂の病の刑罰と表徴であり，魂の良薬である。

12) ハイデガーは，一般に「恐怖」には対象があるが,「不安」は対象をもたず，強いていえば人間存在（世界内存在）そのものだという（上掲書, 186 f)。「人間であること」を「死にかかわって在ること」Sein zum Tode とみ，医学的に「亡くなる」ことに対する恐れと死（「死ぬ」こと）に対する不安とを区別する（同, 251)。彼は，不安をあえて不安がることをつうじて状況を打開しようとする。

岸本は「死の恐怖」を,「死にともなう肉体的苦痛」に対するものと「死そのもの」へのそれとを区別し，前者がいかに激しくとも後者の方がずっと大きく，後者は結局，①死後の世界があるかわからぬままに，あると信じようとする心とそれへの疑いとの間に生じる煩悶か，②死後の世界や肉体を離れた魂の存在は信じないが，といって自分が無になることは実感として考えられないにもかかわらず，無理に死に結びつけようとするところから生じる恐怖，であるという。

岸本自身は②の立場であり，その恐怖を打ち消すためにがむしゃらに生きる時期を経て，死を大きな「別れ」，生命に対する「別れのとき」ととらえ，今が最後かもしれないという心がまえをつねにもつことによって，そのこころ用意を固めつつ，静かに人生を味わう境地にいたる。彼は，死後の自分は「宇宙の霊にかえって，永遠の休息に入る」のみと観じている（岸本: 上掲書)。これは，注14) の現代におけるあたらしい傾向(イ)に当たる。彼の考えは，われわれの視点からは,「帰着」の「帰融」に属する。

13) ダンテの『神曲』(Dante Alighieri: *La Divina Commedia*) では，地獄，煉獄，楽園，至高天の4つに，仏教では，地獄，餓鬼，畜生，修羅，人間，天の六道に分かれている。源信『往生要集』によれば，地獄はさらに8つに分かれる。極楽と浄土は阿弥陀仏の国土を指す（岩本裕『極楽と地獄——日本人の浄土思想』三一書房, 1965年)。

14) 岸本は，既存の「生死観」を生命の永遠性追求の観点から4つに類型化する。①肉体的生命の存続を希求するもの，②死後における生命の永存を信ずるもの，③自

己の生命を，それに代わる限りなき生命に托するもの，④現実の生活の中に永遠の生命を感得するもの。

①は多くの人々が現にもつもの。医学の態度もこれであって，病人は希望に引きずられ，死に直面することなく，死の淵に呑まれてゆく。②には，神道の霊魂観，輪廻思想，キリスト教や仏教の思想が属する。③は，たとえば芸術家が作品に心血を注ぐ場合がその例である。以上の3つが，生命の時間的延長を図るのに対し，④は体験において心理的に解決しようとするもので，死すべき生命の中に永遠の生命を見いだすという宗教者の理想を指す。これらのうち，③と④が次第に優位を占めるだろうとみる。

さらに，現代人のあたらしい傾向として，㈠死とともに普遍的な宇宙生命の中に溶け込んでゆくという考え，㈡肉体的生命が諸元素に帰るとともに，精神的活動はすべて消滅するという唯物的考え，㈢不可知は不可知のままにしておこうとする態度，の3つを挙げる（岸本：上掲書）。ただし，永遠性を時間的延長で考えるのには疑問がある。時間的延長は無限であって，永遠はむしろ超時間的だからである。時間的延長には，子孫をつうじてのDNAの存続という考えもここに入るであろう。これは「人」の死を物質の次元に還元するみかたである。

渡辺二郎氏は，「哲学における死」を3つの問題圏域にわける。①死は経験不可能であるから何ものでもない。②死は人の自己本来の在り方を確立させる。③永生と魂の不滅（『岩波　哲学思想事典』）。われわれはこれらを，「逝くとはどうすることか」の視点から再整理した。

15) 記紀にみられる日本古代の思想では，死体の連想から，醜い姿のまま冥府に生きるとされた。ソクラテスの語るハデスは，過去の英雄たちとともに生きるところであり，そこへ行くこととしての死ぬことは喜びとなる。応報思想以前の原始宗教は，ここに属するであろう。

16) 仏教，ユダヤ教，キリスト教など，後生を信じ，かつ応報思想の出てきた段階はすべてここに属する。プラトン『国家』の「エルの物語」もここに入る。日本人の場合，審判や地獄のイメージは後退しているというのが，大方の見方のようである（相良亨『日本人の死生観』ぺりかん社，1984年。『相良亨著作集4』同社，1994年）。

17) 難行道と易行道の区別は表面的で，いずれにも他方の要素が含まれる。前者に当たる道元の『正法眼蔵』「生死の巻」に，「仏となるにいとやすきみちあり」という易行のすすめがある。悪人正機説は，親鸞の語録を伝える惟円編著『歎異抄』第三章の「善人なをもて往生をとぐ，いはんや悪人をや」にもとづく。「悪人」とは悪人の自覚のある者の意であるが，親鸞にとり，善人悪人のすべては煩悩具足の凡夫であり，この凡夫の自覚こそが悪人の自覚であった（早島鏡正『歎異抄を読む』講談社学術文庫，1992年）。善人にとってこれは決して易行ではない。

18) 帰根：「夫れ物の芸芸たる，各々其の根に復帰す」（『老子』第16章）。「いったい物は盛んに繁茂しているが，それぞれにその生れ出た根もとに帰っていくものだ」（金

谷治『老子——無知無欲のすすめ』講談社学術文庫，1997年)。この章は死を論じたものではないが，植物の葉の繁茂と黄落という表面上の生死が，根から生じ根に帰るという自然の循環，さらには万物がその始源(道)から生じ，始源に帰るという存在の循環の表象となっている。この循環はまた，「一個体の発生から死滅するまでの循環」でもある(大濱皓『老子の哲学』勁草書房，1962年)。

　反真：「而は已に其の真に反れるに，我は猶お人為り」(『荘子』内篇，大宗師篇第六)。「汝は早や汝が本来の面目に帰りしに，我はなお人の世に住む憂わしさ」(福永光司『荘子　内篇』新訂中国古典選第7巻，朝日新聞社，1966年)。真人とされる子桑戸が死んで，親友である二人の真人が合唱した歌の一句。「死はその真に反ること，つまり本来なるものに復帰することである」「死は…生命の始源への復帰である」(大濱皓『荘子の哲学』勁草書房，1966年)。

19) すでに注12)に述べた岸本の考えもそうであるが，「宇宙のなかへ『入る』またはそこへ『帰る』感情は，多くの日本人に共通だろうと想像される」(加藤周一『日本人の死生観』下，岩波新書，1977年)。

　唯物論からみた死の問題については，河野勝彦『死と唯物論』(青木書店，2002年)にくわしい。

20) 宗教学者であった岸本は，後生や来世の存在に対する信仰は「主として前近代的時代のことであって，近代的社会においては，すでにそれをそのまま信じようとする人の数が少なくなっていることはうたがいのない事実といってよいであろう」という(上掲書)。かれ自身も「まったく信じない」し，かれの「近代的知性が…そう考えさせずにはおかない」のである。河野氏も，「今日，唯物論者を名乗らない者でさえ，霊魂の存在や死後の世界を確信をもって信じる者は少数であろう」「多くの人々は」それらを「本気で信じないという点では，生粋の唯物論者と変わらない」という(上掲書)。

　世界における世界宗教や民俗信仰の分布と現状，日本における生活への習俗の浸透状況を顧みると，両者のように言い切ってよいか疑問である。また，科学者であって敬虔な信徒であることは，なんら珍しくないし矛盾もしないことを考えると，科学の進展というよりも，科学主義ないし科学信仰に問題があると思われる。

21) たとえば，自然葬をめぐる言説に，「自然との共生」(「現代の生死と自然葬——宗教者の大討論会——」葬送の自由をすすめる会・主催，1993．9．11 於・上智大学の案内記事)，「生命ある間に自然と共棲し，自然の中に生き，生かされるのが本道」(『季刊仏教　別冊7・自然葬』法蔵館，1994年　後記) などがある。

　たとえば，エピクロスは原子論とともに，身体の健康と心の平静(アタラクシア)を理想とし，この世の生を楽しむことを説いた。ただし，これは快楽主義(ヘドニズム)ではない(河野：上掲書)。

22) Leo Buscaglia: *The Fall of Freddie the Leaf.* New Jersey, 1982. みらいなな訳，島田光雄画『葉っぱのフレディ——いのちの旅』童話屋，1998年。「この絵本を，死

別の悲しみに直面した子どもたちと，死について的確な説明ができない大人たち，死と無縁のように青春を謳歌している若者たち…へ贈ります」（哲学者である原作者のメッセージ）．
23) 自然葬における遺骨や遺灰の海山への撒納は，その場所とそれに続く自然が追憶のよすがとなり，また一般に，遺品，遺影が死者の生前の面影を彷彿させよう．
24) 河野氏は，上掲書終章「唯物論者としての現代人による死の受容と生」において，死を永遠の虚無化とみ，人生の意味を否定するジャンケレヴィッチが，唯一残したわずかな希望と慰めのよすが，人が単に「生きたという事実」を，「よく生きたという事実」たらしめることによって充実させ，個体の生の普遍性・永遠性を，「生命と文化の永遠の織物」の要素となることによって連続性として確保しようとする．

しかし，ソクラテスの言が当てはまる個々の内容を，過去の事実として世界に録する企ては，意味を他者関係にもとづけ，「よい」という（意味づけとしての）評価を援用する以上，すでに唯物論を離れ，別の立場に転換していると思われる．たとえばエピクロスにおいて，人はアトム的存在であり，一瞬ごとの生を楽しむところからは，意味の見いだしようがないからである．
25) 相良氏は，岸本の「死後は，大きな宇宙の生命力の中にとけ込んでしまってゆく」と，高見順の「大地に帰る死を悲しんではいけない」という詩句を挙げ，「死は，両氏にとって，ともに大いなるものに帰るやすらぎであった」という（相良亨『日本人の心』東京大学出版会，1984年）．
26) プラトンがいうのは，魂が肉体の影響からできるだけ離れることが死に近付くことになるので，魂の働きを十全に機能させること，哲学するないし観照することが，全き離脱の予行になるという意味で「死の練習」というのであるが（『パイドン』67 E，81 A），ここでは，死が全き現世離脱とすれば，生の途上における垂直的離脱としての悟りは，それのいわば予行であるという意味で転用した．なお，パスカルが病を「死の予行」といったのは，病が神の前に立つことの練習として，自己吟味の機会になるからであった．
27) ヒンズー教徒は死期が近付くと，ベナレスのガンジス河畔に設けられた「死の家」に家族とともに入り，最後の日々を親密なケアを受けつつ過ごすという（山折：上掲書）．山折氏は，日本における死のための作法と団体（道場）として，源信『往生要集』の「臨終行儀」と「二十五三昧会」（瞻病人＝看病する念仏行者をおく看護体制の念仏結社）を挙げている（上掲書）．
28) カイザーリンク（E. W. Keyserlingk）とエンゲルハート（H. T. Engelhardt）は，人間の生命を生物学的生命と人格的生命に区別し，人間の尊厳原理が支えるのは後者のみとする（加藤尚武，飯田亘之編『バイオエシックスの基礎——欧米の生命倫理論』東海大学出版会，1988年）．かれらは両者を水平的時間軸に置いて差別するが，われわれは階層構造に対応させて同時に在るものとみる．誤解を避けるには，「ヒトの生命」「人の生」というべきであろう．

29) 中山將「人間の尊厳について」：高橋隆雄編『ヒトの生命と人間の尊厳』九州大学出版会，2002年。
30) 柳田邦男『犠牲(サクリファイス) わが息子・脳死の11日』（文春文庫，1999年）中，「脳死・二人称の視点を」。人生と生活を分かち合った肉親とは，いのちを「共有」していることを強調。それに対応する医療の配慮を求める。なお，仲のよい夫婦の一方が死んだあと，他方が短時日のうちに跡を追うように亡くなる例が珍しくないのは，共有の維持が困難になったことを意味しよう。（ほかに，同氏「尊厳死と安楽死への視点」における「人称による死の異質性」の論述。飯島宗一，加藤延夫監修『人間性の医学』名古屋大学出版会，1997年，所収。）
31) 「世人」das Man (Heidegger, 126f) は「ひと」とも訳される。
32) Sein zum Tode (Heidegger, 235f, 248f) は「死への存在」と訳されたりするが，人間が有限性においてつねに「死に開かれている」（死がどの瞬間にも可能である，258）ことを基盤に，在りかたにおいて「死にかかわっている」ことを指すと解する。
33) ハイデガーにおいて，人間（現存在）の在りかたとしての「関心」Sorge について，「本来的関心の意味」が根源的時間としての「時間性」であるとされ（326），時間性が「根源的な脱自」であるといわれるのは，日常性からの離脱に対応する哲学的洗練であるといえよう。
34) プラトン『クリトン』48 b。ソクラテスの言の「ただ」は訳語として表れたものに過ぎず，テクストは「生きる」とのみであることは後述する。ソクラテス風に「ただ死ぬ」と「よく死ぬ」を対比させれば，ハイデガーの場合，「死への非本来的かかわり」と「死への本来的かかわり」との，おのれの「終わりに向かって存在する」（259）と「自分の死にとって先駆的に自由になる」（264）との対比となる。
35) 中山將「人間の尊厳について」：高橋隆雄編『ヒトの生命と人間の尊厳』九州大学出版会，2002年。
36) 「よく生きることは，立派に生きること，正しく生きることと同じである」（『クリトン』48 b）とすれば，「よく」とは「正しく」のこととなる。しかし，正しさはつねに明白とはかぎらず，人は「正しいとは何か」と「自分の行為は正しいか」を考えざるを得ない。『弁明』において，ソクラテスが自分のなした行為に対する代償として，いわゆる刑罰ではなく食事のもてなしを「望ましい」処遇として申し出たのは，自分の行為の評価とそれに「ふさわしい」対価を考えたからであり，それがこの場合，「正しい」からであった。「吟味を欠いた生は人間にとって生きるに価しない」（プラトン『弁明』38 a）というときの「吟味」には，このような点が含まれる。
37) プラトン『法律』Ⅶ 792 c-d。
38) 妙好人については，和辻哲郎，柳宗悦，鈴木大拙にそれぞれ著作がある。
39) 相良氏は「おのずからは，もともと或る主語的存在があり，その態様，その動きについて，それが他の力によることなく，その存在に内在する力によってなることを意味するものである」という（相良『日本人の心』東京大学出版会，1984年）。

40) 本書中，高橋氏論文参照。
41) Freiheit zum Tode (Heidegger, 266)。中山將「ケアの本質構造——ハイデガーの寄与——」：中山將・高橋隆雄編『ケア論の射程』九州大学出版会，2001 年。
42) 中山：同上。
43) Elisabeth Kübler-Ross: *On Death and Dying*. 1969. 邦訳：キュブラー=ロス，鈴木晶訳『死ぬ瞬間——死とその過程について——』読売新聞社，1998 年。周知のように，1) 否認と孤立，2) 怒り，3) 取り引き，4) 抑鬱，5) 受容の 5 段階である。
44) この部分については，相良氏の『日本人の心』を参考にした。
45) 河合隼雄『物語と人間の科学』岩波書店，1993 年。T. Greenhalgh and B. Hurwitz ed.: *Narrative Based Medicine. Dialogue and discourse in clinical practice*. 1998. 邦訳：斎藤清二，山本和利，岸本寛史監訳『ナラティブ・ベイスト・メディスン——臨床における物語と対話——』金剛出版，2001 年。
46) terminal の語源，terminus には，「終わり」のほかに「境界」の意味がある。
47) Guicciardini (1483-1540)。なお，Jacques Choron: *Death and Western Thought*. 1963. 邦訳：田中克佳他訳『死と西洋思想』行人社，1999 年。
48) 臨死体験は当人の価値観を大きく変え，以前とまったく異なる人生を歩ませるという。自らの生を振り返るとき，心から誇りに思うことが富や名声とのかかわりがないことを悟り，より充実した生き方を求めるようになると（カール・ベッカー『死の体験——臨死現象の探究——』法蔵館，1992 年）。
49) 道元『正法眼蔵』「生死」の巻に，「生といふときには生よりほかにものなく，滅といふときは滅のほかにものなし。かるがゆへに生きたらばこれ生，滅きたらば，これ滅にむかひて，仕ふべしといふことなかれ，ねがふことなかれ」とある。

第3章

日本のホスピス・緩和ケアの現状

井田栄一

はじめに

　人間は，この世に生まれてくるときも，病気などで人生を終えてゆくときも，その生命に多くのものが関わっている。生きることは，人生の年輪を重ねてゆく歩みといえる。その年輪には，その人にしか分からない深い深いさまざまな人生のドラマが刻まれている。

　日本人の死因の第1位は癌(がん)であり，その割合は徐々に増加している。2001年には31.0％となり，3人のうち1人が癌で死を迎える時代となった。この方々は，癌を病み，その経過において治療の選択に苦悩し，治癒困難な状態を生きた人々である。私たちは，一度しか経験できぬ死への道を癌と共に歩む人生の先輩と出会うことがある。そのときの学びは，掛け替えのないものであり，貴重な体験である。

　ホスピス・緩和ケア（以下，ホスピスケア）は，癌を治す治療ではなく，癌に伴うつらい症状を緩和する治療である。ホスピスケアの日本の現状について，医療の現場から報告する。ホスピスケアの実際について理解を深めるために，利用者の言葉を紹介しながら論じたいと思う。一つの医療のあり方を記すが，薬剤を用いた治療の具体例は割愛している。

　終末期医療（ターミナルケア：terminal care, end-of-life care）に関する用語は，ホスピスケア（hospice care），緩和ケア（palliative care）や緩和医療（palliative medicine）などがある。ここでは制度上の用語は主に「緩和ケア」を用い，ケアの実践に関する用語は主に「ホスピスケア」を用いた。この2つの用語は，微妙に定義は異なるが同義語であり，「ホスピス・緩和ケア」と表記する場合も多い。また，主として「癌」を用い，すでに「がん」と表記されているものはそのまま使用した。

　ホスピス担当医師として私が関わったケース1～4は，本人および家族がホスピスケアの啓発活動に理解を示し，実名で表現することに承諾されている。ここに紹介したホスピスケアを選択した人々の「生と死」を通し，「自

分の生と死」をみつめていただければ幸いである。

Ⅰ．ホスピス・緩和ケアの実際

(1) ホスピス患者の生き方

　ホスピスケアの導入として，末期の癌患者の生き方を示す。ホスピスケアを選択し，私がホスピス担当医師として関わった患者である。自宅で可能な範囲で療養し，最期をホスピス病棟で迎えている。

ケース1：

　坂本ひろみ氏（40歳→41歳）　病名：卵巣癌，癌性腹膜炎，癌性疼痛，腸閉塞

　ホスピス利用期間：41日間（外来：6日間，入院：18日間，在宅：17日間）。ホスピスケアを担当した部門と期間を経過に従い列挙する。外来：6日間（5月6日初診），ホスピス病棟入院1回目：13日間（5月12日～24日），在宅1回目：7日間，ホスピス病棟入院2回目：1日間（6月1日），在宅2回目：10日間，ホスピス病棟入院3回目：4日間（6月12日～15日永眠）。

　1）ホスピスケアの選択：卵巣癌の治療として，手術・化学療法を受けている。手術後1年目，肝転移が発見され，化学療法が追加された。その2ヵ月目の5月6日，社会福祉法人イエズスの聖心病院みこころホスピスの外来を受診し，私が診察をした。本人は，「化学療法で体力の消耗が起こり，生命が短くなると感じています。自分なりに生きたい！　短くなっても子供たちと生活したい！　ホスピスの選択を希望します」と，明確に意思を述べられた。5月12日に症状の緩和および在宅ホスピスケアの準備の目的で，ホスピス病棟に1回目の入院をした。

2）在宅ホスピスケアの開始：5月24日「残された時間を大切にしたい」と明るく語り，独歩で退院された。腸閉塞のため，癌性疼痛に用いたモルヒネは，内服でなく持続皮下注射で投与した。自宅に戻ったが，「思ったより大変で動けない」と言いつつ，主婦業と母親の役割を努めた。高校2年生の息子に病状を伝えてあったが，小学校4年生の娘には今回の退院後，余命の短さを本人が伝えた。娘は動揺することなく，母親とのコミュニケーションを大切にした。6月1日は2回目の入院となり，腹壁に腹水の排液ルートを留置する治療を受け，850 mlの腹水を除去した後に同日退院した。その後，ホスピス担当医師が自宅に訪問し，翌日に1,000 ml，7日に500 ml，8日に700 mlの腹水を除去した。

明るく，楽しく，人を喜ばせる人徳のある方だが，家事ができないまま，家に居ることを悩まれた。しかし，6月7日の誕生日を境に，「家人に支えられても，家人のために家に居てあげたい！」と考えが変わった。これまでの看護師，医師の訪問以外に，その2日後にはホスピスMSW（メディカルソーシャルワーカー：Medical Social Worker）およびホスピスボランティアが自宅でのケアに参加した。

3）ホスピス病棟での最期：6月12日に自宅での生活に限界を感じ，本人の希望で最終入院となった。主に「うつぶせ」状態で傾眠傾向だが，対話のときはしっかりと応対できた。「まだ頑張らないといけませんか？」と問われたので，担当医師として「これ以上頑張れないと思うのですね。これまで精いっぱい頑張ってきました。娘さんたちにも『頑張れない』と伝えてもよいのですよ」と応じた。13日「明日，洗礼を受けようと思っています」と言われ，14日17時にベッドに座り，キリスト教（カトリック）の洗礼を受けられた。そのとき，「あ～気持ちがよくなった」と語った。

叔母さんが，「あなたは平均寿命より40歳も若く亡くなるけど，残りの命はご主人や子供たちの長生きに使われるのよ。安心しなさい」と，静かに語りかけていた。20時に瞳孔は散大傾向だったが，22時に子供たちへ「しっ

かりしなさい」と声をかけた。23時には姉と電話で二〜三言，気力で話した。6月15日0時12分に家族とホスピススタッフに見守られ，永眠された。

　本人の思いを大切にするホスピスケアを利用して，坂本氏は精いっぱい生きられた。一周忌の記念として，兄姉が上梓した『妹）坂本ひろみ追悼詩集　ガンと死と人生　愛（思いやり）』に，坂本氏の「我が人生に悔いなし」と題する詩が掲載されている。みこころホスピスを受診する約1ヵ月前の作品である。そこには癌が再発して，病状が進行するときの心境が語られている。その一部を示す。「40年間の私の人生，子供の頃から，その時その時を私なりに，一生懸命生きてきた。結婚もした，子供も出来た，いい子供に恵まれた。私なりに今まで楽しかったし，すばらしかった。我が人生に悔いなし。」坂本氏は，人生の最期のときに向け，心の準備をしていたことが改めて分かった。「きっと死にゆく時も笑っていけると思う。こころは豊かです」と，この詩の最後に記してあるが，そのように人生を終えることができたと思う。

(2) 米国ホスピス運動と医療費削減政策
米国ホスピス運動の患者への約束

　前述の坂本氏のケースを振り返るとき，「米国ホスピス運動の患者への約束」[1]を思い起こす。それは，以下の4つの約束である。

1）あなたをひとりぼっちで死なせない。
2）あなたを痛みや苦痛の中に放置をしない。
3）主役はあなただ。あなたは希望するように最期の時を生き，希望する場所で，死を迎えることができる。
4）（死を迎える時）家族や親しかった人たちに say goodby（別れを告げる）を言える環境をつくる。

　これは，私がはじめてホスピス視察に参加した1990年2月に，当時の全

米ホスピス協会（現，全米ホスピス・緩和ケア協会）副会長　アイラ・ベイツ氏の講義で学んだ内容であり，同行した朝日新聞社編集委員　飯塚眞之氏が要約したものである。ホスピスケアに関わる看護師，医師そしてボランティアなどは，この4つの視点の認識が必要だと思う。

　ホスピススタッフは，ホスピスケアの利用者に孤独な死を迎えさせないことを約束している。いろいろな理由で身寄りがない方または家族が遠隔地にいる方には，ボランティアも含めホスピススタッフが，家族の代わりとして訪問することが大切である。ときには，患者と家族へのホスピスケアが，家族間の和解や人間関係の修復に寄与することがある。次に，人間にとって最もつらい痛みからの解放を約束している。その痛みは，身体の痛みであり，心と魂の痛みである。この症状の緩和がホスピスケアの根幹である。

　米国は在宅ホスピスケアが中心だが，人生の最期の場所は希望によりホスピス病棟，老人ホームなど，施設での療養を選択できると保証している。患者や家族が，どこで最期を迎えるかを最終的に決めていく。在宅ホスピスケアは，在宅死が目標ではないので，ホスピス病棟や病院での最期であってもよい。できるだけ長く，自分の過ごしたい環境でケアが受けられることに主眼をおくべきである。

　患者自らが，今生の別れを伝えることは，本当に大事なことであるが，それは容易なことではない。ホスピススタッフに求められるのは，患者の思いを導き出し，家族へ橋渡しをする役割だと思う。患者が素直に意思を表出し，それを家族が受け止め，再び患者に返す。この掛け替えのない家族間のコミュニケーションが，ホスピスケアを通して与えられることを願う。

メディケアの医療費削減政策
　1982年に，米国連邦政府はホスピス・サービスを公的医療保険であるメディケア（65歳以上の老人医療保険制度）の費用償還制度の対象とした。1990年のホスピス視察時の講義で，ベイツ氏はレーガン政権の医療費削減

政策とホスピス運動について，次のように説明した。

「私たちは，病院で亡くなるよりもホスピスの方が確実に経済的であることを政府に証明した。その結果，国からメディケアやメディケード（低所得者，身体障害者のための国民医療保障制度）の支給を受けることができるようになった。とくにホスピスの場合，100％支払われる。」[2]

最近のホスピス政策について，今村みづ穂氏は，「注目されるのは，1997年の財政均衡法の制定である。同法は，メディケア全体の支払削減を主たる目的とする複数の施策で構成される」と記している。また，「医療費削減政策によって発展を遂げたホスピス・サービスは，同法に基づきホスピス患者に対する自己負担の強化などにより，ホスピス・サービスの質の低下，さらにはホスピスの経営悪化を引き起こすことが予想される」[3]と述べている。

日本の医療制度は，米国のあり方を踏襲した制度を多く導入しているので，日本のホスピスケアに関する保険診療（医療保険）に影響がでてくるかもしれない。日本のホスピス病棟の入院料について，「状態別分類による包括的診療報酬」が望ましいとの考え[4]が2002年に示された。このことも，日本のホスピスケアにおける医療費削減政策の歩みを暗示していると感じている。

II. ホスピス・緩和ケアの定義と利用開始時期

どの時期からホスピスケアの利用を開始するのが望ましいのか，この点が今後も大きな課題だと思う。そのことを考えるために，ホスピス・緩和ケアの定義を紹介する。

(1) ホスピス・緩和ケアの定義

ホスピス・緩和ケアの定義は，1990年に世界保健機関（World Health Organization：以下，WHO）が発行した *Cancer pain relief and palliative care*（武田文和訳『がんの痛みからの解放とパリアティブ・ケア』 金原出版，1993年）の中で，以下のように述べられている。

palliative care（緩和ケア）とは，治癒をめざした治療に反応しなくなった疾患を持つ患者に対する積極的な全人的ケアである。痛みやその他の症状のコントロール，精神的，社会的，そして霊的問題（spiritual problems）の解決がもっとも重要な課題となる。緩和ケアの目標は，患者とその家族にとってできる限り可能な最高の quality of life（QOL）を実現することである。末期だけでなく，もっと早い時期の患者に対しても治療と同時に適応すべき多くの点がある。

1）生きることを尊重し，誰にも例外なく訪れることとして死にゆく過程にも敬意を払う。
2）死を早めることにも死を遅らせることにも手を貸さない。
3）痛みのコントロールと同時に痛み以外の苦しい諸症状のコントロールを行う。
4）心理面のケアや霊的な（spiritual）面のケアを行う。
5）死が訪れるまで患者が積極的に生きていけるよう支援する体制をとる。
6）患者が病気に苦しんでいる間も，患者と死別した後も，家族の苦難の対処を支援する体制をとる。

1991年に発足した全国ホスピス・緩和ケア病棟連絡協議会（会長　柏木哲夫　大阪大学大学院教授・淀川キリスト教病院名誉ホスピス長）は，1997年に「緩和ケア病棟承認施設におけるホスピス・緩和ケアプログラムの基準」[5]を発表して，ホスピスの質の維持および向上を図っている。この基準は，1990年のWHOの定義に準じて作成されたもので，独自の基準は新たに加わっていないといえる。

(2)　ホスピスケアの利用開始時期
ホスピスケアと余命
　WHOのホスピスケアの定義において，ホスピスケアの開始時期と余命の期間について関連は明示されていない。日本の「緩和ケア病棟承認施設にお

けるホスピス・緩和ケアプログラムの基準」においても同様である。治癒困難な病状であることが，ケア開始時期の基本となる。

　米国ではホスピスケアが発展しており，ホスピスケアの利用者は米国の年間死亡者の 25％に達している。さらに多くの患者の利用を願い，全米ホスピス協会は，2000 年 2 月に「全米ホスピス・緩和ケア協会」と改称し，組織を拡大した。同時に，「末期患者の定義」の一部を改定した。「治癒が望めず余命 6 ヵ月以内と医師 2 人が診断した患者」とのこれまでの定義の内容から，余命の期間を削除した。日本のホスピスケアにおける保険診療でも，余命の期間は明示されていない。

　また，同協会副会長 S. コナー医師は，「癌治療は日々進歩しているため，医師が患者にホスピスを紹介する時期が遅れる傾向にある。ホスピス利用期間は平均 48 日と短い」と述べている[6]。この傾向に対し，米国で始まっている取り組みは，ホスピスの看護師が，抗癌剤などの癌治療を続けている患者と家族にコンサルタント的な役割で関わる方法である。看護師は，症状の緩和（コントロール，マネジメント）や精神的援助をし，患者の意志を医師に伝える役割を担うこともある。癌治療の医師とホスピスの看護師が，癌治療の効果を考えながら，ホスピスケアへの移行の時期を検討する取り組みである。

癌末期の状態の判断

　治癒困難な癌の状態にある患者の家族から，ホスピスケアを選択する時期の相談を受け，対応に苦慮することがある。たとえば，患者自身が，「ホスピスのことは知っている。末期の状態になったら，ホスピスに入院したい。でも，自分はまだ末期ではない」と考えている場合である。本人は，「寝たきりとなったときが，末期の状態」と考え，その時点からホスピスへの入院を希望していることがある。

　ホスピスケアの選択の時期に関する啓発は大切である。末期の癌患者における余命の判断は容易でないが，下半身麻痺を伴わない癌の病態で，終日臥

床の状態となると余命 2 ～ 3 日の場合が多く，長くても 1 週間以内と予想している。これまでのホスピス担当医師としての経験から，脳卒中や老衰による末期の場合と違い，癌の進行による終日臥床から死を迎えるまでの期間は短い。また，余命が 3 日間以内の可能性を示唆する臨床症状などを参考にした総合的な判断も必要である。その症状と頻度は，嗜眠状態・混乱（55 %），死前喘鳴・湿性呼吸（45 %），落ち着きのなさ・興奮状態（43 %），嘔気・嘔吐（14 %）などである[7]。

癌以外の病気による余命に関する記録が，『餓死した英霊たち』[8]に掲載されている。旧日本軍人の余命に関するものである。「限界に近づいた肉体の生命の日数」は，「立つことのできる人間：寿命 30 日間，身体を起こして座れる人間：3 週間，寝たきり起きられない人間：1 週間，寝たまま小便をするもの：3 日間，もの言わなくなったもの：2 日間，またたきしなくなったもの：明日」と，統計の結果から考えていたと記されている。

ホスピスの癌患者と日本軍人の余命を同一視することは当然ながらできないが，終日臥床から死を迎えるまでの時間は，人間の生命の限界を示す貴重な資料である。これらのことより，「寝たきりとなった末期の状態から，ホスピスケアを利用したい」と考える患者・家族に，余命の期間に関する情報を慎重に伝えることが望ましいと考える。

患者と家族は，具体的にホスピスをどのようなときに利用できるのか，よく分からないと思う。痛い，食べられない，きついなどの癌によるつらい症状で困っているとき，ホスピスに相談されるのも一案である。症状の緩和を目的とした接点である。癌性疼痛にモルヒネを用い，食欲不振・全身倦怠感にステロイド・ホルモンを用いることで症状が緩和し，その人らしい日々が戻ってくる。身体症状の出現から生存した期間に関する調査[9]を紹介する。癌性疼痛は，死を迎えるまでの生存期間が 3 ヵ月頃から出現頻度が急増する傾向がみられ，その生存期間（中央値）は 11 週だった。また，全身倦怠感，食欲不振は，生存期間が 1 ヵ月頃から出現頻度が増加している。生存期間が

2週間頃より,意識障害,精神運動興奮,幻覚など混乱（せん妄）が増加してくる。癌性疼痛を認める患者の約半数が,余命3ヵ月以内という事実は,ホスピスの利用開始時期を考えるときの参考となる。

ホスピスのイメージ

ライフデザイン研究所の「ホスピスのイメージ」に関する調査[10]の結果を示す（表1）。この調査の回答によると,現在の国民の「ホスピスのイメージ」は,「安らか」（87.3％）であり,「自由に過ごせる」（75.7％）が,「死を待つ場所」（59.7％）である。ホスピスケアは,「死」を前提としたケアであることを否定してはいけないが,「その人らしい生き方を支えるケア」であることをこれからも啓発していかなければならない。欧米のホスピス視察で,「ホスピスとは生きている人にとって,死を迎える場所ではない。死にゆく人が,生きている家だ」と説明を受けたことがある。適切な表現だと思う。

ホスピスケアの目標は,患者とその家族にとってできる限り可能な最高のQOL（生活の質,生命の質）を実現することである。ホスピスの役割が,地域の医療機関や住民に正しく浸透するには時間を要する。熊本県でホスピスが始動し10年目を迎えるが,継続した啓発の必要性を痛感している。「地域に根差したホスピス」への発展には,ホスピスを選択した患者と家族を温

表1 ホスピスのイメージ

	死を待つ場所	安らか	自由に過ごせる	治療をしない	死期が早まる	お金がかかる
そう思う	16.0%	33.6%	20.1%	5.0%	4.0%	30.8%
まあそう思う	43.7%	53.7%	55.6%	20.2%	14.3%	43.2%
あまりそう思わない	31.5%	9.9%	21.0%	52.9%	59.9%	23.1%
全くそう思わない	8.8%	2.8%	3.3%	21.8%	21.5%	2.8%
無回答	0%	0%	0%	0.1%	0.3%	0.1%

2001年11月：40-69歳男女　有効回答数　971人：98.1％　ライフデザイン研究所　生活者モニターより抽出（注10より引用）

かく見守る地域住民の支えが不可欠と思う。
　英国では，ホスピスケアの柱を「症状の緩和（コントロール，マネジメント），コミュニケーションによる精神的ケア，家族のケア」と紹介している。日本の現状は，ホスピスケアの利用期間が短く，より早期からホスピスケアと接点が始まることを期待する。症状の緩和を目的としたホスピスケアの接点があることについて，社会が認識できるように啓発を続けてゆきたいと思う。ホスピスは，入院・外来・在宅での一貫したケアを提供している。まだ一人で何とか散歩できる程度の体力がある時期から，ホスピスケアを利用することは可能である。選択肢として，在宅ホスピスケア，ホスピス病棟での施設ケアとホスピス外来があるので，上手に活用してほしいと願っている。

III. 日本のホスピスケアの歩みと現状

(1) ホスピスケアの始動

　聖クリストファー・ホスピスの広報部の調査では，2000年度における世界のホスピス・緩和ケア病棟の数は，6,606ヵ所であり，89ヵ国に達している[11]。近代・現代のホスピスの歴史上，重要なホスピスの開設年を示す。
　1879年　聖母ホスピス（Our Lady's Hospice：アイルランド）
　1905年　聖ジョセフ・ホスピス（St. Joseph's Hospice：英国）
　1967年　聖クリストファー・ホスピス（St. Christopher's Hospice：英国）
　1974年　コネティカット・ホスピス（Connecticut Hospice：米国）
　1981年　聖隷三方原病院聖隷ホスピス（静岡県浜松市）
　1984年　淀川キリスト教病院ホスピス（大阪府大阪市）
　詳細は，熊本大学生命倫理研究会論集2『ケア論の射程』（中山將・高橋隆雄編，九州大学出版会，2001年）の第4章（田口宏昭「終末期のケア」140-142頁）を参照していただきたい。
　英国やカナダにおいて，国民の医療は政府の医療サービスとして患者には無償である。ただし，英国の独立型ホスピスの財政的援助は，全経費の

50％未満であり，他の経費は地域社会からの寄付や，ホスピスボランティアによるギフトショップなどの収入で運営されている。また，ホスピスと地域社会の交流が進んでいることを2001年の米国のホスピス視察で学んだ。今後の日本の課題として報告する[11]。

メリーランド州ミラーズビルの民間ホスピス・チェサピークは，「隣人のケア」を運営方針としていた。四半世紀の在宅ホスピスケアの実践で，地域社会と強い信頼関係があることは，ホスピスボランティアが豊富で，運営資金の20％が市民の寄付であることなどにうかがえた。また，ワシントンD.C.のプロビデンス・ホスピタルの担当者は，「ホスピスが地域社会に問いかけ，地域に開かれることが大切」と説明した。ホスピスの活動は，地域社会への貢献を常に視野に入れたものであると教えられた。

次に，日本におけるホスピス運動の概要を述べる。OCDP（The Organized Care of the Dying Patient）とよばれる末期患者と家族へのチームアプローチを米国で柏木哲夫氏が経験したのは1972年のことだった。同年帰国後，淀川キリスト教病院の精神科医師となり，1973年からOCDPのチームを結成し，末期患者のケアについての研究に取り組んだ。

厚生省（2001年1月より，現，厚生労働省）は，1987年から「末期がん患者のケアに関する検討会」を組織し，ホスピス・緩和ケアに関する政策の立案を行った[12]。日本のホスピスケアの保険診療は，1990年4月より厚生大臣（現，厚生労働大臣）が定める施設基準を満たす病院（20床以上）のホスピス・緩和ケア承認病棟（以下，ホスピス病棟）で始まった。「緩和ケア病棟入院料」は，そこに入院している治癒困難と医師が判断した主として末期の癌患者または後天性免疫不全症候群（エイズ）に罹患している患者に適応されている。現在の対象疾患は，ほぼ100％癌である。2002年12月10日現在，ホスピス・緩和ケア病棟承認施設（以下，ホスピス施設）は，緩和ケア病棟届出受理施設を正式名称として，全国119施設，ホスピス病床の合計は2,233床となった[13]。2002年4月より「緩和ケア診療加算」が新設された。

ホスピス病棟以外に入院中の患者に対し，適切なホスピスケアが提供されることを目的としたものである。「緩和ケアチーム」は，身体症状の担当医師，精神症状の担当医師およびホスピスケアの経験のある看護師により構成されることが基準となっている。

先に記した，淀川キリスト教病院ホスピスを開設した柏木氏は，1979年に聖クリストファー・ホスピスで2週間研修を受けた。その際，キリスト教信徒の精神科医である柏木氏は，シシリー・ソンダース（Cicely Saunders）女史から，大切なメッセージを与えられたと述懐している[14]。

　もし，私が癌の末期で，痛みが非常に強い状態に陥って入院したときに，私がまず第一に望むのは，経験豊かな精神科医が私のベッドサイドに来て，私のつらさややるせなさに耳を傾けてくれることではありません。また，敬虔な牧師の先生が来られて，心の平安が与えられるようにと，一生懸命私のベッドサイドで祈ってくれることでもありません。そうではなくて，私がまず第一に望むのは，私の痛みの原因が何かを正しく診断してくれて，その痛みを取るためには，どの薬をどれほどの量，どんな間隔で飲めばよいかを的確に判断し，処方を書いてくれる医師が来てくれることです。

医師の第一の役割は，疼痛の緩和であると明示した内容である。第一線にいる看護師にも当てはまる訓辞でもある。このことより，ホスピスケアは，医学・看護学の専門分野であることが分かる。1987年に英国では，世界で初めて緩和医療が医学の専門分野として認められ，医科大学に緩和医療の講座を持つ教授が誕生している。日本では，ホスピス病棟での保険診療は確立されたが，標榜できる診療科として認定されていない。将来，日本緩和医療学会（1996年創設）の認定医制度が実施される時期がくると思われる。一方，看護学の分野において，がん性疼痛認定看護師やホスピス認定看護師の制度を日本看護協会は導入している。今後，その活躍が期待されている。

(2) 癌死亡者の死亡場所

癌による死亡者に関する厚生労働省の人口動態統計（1995～2001年）を示す（表2）。癌死亡数は2001年には300,658人となり，死亡者に占める割合も31.0％に増加した。2001年の施設内の死亡者数[15]は281,832人（93.7％）であり，自宅で亡くなった癌患者数は18,093人（6.0％）だった。癌による死亡者数と癌死率は増えているが，在宅死率は減少しているだけでなく，在宅死の実数も減少する傾向にある。

私は，全国のホスピス施設を対象とした上述と同じ7年間（1995～2001年）のホスピス病棟死および在宅死の癌患者数の調査を実施した[16]（表2）。この在宅死の癌患者は，「ホスピス病棟をもつ施設の医師が，在宅ホスピスケア担当し，在宅死となった死亡診断書を作成したがん患者」を指す。

ホスピス病棟は，1995年の23施設から2001年には96施設に増えた。それに伴って，ホスピス病棟の癌死亡患者数は，1995年の約1,800人が，2001年には約9,000人と約5倍に増えている。2001年のホスピス病棟死数は全病院死数の3.3％であり，ホスピス施設が担当した在宅死数は全在宅死数の1.3％に過ぎない。全国のホスピス施設の病棟死数と在宅死数の全合計が，全癌死亡者に占める割合（ホスピスのカバー率）は，2001年にはじめて3.0％に達した。

日本のホスピス病棟死数が年々増加している背景には，一般市民がホスピス病棟を療養生活の場として認知してきたことが関与していると思われる。末期癌の状態となったときの「療養生活の希望場所」についての2つの意識調査を紹介する（表3）。それぞれの調査の質問内容，実施対象および回答者数を示す。

調査1（1998年1月実施）「痛みを伴い，治癒困難で，死期が迫っている（6ヵ月程度あるいはそれより短い期間を想定）と告げられた場合」
（厚生省実施，対象：全国20歳以上の市民，回収数：2,422人～

表2 ホスピス承認施設が担当したホスピス病棟死数と在宅死数の変化

調査年（1～12月）	1995	1996	1997	1998	1999	2000	2001
全がん死亡者数（人）	263,022	271,183	275,413	283,921	290,556	295,484	300,658
がん死率　　　（％）	(28.5)	(30.3)	(30.2)	(30.3)	(29.6)	(30.7)	(31.0)
死亡場所							
施設内（人）	243,986	252,540	255,568	263,921	271,056	277,176	281,832
（％）	(92.8)	(93.1)	(92.8)	(93.0)	(93.3)	(93.8)	(93.7)
自宅　（人）	18,285	17,967	19,085	19,264	18,783	17,645	18,093
（％）	(7.0)	(6.6)	(6.9)	(6.8)	(6.5)	(6.0)	(6.0)
その他（人）	751	676	760	736	717	663	733
（％）	(0.3)	(0.2)	(0.3)	(0.3)	(0.2)	(0.2)	(0.2)
ホスピスケアを受けた死亡者(人)	1,778	2,255	2,925	3,724	5,602	7,607	9,149
死亡場所							
ホスピス病棟（人）	1,726	2,154	2,819	3,603	5,431	7,437	8,921
（％）	(97.1)	(95.5)	(96.4)	(96.8)	(96.9)	(97.8)	(97.5)
自宅(a)　　（人）	52	101	106	121	171	170	228
（％）	(2.9)	(4.5)	(3.5)	(3.2)	(3.1)	(2.2)	(2.5)
ホスピス承認施設数(累積)	23	30	36	50	68	86	96
承認病床数（累積）	433	542	639	915	1,242	1,590	1,806
ホスピスのカバー率(b)(％)	0.7	0.8	1.1	1.3	1.9	2.6	3.0
ホスピス承認23施設：1990-95年承認のホスピスケアを受けた死亡者(c)（人）	1,778	2,065	2,307	2,315	2,490	2,536	2,597
死亡場所							
ホスピス病棟（人）	1,726	1,975	2,208	2,228	2,412	2,459	2,496
自宅(a)　　（人）	52	90	99	87	78	77	101

a．在宅死亡患者とは，ホスピス承認施設のホスピスケア対象と登録した患者で，在宅ホスピスケアを受け在宅死となり，同施設が死亡診断書を作成した患者。
b．ホスピスのカバー率：ホスピス承認施設のホスピス病棟死数と在宅死数の合計が，全がん死亡者数に占める割合。
c．ホスピス承認23施設において，2002年にホスピスケアを受けた死亡者数は2,772人。死亡場所は，ホスピス病棟：2,690人，自宅：82人。
（注16より引用し，2001年およびホスピス承認23施設のデータを追加した。）

表3　自分ががん末期になったとき，療養生活を希望する場所

がん末期 療養生活の希望場所	1998年1月 厚生労働省	2001年11月 ライフデザイン研究所
緩和ケア病棟	49.0%	69.8%
入院	20.7%	12.0%
自宅療養より必要時入院	28.3%	57.8%
病　院	32.2%	16.3%
入院	11.8%	13.7%
自宅療養より必要時入院	20.4%	2.6%
最期まで自宅療養	9.0%	10.3%
その他・分からない	9.8%	3.6%
自宅療養希望：合計＊	57.7%	70.7%

＊：自宅療養希望の上記3項目の合計。
(注17・18より引用)

48.4％)[17]

調査2（2001年11月実施）「末期で，余命が限られている場合」
（ライフデザイン研究所実施，対象：同研究所生活者モニターより抽出・40～69歳男女，有効回収数：971人～98.1％)[18]

　自宅療養の継続を希望する割合は，厚生省の調査で57.7％，ライフデザイン研究所の調査で70.7％だった。このなかには，ホスピス施設の在宅ホスピスケアを希望する市民も含まれていると思われる。自宅療養の希望者が多くいることから，ホスピス病棟を備えている医療施設でも，在宅ホスピスケアを提供してゆくのが，自然なホスピスケアへの取り組みであると考える。今後，一般市民の要請に応えるホスピス施設に発展するためには，患者・家族が希望するときに入院できる体制づくりと在宅ホスピスケアを提供できる体制づくりが課題である。

(3) 在宅ホスピスケア

　日本におけるホスピスケアの発展には，在宅ホスピスケアの充実が必須である。一貫したホスピスケアをホスピス施設が展開するためには，在宅ホスピスケアの実践をしていかなければならない。在宅ホスピスケアの患者を支援する際，より長い期間の自宅生活が実現できることは目標の1つであるが，ホスピス施設で最期を迎える患者が増加する傾向でもよいと考えた実践を提唱したい。

　在宅ホスピスケアは，これまでの在宅ケアの取り組み方では不十分である。在宅ケアには，医師の訪問診療と看護師の訪問看護，そして緊急時に入院できる体制が備わっている。在宅ホスピスケアにおいては，ホスピスケアとしての要件である，癌に伴う症状の緩和の技術が求められている。また，必要時にケアが提供できる体制と電話連絡のオンコール体制が，常時提供できることが必要である。

　ホスピス施設に所属する医師が訪問診療を担当する，在宅ホスピスケアの実施状況を調査した[16]。2001年の96施設の調査では，在宅ホスピスケアに取り組んでいたのは55施設（57.3％）で，そのうち48施設（87.3％）がホスピス担当医師による実践であり，訪問看護ステーションとの連携は44施設（81.5％）だった。ホスピス担当医師は，病棟での看取りの経験は豊かだが，在宅死の経験はまだ十分とはいえない。しかし，ホスピス施設の半数のホスピス担当医師が，在宅ホスピスケアにも取り組んでいることが分かった。今後，日本のホスピスケアの発展には，在宅ホスピスケアをホスピスケアの質の一指標と考えた各ホスピス施設の実践が必要である。また，全国ホスピス・緩和ケア病棟連絡協議会も在宅ホスピスケアを奨励することが望ましいあり方だと思う。

　ホスピスの経験年数により，在宅ホスピスケアの実践は充実してくる。私はその視点から，ホスピス23施設におけるホスピス病棟死数とその施設が看取った在宅死数の推移について調査した（表2）。この対象は，1990年の

1番目のホスピス施設から，1995年までの23施設である。ホスピス病棟死数は，1995年の1,726人より1999年には2,412人に増加したが，その後の増加は軽微で2001年は2,496人だった。2002年は，2,690人に増加したが，この23施設のホスピス病棟で担当できる癌患者数は，近い内に上限に近付くことが予想される。一方，ホスピス23施設が看取った在宅死数は，2001年は101人に増加したが，2002年は82人であり，在宅死数は100人程度に止まっている。今後，このホスピス承認23施設が，少しでも多くの癌患者と家族を担当するためには，在宅ホスピスケアの取り組みの発展を考えなければならない時期にきている。

国際比較をすると，アジア地域ではシンガポールは，在宅ホスピスケアの取り組みが進んでいる。シンガポールは人口400万人（国勢調査・2000年）で，2000年の癌による死亡者は4,127人だった。そのうち59％を在宅ホスピスケアがカバーし，ホスピス病棟死も合わせると，癌による死亡者の66％がホスピスケアを受けたとみられている[19]。一方，英国の聖クリストファー・ホスピスの活動は，病棟（62床）でのホスピスケアより，在宅ホスピスケアの占める比重が高くなっていると報告されている[11]。ホスピスのカバー率向上のために，日本は在宅ホスピスケアが充実している地域との国際交流が必要と考える。

日本では訪問看護ステーションが，将来，在宅ホスピスケアの要となると期待されている。2002年8月現在，訪問看護ステーションは全国に5,290ヵ所設置されている[20]。訪問看護ステーションが，在宅ホスピスケアの実践を通してホスピスケアに習熟するには，かなりの時間を要すると思われる。ホスピス病棟は，多くの癌患者の病棟死を経験して，症状マネジメントや家族ケアに習熟できるので，訪問看護師の研修の場としては最適である。訪問看護師がホスピスケアに習熟することが，日本の在宅ホスピスケアが発展するための基盤となると考える[16]。

(4) 病名の説明（癌告知）
国民の意識調査

「あなたご自身が治る見込みがない病気になった場合，その病名や病気の見通し（治療期間・余命）について知りたいですか？　直接，担当医師からの説明を希望しますか？」厚生省が1998年に実施した「末期医療に関する意識調査」の質問である。市民の72.6％が「知りたい」と回答し，「知りたくない」は12.3％だった。また市民の90.3％が「医師からの説明を希望する」と回答している[21]。

同様に，2001年にライフデザイン研究所が実施した調査「がんにかかった場合，事実を知りたいですか？」に対して，「治る見込みがあってもなくても，知りたい」との回答が69.1％と最も多い。次に，「治る見込みがあれば，知りたい」(20.4％)，「治る見込みがあってもなくても，知りたくない」(9.0％) となっている。この結果を「必ずしも真実を伝えることを望まない人が30％程度もいた」と考察している[22]。このことを含め，この意識調査の実状を知り，患者の希望する温かい癌医療を提供するべきである。

ホスピス病棟の入院条件と病名の認識

ホスピス病棟の入院に際し，病名の説明である癌告知 (telling the truth) や病名の認識が前提ではない。全国ホスピス・緩和ケア病棟連絡協議会は，ホスピス病棟の入院の条件として，「患者と家族またはその何れかが入院を希望していることが原則」，「入院時に病名・病状について理解していることが望ましい」と記している[23]。熊本県のホスピス3施設も，「病名の認識が望ましいが，必ずしも必要ではない」という立場にある。ホスピスケアを利用する前に，家族とホスピスケアのあり方について確認し合っている。患者に癌と説明がされていなくても，家族がホスピスケアについて理解し，希望するときにはホスピスケアを提供している。

日本の癌治療においても，インフォームド・コンセントが進み，病名だけでなく，治癒困難の病状や余命の説明を受けた患者が増えてきた。今後，熊

本県においてもホスピスケアを希望する患者が，さらに増加すると予想される。地域の限られたホスピス病床を適切に運用するためには，病名の認識をホスピス病棟の入院条件とする時期が近付いていると思われる。本来，ホスピスケアは，身体と心において困っている人に手を差し延べる，人間愛に根差した医療・看護である。その基本理念を考えると，病名の説明（癌告知）がされていない患者も，ホスピスケアを受ける機会を保証されるべきである。

ホスピス病棟の病名の認識率（癌告知率）について，全国的な調査・報告はおこなわれていない。ここでは，熊本県で最初のホスピス施設であるイエズスの聖心病院みこころホスピスの調査結果を報告する。みこころホスピスの死亡患者859人（9年間・1993年度～2001年度）において，ホスピス患者として登録時に病名を認識していたのは，487人（56.7％）であり，69歳以下は75.7％，70歳以上は41.5％だった。その病名の認識率は，1995年度：50.7％，1998年度：61.0％だったが，2001年度には69.3％に達した。2001年度の年齢区分では，69歳以下の認識率は97.3％となり，70歳以上でも53.1％となった。このことは，癌治療の最前線の医療機関で，病名の説明が進んでいることを反映している。

病名の説明（癌告知）を希望する癌患者には，癌治療を始める前に説明をするのが自然であり，望ましいと思う。今後，癌の診断時に病名の説明が推進されると，患者は自分の望む医療について，家族や医療従事者と話し合え，自己決定権に基づいた癌治療を選択できるようになる。また，癌が再発したり，治癒困難な状態となったときのことも癌患者の脳裏をかすめると推察する。

米国では，癌という病名の説明に関し，1950年代には「説明するべきか，するべきでないか」，1960年代には「どのように告げるべきか」，1970年代になると「告げた後にどのように支えてゆくか」へと議論が変遷してきた[24]。日本では，病名の説明後の精神的ケアについて取り組みが遅れている。医療従事者が，病名の説明など悪い知らせの伝え方[25]にまず習熟することが求められている。

病名の認識ができていても，病状や今後のことについて絶えず悩んでいる患者もいる。一方，真実が伝わることで，疑問による不安や苦悩から解放され，その後の生き方を前向きに変えていった患者も多数いる。癌と病名の説明を行った後，医師や看護師の支えは大切であるが，傍らにそっといてくれる家族が一番大きな支えである。体力のある患者なら1～2週間くらいで，精神的なダメージから立ち直ってゆくようである。この時，家族に求められるのは，必ずしも励ましのことばでなく，温かく見守る心であると感じている。

(5) みこころホスピスの実績

みこころホスピス（熊本市）は，社会福祉法人聖嬰会イエズスの聖心病院の一部門として1993年4月に開設された。1994年11月にホスピス病棟として15番目に承認された。ホスピス開設より2002年3月までの9年間で，治癒困難な状態の癌患者924人が登録され，859人が死亡した。ホスピス担当医師がはじめて診察した場所は，ホスピス病棟：60.5％，ホスピス外来：20.9％，自宅：12.3％，療養型病床：6.3％だった。死亡場所は，ホスピス病棟：79.7％で，自宅：14.7％（在宅死率）だった。その在宅死率は，全国のホスピス施設の平均在宅率：2.5％に比べて高い。みこころホスピスは，在宅ホスピスケアをケアの一選択肢として，積極的に実施しているホスピスの1つである。死亡者の癌原発部位は，肺（16.8％），大腸および直腸（12.5％），胃（12.0％）が多かった。また，ホスピス死亡患者のホスピスケアの利用期間（中央値：41日・図1），年齢構成（中央値：72歳・図2）を示す。とくに，65歳以上の高齢者は602人（70.1％）で，その内訳は前期高齢者（65～74歳）：249人（29.0％），後期高齢者（75～84歳）：247人（28.8％），晩期高齢者（85歳以上）：106人（12.3％）である。このことから，末期の癌患者に対するホスピスケアは，高齢者医療の知識と経験も必要であることが分かる。

当ホスピスの在宅ホスピスケアは，ホスピスの訪問看護師2人と医師3人

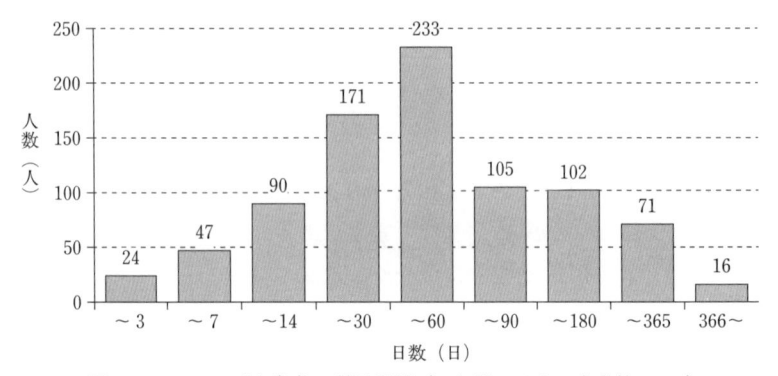

図1 ホスピス死亡患者の利用期間（9年間859人：中央値41日）

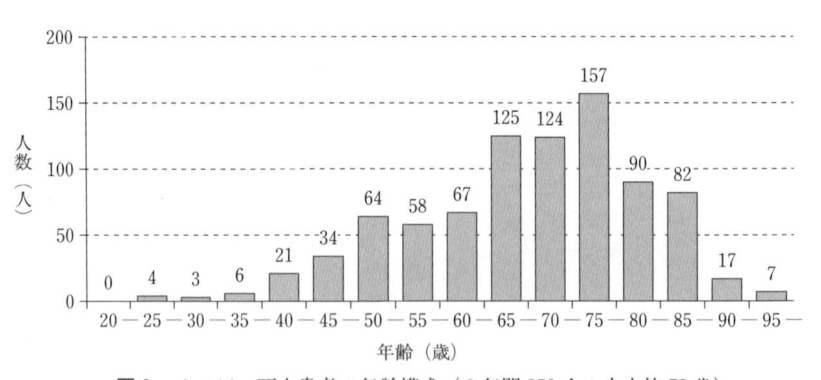

図2 ホスピス死亡患者の年齢構成（9年間859人：中央値72歳）

のチームで実践し，ホスピス施設より車で片道30分以内，半径10 km以内を担当地域としている．これまで在宅ホスピスケアを終了し死亡した癌患者の死亡場所は，自宅126人（59.2％）・病棟85人（39.9％）・その他2人だった．在宅死患者のホスピス利用期間は47日（中央値）だった．在宅ホスピスケアの患者の状態に応じて，ホスピス病棟に病床を確保し，患者と家族が入院を希望するときの配慮をしている．

(6) 英国のホスピスケアとの比較

　ホスピスケアに関する国際比較は，保険医療制度が異なるので一概に行うことはできない。ホスピスケアの対象疾患は，米国では癌（60％），心臓病や肝臓病など癌以外の疾患（40％）であるが，現代のホスピス発祥の地，英国では癌（96％），エイズや神経筋肉疾患（4％）である。また，英国では，地域の医療保険福祉システムにおいて，ホスピス病棟と在宅ホスピスの協調が確立している[26]。ホスピス病棟の入院患者[27]は，73％が自宅，24％が病院から入院している。その入院理由（複数回答）[26]の上位は，症状の緩和（49％），臨死期（30％），自宅で介護する家族の介護休暇（21％），精神的援助（10％），リハビリテーション（7％）である。

　日本におけるホスピス施設の退院者のうち，死亡退院の割合が増加する傾向にあることが注目される。死亡退院率は，1996年度～1998年度：78.6～80.0％だったが，1999年度：80.1％，2000年度：82.8％，2001年度：83.4％と推移している。みこころホスピスの死亡退院率は，1996年度～1998年度：69.3～78.2％だったが，1999年度：85.6％，2000年度：92.9％，2001年度：95.3％と増加が著しい。

　自宅への退院が少ない理由は，年齢構成の違いによるのではないと考えている。ホスピス病棟の65歳以上の割合は，みこころホスピス：70％，英国：68％である。英国のホスピスケアは，ホスピス病棟で症状を緩和し，その後，自宅に戻ることが基本と考えられている。英国のホスピス病棟の退院において，死亡退院が50％，自宅への退院が44％という結果[27]と比較して，明らかに日本のホスピス病棟と役割が違うことが分かる。みこころホスピスでは，一般病院に入院していた患者が，ホスピス病棟に直接入院する場合が多い。病名と病状の認識ができていても，病状が進んでいるため，在宅ホスピスケアへの移行が進まない傾向にある。実際，在宅ホスピスケアの開始は，自宅で療養している患者の往診（初診）やホスピス外来からの移行がほとんどである。

日本のホスピスケアの目標は，ホスピス病棟と在宅ホスピスが一貫している英国のホスピスケアと考えている。2002年1月現在，英国のホスピス入院施設は208施設（3,029床）である。また，日本の今後の努力目標となる機能（数）は，在宅ホスピスケア・サービス（334），ホスピス・デイケアセンター（243），病院内緩和ケアチーム（321）である[28]。その英国の現状に近づくためには，症状の緩和を目的とした入院患者の受け入れ体制および退院後の患者と家族の支援体制の確立が急務だと思う。地域のホスピス施設が連携し合って，この課題に取り組んでゆきたいと考えている。

IV. ホスピスケアの利用者の声

　「死を受容している心」と「死を迎えたくない心」とが，ホスピスの患者にも表裏一体として存在していると感じる。自分の人生を見直し，人生を語ることで，自分自身の人生の意味の深さを認識し，ゆっくりと心が和らいでいった患者もいた。ホスピスケアの理解を深めるために，ホスピスの利用者の言葉（患者・ケース2〜4および遺族）を可能な限り示したいと考えて記述した。また，信仰・宗教の関わりも簡単に記した。

(1) ホスピスの患者の思い
ケース2：
田代烈子氏（70歳）　病名：卵巣癌，癌性腹膜炎，腸閉塞，癌性疼痛
ホスピス利用期間：236日間。療養型病床入院：89日間（1月15日〜4月13日・ホスピス対象開始日：2月1日），ホスピス病棟入院：164日間（4月14日〜9月24日永眠）

　田代氏との自由な会話を6月10日〜26日の期間に6回実施した。会話記録（録音）の一部である下記の1）〜4）を9月17日に田代氏に示した。終日臥床の状態となり，食事および排泄は介助を要する状態に悪化していた

田代氏は,「この思いは今も変わりません」と笑顔で語られた。田代氏は,元高校の教諭であり,キリスト教(カトリック)の信者である。

1)今日,一日が幸せであればよい。明日は,明日の風が吹く。どうしても越えられない死だから,将来が短ければ短いほど,今日を充実させなければと思う。段々と幸せを自分に押しつけているうちに,幸せになりました。一寸でも,生きていてよかったと思えることを他人が言ってくれたのが嬉しい。つまらない人生と思っていたが,「先生の温かい言葉が心に残っています。その時の言葉で救われました」など,見舞いにきてくれたかつての生徒から思い出を聴いた。人に響く言葉を言っていたことが分かり,私の生きてきた道のりが意味あるものと感じられた。

2)こんなに人に心配してもらっているのが,嬉しい。皆に親切にしてもらって,いい表情しか出せないのです。今日の一日をさわやかにと思い,皆に優しく,人に触れています。自分にできることは,「ありがとう」の一言と笑顔です。お互いの感謝が必要ですから,相手に喜びを与えようと思っています。

この心境にたどり着くまで,田代氏は人生の意味,自分の役割などについて苦悩された。面会者との自然な関わりが,生き方を支え,このような心境に導いたと思われる。次に,信仰が支えになっていることを言及した内容を紹介する。

3)信仰は必要と思いますね。魂はあるがみたことがない。天国はないはずはない。人間が創られた目的は,永遠の魂の救いをいただくことです。死を目前にするときに,信仰のない人は,どうやって心の整理をしているのでしょうか。何の力で一日,一日を支えられているのでしょうか。亡くなった後の行き先をどこに置くのだろうかと思ってしまいます。死ぬことは,永遠の生命をいただくことです[29]。

4) "Each day is a precious gift from God." という言葉が書かれたしおりが，偶然に本から出てきた。どの日もどの日も，神様より大事にしてもらっていると気付いた。神は，自分が創ったものを大事にしてくれる存在です。最良の日が，今日与えられているので，何も心配しなくてよいと思える。苦しみは最大の贈り物で，これを越えないと進歩しないと思った。毎日，神と一緒に生活をしてきたのだ。これまで死・天国を別に考えてきたが，この言葉に触れ，「誕生＝生＝死＝天国」というワンセットになっていると気付いた。生涯に天国も付いていることが分かり，安らかな気持ちとなった。

人生を終えようとする人間は，自分より偉大な存在を認識していると感じる。シシリー・ソンダース氏は，ホスピスケアを利用する患者が，どのようにして心の平安を保っているかについて，信仰，神の役割の視点から言及している。

　聖ジョセフ・ホスピスの患者らは，安全で幸せだと本当に感じています。従って，彼らがまだその人生の旅路を険しいものと思っているにしても，それをだれかと分かち合っているものだということを，彼らは知っています。人生の困難な旅路を神が共に担ってくださっていることを，私たちは知っていますし，おそらく言葉を全くさしはさまなくとも，彼らもこのことを悟るようになるのを，私たちは本当によく目にしてきました[30]。

日本のホスピスケアの先駆者は，キリスト教を基本理念とする医療施設に所属していたため，ホスピスケアは宗教的ケアと誤解された時期があった。最近は，そのような認識は少なくなり，ライフデザイン研究所の「ホスピスのイメージ」に関する調査でも，「宗教的」と考える人は23.5％で，そう思わない人が圧倒的に多い[10]。一方，医療が発達していない時代の医師は，病める人の精神的苦痛や霊的苦痛の緩和に目を向けていた。一例として，ルイス・デ・アルメイダ（Luis de Almeida）氏は，"病める人間"の治療には，

"肉体の薬"と"魂の薬"の二通りの薬を併用しなければならないことを知りました」,「必ず死ぬ運命にある人間の治療には,"魂を癒す薬"こそ最高の薬だと思っています」と記している[31]。今後,ホスピスケアの発展により,新たな"肉体の薬"が開発され,症状の緩和はさらに向上すると予想される。アルメイダ氏が指摘するように,"病める人間"の精神的苦痛や霊的苦痛の緩和に目を向け,"魂の薬"という概念を医療者は忘れてはならないと感じる。

ケース3：

本嶋隆氏（69歳）　病名：大腸癌, 転移性肝臓癌, 癌性疼痛
ホスピス利用期間：90日間。在宅ホスピス：27日間（6月7日～7月3日）, ホスピス病棟入院：63日間（7月4日～9月4日永眠）

本嶋氏は,ホスピスケアを利用する2ヵ月前に末期癌であると告げられ,「自分の不運を嘆きながらも,残された人生の終焉期をどう生きていこうか」と考えていた。ホスピスに入院中に,一人でも多くの患者がホスピスを利用し,自分と同じ幸せを感じて欲しいと思い,使命感に燃えて手記[32]を書き上げた。執筆は,体調がさらに増悪した8月14日～31日の期間になされ,9月1日に最終の校正を自らの筆で行い完成した。目標を達成した後の体力の衰えは著しく,9月4日に安らかに人生を終えられた。本嶋氏は,元養護学校の校長であり,手記に「私は,宗教とは全くの無縁の存在で,時折,親しむ西欧文学でキリスト教の成句に触れ,キリスト教の世界を逍遙した程度だ」と記している。ホスピスに入院後,聖書を読みたいとの申し出はあったが,キリスト教の洗礼は受けていない。

1）聖心病院での安らぎ,私なりの生の完成をゆっくりとゆっくりとしてみたい。人それぞれに個性があり,それぞれの生き方があり,願いと欲望がある。ホスピス患者は,常に避けることの出来ない死と日々,対峙している

のだから，本質的に他を省みる余裕のないエゴイストだし，エゴイスティック願望をもっているのではないだろうか。

　2）残る時間も少ないだろうが，今，私に出来る感謝の証を見つけたいと思う。不思議な充実感を感じると，私にとって今は，人生最高の幸せの時かもしれない。それも，まだ十分とはいえないが，愛の心がもたらす患者中心のケアを日々受ける現実を通して，偉大なる神の慈悲（愛）を得ていることなのかもしれない。

　本嶋氏は，ホスピスケアを通して自分らしく生き，思いを書き留めることで，死に向かう日々をより冷静に受け止めようとしたと思われる[33]。隈部知更氏は，「癌末期患者は，比較的高い QOL 水準を維持し，死期が近いことを強く意識しながらも生きがいを見出し，回避せず死と向き合い肯定的に受容している」と記している[34]。ホスピスケアを選択できる方は，自分の死生観をもち，死に正面から対峙した生き方を示す人々であるのかもしれない。

　本嶋氏は，自分の生き方を認めてくれ，人生の伴走者となる看護師・医師などの医療者の存在が不可欠だと指摘している。隈部氏は，看護師の「死への態度」に関し，「一般病棟の看護師よりも，ホスピスの看護師の方が，死の回避の得点が有意に低く，死をより身近なものとして捉えている」と記している[34]。このホスピスの看護師の「死への態度」は，ホスピスの患者により育てられた結果であるのかもしれない。

ケース4：
　三満田静雄氏（66歳→67歳）　病名：胃癌，癌性疼痛，糖尿病
　ホスピス利用期間：216日間（外来：71日間，入院：145日間）。ホスピスケアを担当した部門と期間を経過に従い列挙する。外来1回目：16日間（前年12月20日初診），ホスピス病棟入院1回目：19日間（1月5日～23日），外来2回目：55日間，ホスピス病棟入院2回目：126日間（3月19日～7月22日永眠）

三満田氏は，精神的な苦悩に臨んだときのことを語っている。元会社役員であり，家の宗教は仏教（浄土真宗）だった。ホスピスに入院後にシスターとの交流はあったが，聖書を読もうとされることはなかった。胃癌の手術を3年前に受け，手術後に妻を詰問し，病名は癌だと理解した。現在の病状について詳しく知りたいとの本人の申し出に応え，ホスピス病棟入院1回目の6日目（1月10日）に，胃癌の再発の状況を説明した。その直後に，ホスピススタッフに語った言葉を示す。発言に日付を付して参考とする。

1）癌は着実に進行しているそうです。今の自分の状態を聴いて分かったので，ほっとしました。これからやらなくてはならないことがあります。癌と上手に付き合いたいと思っています。死ぬことが判っているのに，本を読み，知識を増やしても仕方がないと考える人がいますが，私は死ぬまで知識を増やしたい。死ぬことは仕方ないと思う。若い頃から，70歳までの人生設計をしてきました。真実に立ち向かって生きたい。悩んでよくなるなら，いくらでも悩むが，悩んでもどうしようもないから，悩まない。明るく，楽しく生きるだけです。（1月10日）

全身倦怠感のため，ホスピス病棟入院2回目となった。4月5日に「気分的にも，少し否定的に考える」と活気なく語る状態により，うつ状態と判断した。抗うつ剤を処方したが，ホスピススタッフの関わりもあり，徐々に回復していった。10日後には，「魂の成長があった。人生の諦めと人生への反発です。『老子』の読み方が変わりました」と述べられた。精神的に高められ，落ち着いてきた，そのときの心境の変化をスタッフに語っている。

2）今，この辛いときに，夫婦の良さを身にしみて感じている。妻には，本当に感謝している。今日まで，本当によくしてくれた。面と向かっては，なかなか感謝の言葉は言えないが，入院してから少しずつ言えるようになった。本当に夫婦は良いものだ。家内は，自分のすべてを許してくれる。（4

月20日)

 3）とても辛く，地獄をみたという感じの時期が10日間くらいありました。その間，いろんなことを考え，この状態を克服できるのは，自分でしかないと思うようになりました。悩んで，苦しんで，体験して，悟ったようなものです。それがあったからこそ，今の解放された思いがあります。魂の変化があるのですね。解放された思いがしています。毎日が有り難く，毎日が天国です。病気をして，今まで感じたことのないものを得ることができました。(6月27日)

 三満田氏の息子が，6月11日に県外から見舞いに来られた。廊下を歩くことは可能な状態だったが，息子と「自分の存在価値」について話し合っている。同日の夜，ホスピススタッフにその思いを語り，スタッフは傾聴した。今の心境に至ったのは，「自分の精神の成長によるが，自分のことを家族が思ってくれたことで支えられた」と評価していた。家族の存在による支えやコミュニケーションの大切さを教えている。

 4）「今の私は，呼吸しているだけの物体。皆に迷惑をかけている」と自分の思いを伝えると，息子は「こうして居てくれるだけでいい。それがお父さんの存在だよ」と言ってくれた。本当に有り難い。息子に感謝している。(6月11日)

 5）今は笑って死ねる気がする。死については，この3ヵ月で怖いという気はしなくなった。皆と話をするのが，楽しい。皆に感謝して逝けると思う。いつかは判らないが……。生きたい気持ちはもっている。「自然体」という言葉が自分にあっている。仏教やキリスト教の考えも判るが，今は「次の世があればいいな……」という気持ちです。年寄りの繰り言だが，こうして話を聴いてくれるのが有り難く，癒しになる。(6月27日)

(2) 遺族の思い

　これまで多くの礼状が，みこころホスピスに届けられた。その2例を紹介することで，遺族の思いに触れてみたい。

　1．つらい，つらい出来事のはずなのに，感動の涙しか出てこないのは，なぜなのでしょう。温かい愛に包まれて，最期を迎えられたからだと思います。人間の生と死と愛を改めて考えました。

　2．ホスピスは天国です。死への準備教育，天国へ上るための階段です。母が入院するまでは，ホスピスは死ぬための所，絶望のイメージでしたが，間違っていました。ホスピスは，人生の最期を立派に生きる所，そして希望に続く道，母の入院生活と最期を見届けて，そう実感いたしました。母の死は悲しかったけれど，嬉しかったです。理想的な最期でした。知人に母の最期とホスピスケアのすばらしさをお話ししています。場所が替わった家庭という感じがします。

　この短い文面にも，温かい医療と看護を目指すホスピスケアの役割が示されている。家族の絆が再認識されることで，旅立つ患者だけでなく，遺族となる家族の心も安らぐものである。愛する家族がホスピスを利用した体験を身近な人に語ってゆく遺族も多い。

(3) コミュニケーション

　患者と家族とのコミュニケーションは，大切なケアの一つである。末期患者の望む会話について，一例を通して考えてみたい。

　末期癌患者が，「もう長くは生きられないかもしれない」と家族や医療スタッフに語ったとき，会話はどのように続いてゆくのだろうか。家族は，なんと応じたらよいか分からず，「何を言っているの！」，「そんなことはないよ！」，「きっとよくなるよ！」，「元気を出しなさいよ！」などと否定や励ま

しの言葉になりがちである。しかし，残された時間に関することを話す末期患者は，自分の病状の進行具合を身体として自然に受け止めていることが多い。末期患者は自分の言った言葉が否定されるのを必ずしも望んでいるのではなく，今の自分の気持ちを聴いてほしいと願っていると思われる。

　患者が，「長く生きられない」と語ったとき，「長くは生きられない？」と同じ内容の言葉を末期患者に返すことでも，患者は自分の気持ちを自然と話せるようになる。望まない話題なら，末期患者自ら話題を変えてゆくだろう。しかし，逆に短い沈黙があることもある。このときに末期患者は，自分をみつめている可能性があるので，無理に話題を提供しなくてよいと思われる。末期患者が「勇気あるコミュニケーション」をもった際は，家族や医療者もそれを受け止める姿勢が重要であると考えている[35]。

　シスター泉キリ江氏（みこころホスピス・ホスピス長）は，ホスピスの患者との心の交流から，「みんな死にたくないし，愛されれば生きることができます」と述べている[36]。末期の癌患者は，家族との絆を再認識し，また，ホスピススタッフとの関わりを通し，自分が大切にされていることを体得している。ホスピスの患者の視点から，本嶋氏は，「みこころホスピスの理念が，たった一人の患者であっても，その患者の切なる願いを受け止め，それがかなえられるよう，多大な犠牲を伴ってもかなえていくんだ。その姿が美しい」と手記[32]で述べている。

　『夜と霧』（みすず書房，1985年）の著者であるヴィクトール・エミール・フランクル（Viktor Emil Frankl）氏は，人間の精神（生命）の源を「ロゴス」と提唱した。斉藤啓一氏は，「ロゴス（logos）とは，論理・精神・宇宙法則・神といった意味の言葉である」[37]と記している。ホスピスの患者が，「生きていると思っていたが，自分は生かされていたことに気付いた」と話すことがよくある。斉藤氏は，「わたしたちは，勇気によって，希望によって，信頼（信仰）によって，そして愛によって，ロゴスを呼び覚まし，いかなる逆境にも耐え抜けるような生命力を発揮することができるのだ。特に，最後の

'愛' がもっとも重要である」[38]と述べている。

　ホスピスケアは，温かく愛に満ちたものである。キリスト教などに根差したケアでなくても，「隣人への愛」を示すケアにより，死に臨む人間の心は癒されてゆくのである。このことをロゴスの視点で考えると，病む人を大切にし愛を示すホスピスケアは，ホスピスの患者にロゴスを呼び覚まし，生きるための力を与えると言える。ホスピススタッフの使命は，患者が自然とこのような精神に導かれるように，温かく見守る身近な存在となることである。また，傍らにいる家族の援助があってこそ，患者は自分らしく生き，自分らしい生を完成し，安らかに最期を迎えていることは間違いない事実である。

　どのような生き方が，安らかな最期を導くのだろうか。ホスピスの現場の体験から印象を述べる。「感謝」を示すことができ，「ありがとう」と言える方々は，心が平安であると感じる。ホスピス担当医師として，病床訪問（回診）に際して患者とよく握手を交わしてきたが，最近，誤解を与えない配慮をしながら，患者に向けて「手を合わせる」ことも実施している。そのことで，自然とお互いが手を合わせるようになることを体験している。これまで病院で，医師が患者に手を合わせるのは，患者の臨終に立ち会い，死亡を確認し，霊安室で死者と向き合うときの作法と思っていた。手を合わせる作法は，お互いがその瞬間の出会いに感謝し合う一つの態度である。通常の医師の病床訪問においても，挨拶として自然なものだと思えるようになってきた。この気付きを与えたのは，「感謝」を表現するホスピスの利用者の方々である。心から深謝したい思いである。お互いの心と心のコミュニケーションとして，「感謝」の言葉と態度について，ホスピスケアの視点から着目してゆきたいと考えている。

V．ホスピス担当医師としての私

　「死への準備教育」は，ホスピスケアを選択した患者と家族を温かく見守

り，支える社会へ発展する礎となる。私は，「人が，この世に生まれてくるのが正常の営みであるように，その延長線上にある死も人生の正常な一コマといえる」と思っている。童話『葉っぱのフレディ——いのちの旅——』（レオ・バスカーリア，童話屋，1998 年）には，「変化しないものは　ひとつもないんだよ。死ぬというのも　変わることの一つなのだよ」，「"いのち"は永遠に生きているのだよ」と書かれている。

　将来，ホスピス病棟は，「生と死」に関する地域の学習・研修の場として役割を担い，小・中学生や医学生，看護学生などに開かれてゆくべきである[39]。アルフォンス・デーケン（Alfons Deeken, 上智大学教授）氏は，「死にゆく人と遺族をいかに大切に見守るか。それはその地域の文化の尺度を示す」と提言している。この精神は，これまでのホスピス運動を支えてきたと思う。また，デーケン氏は，「ホスピスは，死ぬためでなく，最後まで精いっぱい生きるためのものである。そのホスピス運動の土台は，死への準備教育である」と紹介している。ホスピス担当医師の役割の一つは，「ホスピスの啓発運動」の推進であり，その使命を果たすことが「死への準備教育」に自然とかかわることだと考えている[40]。

　熊本県のホスピス運動は十年目を迎えている。今後は，ホスピス施設が地域社会へ貢献することを常に視野に入れた発展が必要である。ホスピスの医師・看護師やボランティアは，地域社会に出向き，地域の要請に耳を傾けることが必要である。地域に根差している公民館は，ホスピスの啓発活動の拠点として最適と考える。ホスピス施設は，一人でも多くの病める方に，ホスピスケアに関する情報を提供してゆく役割を担っている。『ホスピスってなあに？——困っているあなたのために——』（全国ホスピス・緩和ケア病棟連絡協議会編集・監修，社会福祉法人 NHK 厚生文化事業団発行，2000 年）は，ホスピスケアの姿勢について市民向けに書かれた冊子である。この冊子が，地域住民の集い合う公共の場に常設される道を各地域で模索していただきたい。

　自分がどのような病気で最期を迎えるかを選択することはできない。私は

第3章　日本のホスピス・緩和ケアの現状　99

選べるなら，癌であることを願っている。その思いの根底に，ホスピスケアを利用して自分らしく生きた方々の姿がある。また，現在の米国ハワイ州モロカイ島でハンセン病患者の友として生き，自らも同じ病に倒れたダミアン (Damien) 神父の生き方に私は感慨深いものを感じている。苦しみを共感しあう仲間となって患者の臨終に付き添った生き方に，ホスピスの原点を感じる。死が近付いたダミアン神父は，「私にとって，ハンセン病で召されることは，大きな恵みに他なりません。なぜなら，それによって，病む人たちと完全に一致できるからです」と，祖国の兄へ手紙を書いている[41]。

　私たちは，日常生活を生きてゆくと，愛する家族を失う遺族の立場になる機会があるだろう。ホスピス担当医師の私が，患者の心理をはじめて本当に理解するのは，自らの死の床で全人的な苦痛を体験するときであろう。死の2ヵ月前のダミアン神父のこの手紙に示されるように，癌で死を迎えた人々に近付く自らの体験により，ホスピス担当医師としての仕事が成就するように思う。

　これからもホスピス担当医師として，掛け替えのない日々を生きている患者と家族と向き合ってゆきたい。同時に，ホスピスケアを提供する医療者の育成やそれを支える社会の発展に向けた取り組みを続けたいと思う。これらのことは，前向きに生きる私のライフワークである。自らが癌を病むときには，「身体と心と魂の安らぎ」を目指す，よりよきホスピスケアを利用して人生を終えたいと考えるからである。

　みこころホスピスを利用した患者と家族およびこれまで10年間共に歩んできたホスピススタッフにこの論文を捧げる。

注

1) 飯塚眞之　『私のホスピス取材旅行——アメリカ・新しい理念との出会い』メディサイエンス社，1996年，45-46頁
2) 朝日新聞　「アイラ・ベイツさんとインタビュー」　飯塚眞之，1991年7月20日掲

載。この新聞記事には以下の2点も記載されている。(1)米国の場合，医療費の80％が65歳以上の人に費やされている。しかしホスピスの場合は，病院で亡くなるのに比べ，三分の一ぐらい安くなると言われている。ちなみに米国の病院で亡くなる最後の6週間の費用は，26,000ドル（364万円）と言われている。(2) 80年代，福祉関係の経費カットが続く中で，福祉政策への定評の全くなかったレーガン政権が唯一，予算を増やしたのがホスピスだった。これは，経費が安くなることに着目した，彼の冷徹な合理主義の目，心ではなく頭による計算の結果といえる。

3) 日本醫事新報 「質疑応答」 今村みづ穂，No. 4064, 117頁，2002年3月16日掲載。そこには，ホスピスの予算政策に関し，次のように具体的に記している。1997年の財政均衡法における，ホスピス・サービス予算の抑制策としては，「ホスピス費用報告書の作成義務づけ」（実質的には2000年から開始）が特に重要である。ホスピス費用報告書とは，ホスピスの費用に関する資料を収集し，ホスピスの提供するサービスに対して適正な費用償還額を算定することを目的とするものである。同報告書を作成するためには，膨大な時間と資料収集のためのハード面の整備が必要とされることから，特に小規模なホスピスにとって相当な経済的負担の増加をもたらすといわれている。また，同報告書の導入に伴って，患者の家族に対して精神的ケアを行う'死別のケア'が費用償還制度の対象とならないことが明確化されたことから，ホスピスは自己の費用をもって「死別のケア」を提供せざるをえないことになり，この点も経済的負担をいっそう増加させる要因となる。

4) 日本醫事新報 No. 4086, 71頁，2002年8月17日掲載。慢性期医療は，「状態別分類による包括的診療報酬」が望ましいとの考えが示された。四病院団体協議会（日本病院会・全日本病院協会・日本医療法人協会・日本精神科病院協会）の「医療制度改革検討委員会」の報告書が，2002年8月2日に公表された。ホスピス病棟（緩和ケア病棟）・回復期リハビリテーション病棟・特殊疾患療養病棟（医療必要度が高くかつ長期入院を要する患者にも対応可能な病棟）にこの新しい考えを導入する方向性が示された。この情報に関連する日米の制度を示す。「状態別分類による包括的診療報酬」の考えに近いのは，2000年4月より導入された介護保険制度である。介護の必要性の有無やその程度等についての認定（要介護認定）を受け，自立・要支援・要介護（1・2・3・4・5）の7段階に要介護状態が区分される。要支援以上の対象者は，区分に従って施設ケアにおける介護保険の単位や自宅でのケアで受けられる単位（1単位＝10円）の限度が定められている。日本のホスピス病棟の入院料は医療保険の対象であり，2003年2月現在，どのような医療・介護をおこなっても，一日の入院料は3,780点（1点＝10円）の定額医療である。一方，米国のホスピスケアでは，提供するケアの内容を4つに区分している。それに従い，メディケア（65歳以上の老人医療保険制度）からのホスピスへの支払額が決まっている。全米ホスピス・緩和ケア協会の資料によると，2002年現在，Routine Home Care: \$114.35/day, General Inpatient Care: \$508.01/day, Inpatient Respite Care: \$124.35/day,

Continuous Home Care: $27.78/hour となっている。
5) 全国ホスピス・緩和ケア病棟連絡協議会の「緩和ケア病棟承認施設におけるホスピス・緩和ケアプログラムの基準」には，「ホスピス・緩和ケアの基本的な考え方」が示されている。ホスピス・緩和ケアは，治癒不可能な疾患の終末期にある患者および家族のクォリティー オブ ライフ (QOL) の向上のために，さまざまな専門家が協力して作ったチームによって行われるケアを意味する。そのケアは，患者と家族が可能な限り人間らしく快適な生活を送れるように提供される。ケアの要件は，以下の5項目である。(1)人が生きることを尊重し，誰にも例外なく訪れる「死への過程」に敬意をはらう。(2)死を早めることも死を遅らせることもしない。(3)痛みやその他の不快な身体症状を緩和する。(4)精神的・社会的な援助を行い，患者に死が訪れるまで，生きていることに意味を見いだせるようなケア（霊的ケア）を行う。(5)家族が困難を抱えて，それに対処しようとするとき，患者の療養中から死別したあとまで家族を支える（全国ホスピス・緩和ケア病棟連絡協議会：1997年1月16日施行）。
6) 熊本日日新聞 「地域に根ざしたケア提供〜米国ホスピス視察報告」 井田栄一・三好有香里，2001年10月23日掲載参照
7) Nauck F, Klaschik E, Ostgathe C. *"Symptom control during the last three days of life."* Eur J Palliative Care 7, 2000, 81-84
8) 藤原章 『餓死した英霊たち』 青木書店，2001年，19-22頁。同書に，「第二次世界大戦における日本人の戦没者の総数は310万人であり，そのうち230万人が軍人・軍属・准軍属である。その日本軍の戦没者の過半数が餓死だった」と記されている。また，同書にガダルカナル島の実情を記録し，辛うじて生き残った1人の青年将校の手記（1942年）の一部である「限界に近づいた肉体の生命の日数」の統計結果が記されている。その出典は，『人間の限界——陣中日誌』（小尾靖夫著，中央公論社，1960年）と紹介されている。
9) 恒藤暁 『最新緩和医療学』 最新医学社，1999年，11-24頁
10) 小谷みどり 「ホスピスの現場——在宅ホスピスの可能性」 LDI Report, 2002年3月号（通巻 136号），2002，81-84頁
11) 日野原重明 「世界のホスピス運動の現状とアジア・太平洋地域における活動の展開」 ターミナルケア 12, 2002, 292-300頁。これには英国・カナダについての情報が記載されている。米国についての2001年の情報は，前注6）に示されている。
12) 志真泰夫 「日本におけるホスピス・緩和ケアの発展」 ターミナルケア 12, 2002, 287-291頁。政策の立案の過程が簡単に記されている部分を記す。「末期がん患者のケアに関する検討会」は，1989年に研究報告書とケア・マニュアルを発表した。ほぼ同じ時期に WHO は，がん疼痛治療の国際的な研究者を組織して治療法について系統的に検討し，『がんの痛みからの解放』を発表した。わが国には，WHO専門委員の一人である武田文和氏により1987年に紹介された。厚生省は，検討会の報告書，ケア・マニュアル，WHO『がんの痛みからの解放』を受けて，ホスピス・緩和ケアに

対する健康保険の適応を決めた。
13) 人口100万人につき，ホスピス病床は17.6病床である。
14) 柏木哲夫 『愛する人の死を看取るとき』 PHP研究所，1995年，54-55頁
15) 2001年の施設内の癌死亡者数は281,832人であり，その内訳は病院：273,202人・診療所：6,993人・介護老人保健施設：340人・老人ホーム：1,297人だった。
16) Ida, E., Miyachi, M., Uemura,M., et al. *"Current status of hospice cancer deaths both in-unit and at home (1995-2000), and prospects of home care services in Japan."* Palliative Med 16, 2002, 179-184
17) 厚生省健康政策局総務課監修 『21世紀の末期医療（末期医療に関する意識調査等検討会報告書）』 中央法規出版，2000年，47-48頁
18) 前注10)，22-23頁
19) Cynthia R Goh 「シンガポールにおけるホスピス・緩和ケアの発展」 ターミナルケア 12, 2002, 267-275頁
20) 人口100万人につき，訪問看護ステーションは41.7ヵ所である。
21) 前注17)，84-85頁
22) 前注10)，13-14頁
23) 全国ホスピス・緩和ケア病棟連絡協議会による「緩和ケア病棟承認施設におけるホスピス・緩和ケアプログラムの基準」には，以下の「入院の条件」が示されている。(1)医師が治癒が望めないと判断した悪性腫瘍またはエイズの患者を対象とする。(2)患者と家族またはその何れかが入院を希望していることが原則である。(3)入院時に病名・病状について理解していることが望ましい。理解していない時には，患者の求めに応じて，適切な病名・病状の説明がなされる。(4)家族がいないこと，収入が乏しいこと，特定の宗教を信仰していることなど，社会的，経済的，宗教的な理由で差別しない（全国ホスピス・緩和ケア病棟連絡協議会：1997年1月16日施行)。
24) 前注9)，31-43頁
25) ロバート・バックマン 『真実を伝える——コミュニケーション技術と精神的援助の方針』 診断と治療社，2000年，65-97頁
26) Eve, A., Smith,A.M., Tebbit, P. *"Hospice and palliative care in the UK 1994-95, including a summary of trends 1990-95."* Palliative Med 11, 1997, 31-43。 1994年～1995年の英国には，人口100万人につき，ホスピス病床は50病床である。日本に比べて英国には3倍のホスピス病床が存在する。この論文は，ホスピス病棟の死亡癌患者数が，英国の全癌死亡者に占める割合は推定で18％と記している。後注28)によると，ホスピス病床は2002年も変化していない。
27) Eve, A., Higginson, I. J. *"Minimum dataset activity for hospice and hospital palliative care services in the UK 1997/98."* Palliative Med 14, 2000, 395-404
28) Twycross R. *"The challenge of palliative care."* Int J Clin Oncol 7, 2002, 271-278
29) 田代氏は，信仰について，次のようにも述べている。「人生の目的は，死ぬことよ」

と，高校生のときにシスターに言われた。その意味を教えて下さらなかったが，「生まれた目的は，いい死に方をすることです」と教えようとしたのだと後年になり分かった。死に向かって，自分の目的を毎日，毎日，達成するようにと思っている。どういう死に方をするかを考えることは，生き方を考えることになる。また，田代氏は，医師による医療は神の力によるものと考え，次のようにも語っている。私は，「神様，医師に力を与えて下さい。」と祈っています。医師の手は，神に委ねられたものだからです。

30) 岡村昭彦 『ホスピスへの遠い道』 春秋社，1999年，268頁。1967年に聖クリストファー・ホスピスを開設したシシリー・ソンダース氏は，1955年にはじめて聖ジョセフ・ホスピスを見学し，1958年から同ホスピスに勤めている。この原稿は1962年のものである。また，ソンダース氏はホスピスの患者について，次のように記している。私たちは，死の床にある人々自身から死について教えられ，又，そのことによって私たちは生命の意味という重大な事柄を学びます。この仕事には，大いに人を魅惑する力があります。つまり私たちは，いろいろな信仰を持った人，持たない人など，極めて多くの様々な人々と出会い，そして，そのような人々が平安を見出し，神にすがっているのをほんとうによく目にするのです。これは単に恐怖からの逃避として神を見出すのではなく，終生さまざまな異なる方法で彼らをずっと捜し求めてこられた神と出会うことでもあるのです（264頁）。

31) 東野利夫 『南蛮医アルメイダ～戦国日本を生きぬいたポルトガル人』 柏書房，1993年，94-95頁。ルイス・デ・アルメイダ氏の歩みは，同書の76-82頁・114頁・171-175頁・222-223頁に，次のように記されている。アルメイダは1525年ポルトガル・リスボン生まれ。外科医の免許を取得しているアルメイダ氏が，肥前の平戸（長崎県）に貿易商人として上陸したのは1555年初夏だった。同年秋にイエズス会に入会している。このときの思いを「フランシスコ・ザビエル師の処世の信条である"Taixetni moyuru"（大切に燃ゆる）という生き方に強く心を動かされました」（92頁）と記している。アルメイダ氏が私財を投入して完成した日本で最初の洋式の病院である府内病院（大分市）は，1557年1月に創設されている。アルメイダ氏は，「ザビエル師から，この眼が学んだ"Taixetni moyuru"（大切に燃ゆる），これが病院創設の発願の動機となったように思います」（94頁）と記している。1558年に「聖職医療禁令」が，イエズス会本部で行われた「最高宗門会議」で決議された。内容は，「聖職者の地位にあるものは人間の生命に直接かかわる医療施術，生死の判決に関わる裁判官（法律家）の職についてはならぬ」という特令であった。1560年に豊後府内に届けられた「聖職医療禁令」により，イエズス会士たちは府内病院から一切手を引き，アルメイダ氏は1561年初夏，開拓伝道士として豊後を出発している。1583年イエズス会天草修道院長として，現在の熊本県天草郡河浦町で永眠している。

32) 手記は，『この幸せが私だけのものでよいのか――愛されて生きているホスピス患者の証言――』（本嶋隆，イエズスの聖心病院みこころホスピス，2002年）と題する

もので，1部「聖心病院の心のルネッサンス」，2部「患者の医療体験から考えたホスピス医療論」の構成である。

33) 本嶋氏の手記の中から，「ホスピス」についての記述を示す。私は，ホスピス診療科の意義と役割，そうして将来をこう考えている。聖書に「名声は香油にまさる。死ぬ日は生まれる日にまさる」(旧約聖書「コヘレトの言葉」7章1節・新共同訳) という言葉がある。このイエズスの聖心病院で，精神世界の死の尊さ，大切さを知った。「死」を直視し，それを含むホスピス診療は，私たち人類にとって，とても大切な精神医療の領域だと思う。しかも，ホスピス医療は，内科や麻酔科および精神科を主軸に，人間科も含める現実的な対応によって，今にでも統合的な新診療科として，時代の脚光を浴びると思う。また，8月22日（注：死亡13日前）に催された，ホスピス病棟の夏祭りでの挨拶を手記に記している。私は，かねての想いと願いを，皆に精一杯に訴えてみたかった。車椅子を捨てて立ち上がり，「老いたが故に，或いは大病を患ったが故に，この病棟に身を委ねながらも，或いは家族に助けられながらも，毎日を過ごしている患者さんの皆さん，下を向いてはいませんか。人それぞれではありましょうが，最後の瞬間まで，上を向いて生きようではありませんか。お互いに笑顔で挨拶を交わそうではありませんか」と，出しうる精一杯の声で呼びかけた。その後，坂本九の「上を向いて歩こう」の「懐メロ」をホスピス担当医師と共に心を込めて歌った。

34) 隈部知更氏の研究は，「現代人の死生観に関する心理学的研究——QOLと死への態度の特徴についての多角的分析（2002年）——」と題するものである。この研究は，関西大学大学院・社会学研究科（社会心理学専攻・臨床心理学特殊研究）に所属中の関西大学審査学位論文（博士論文）である。また，研究では，癌末期患者と比較した「60歳以上一般成人と糖尿病患者と慢性呼吸不全患者」では，「QOLと生きがいの得点が低く，回避的な死への態度を示した」と述べている。

35) 井田栄一「ホスピスにおける心のケア」宮崎市郡医師会しののめ医学会誌 第21巻，1997，39-44頁。ホスピスの患者の心に触れる記述を追加して紹介する。熊本日日新聞「医の意・ホスピス編4」最後までその人らしく生きる，井田栄一，1997年12月23日掲載参照。在宅ホスピスケアを受け，在宅死となった肺癌の男性（62歳）の思いである。「今，どう生きるかを考えている。心境が変わったので，友人に書いていた手紙を書き直している」と，亡くなる3週間前に彼は語った。また，「私の思いを聞いてほしい。私の考えを否定しないでほしい。なぜなら，皆は私を励ましたが，頑張れないこともある。最近，涙もろくなった……」とも語ってくれた。亡くなった夫の身体を看護師と共に清めた妻は，「死を前提として，夫婦で多くを語ることができました。励ましの言葉も残してくれました」と，その思い出を静かに語った。そのメッセージは，「自分は，これから楽しいところに行くのだから，悲しまないでくれ。今後，癌で苦しむ人の相談相手となれる人になりなさい」という内容だった。

36) 泉キリ江『愛されて生きる——ホスピスの現場からの伝言』くすのき出版，2000

年，80-83 頁
37) 斉藤啓一 『フランクルに学ぶ――生きる意味を発見する 30 章』 日本教文社，2000 年，7 頁
38) 同上書，41 頁。前注31)，92 頁には，「愛」と「大切」という言葉について，ルイス・アルメイダ氏は次のように述べている。フランシスコ・ザビエル師は，しばしば"Amor"（愛）ということばを話していました。この日本では，"愛"（アモール）ということばはありません。この"愛"に相当することばは，Taixet（大切）であると，あとになって知りました。
39) ホスピス病棟での一つの取り組み案を紹介する。日本醫事新報，4000 号記念特集，読者アンケート「これからの医師と患者の関係」 井田栄一，No. 4000，32 頁，2000 年 12 月 23 日掲載参照。ホスピス病棟が，高齢者の医療や福祉の看護職に向けた研修コースを開設し，家族ケア，臨終前後のケアやコミュニケーション技法の修得に寄与することは可能だろう。その際，医療者とともに歩むホスピス病棟の患者・家族が，さらに自らを主役として認識し，身体と心の安らぎをめざす多職種の育成に自然と関わってくださることを期待している。
40) 熊本日日新聞「読者のひろば」の筆者の投稿文参照。「地域に出向くホスピス運動」（2002 年 2 月 20 日掲載）および「ホスピス運動学ぶ意欲新た」（同年 8 月 26 日掲載）。アルフォンス・デーケン氏は，「死への準備教育は，温かい社会をつくる教育であり，最後まで精いっぱい生きるための教育である」と述べている。筆者は，「ホスピス運動」の記載内容と比較して，「死への準備教育」は「ホスピス運動」と表裏一体をなす内容と改めて気付いた。
41) ビデオ・ドキュメンタリー 『ダミアン神父――救ライの聖者』 女子パウロ会，1990 年。ダミアン神父の生涯についての参考書籍を示す。小野田胤明 『救ハンセン病の使徒 ダミアン神父』 サンパウロ，1993 年。ダミアン神父は，1840 年にベルギーに生まれ，ヨセフ・デ・ヴーステルと名付けられた。1860 年にダミアンという修道名を選んでいる。このダミアンという聖人は，4 世紀の初めに殉教したコスマと双子の兄弟で，共に医師であったので，医師や薬剤師の保護の聖人として知られている（マクドナル神父 『愛の殉教・ダミアン神父の生涯』 心のともしび運動 YBU 本部）。1889 年にハンセン病で現在の米国ハワイ州モロカイ島で永眠している。モロカイ島に自発的に赴いたのは 1873 年だった。小野田氏は，ダミアン神父について，「ハンセン病患者に，キリストの愛の手をのばし，そのすさんだ心に聖なる火を点じた，救ハンセン病の使徒である」と記している。また，自らこの病に感染したダミアン神父は，「私は健康を損なったけれども，神は，ハンセン病患者の間に働く私の布教の実りを，いっそう豊かならしめるためにこの犠牲をご嘉納になったのであるから，私のこの犠牲は結局，軽微なもので，むしろ私のために有益であったのである」と語ったと記している。

第4章

看護における死

森田敏子

はじめに

　人は命を得てこの世に誕生する。多くの場合，それは慶事として祝福され受け止められる。その祝福された命でさえもいずれ死ぬ運命にある。それが早いか遅いかはあるにしても避けることはできない。それが定めである。だからこそ，人は人生をより良く生きようとし，死ぬときは安らかに，自分らしく死にたいと願うのではないだろうか。また，愛する人に看取られて死にたいと思うであろうし，死の意味を見出そうともするであろう。

　死に付随する意味は，その人の人生観や価値観，死生観によって形成され，それぞれの人にとって独自のものであり，特有なものでもある。死に至るまでの時間をどのように過ごすかは，人生の締めくくりとして誰もが大切にしたいことである。

　人は，死を迎えるとき苦痛を伴うのではないか，恐怖にさらされるのではないかという不安がある。看護職の倫理規定[1]に示されるように，苦痛の緩和は看護の基本的責任である。心身の苦痛の緩和，それは看護の使命である。したがって，死を迎えるときに感じる悲しみや苦しみ，つらさなどさまざまな気持ちを抱く人々に対して，看護は真摯に向き合う必要がある。そして，心身の苦痛を緩和し，安楽と安心を与え，死に向かってもなお希望と感謝の気持ちを育むことができるようにすることは，看護の役割である。

　看護は人々の健康な生活を願い，健康の回復に全力を注ぐけれども，病気や事故等によって死が避けられないとするならば，その人の生き方にかかわり，その人の命に寄り添い，その人が出会う死に対峙する。それは，その人の尊厳を守り，家族の気持ちを尊重したものであり，謙虚さを秘めたものでなければならない。

　本章では看護における死について，日常から遠ざかる生と死，死の判定をめぐる問題，その人らしさの尊重，癒しの看護といったことから検討を試みる。

Ⅰ. 日常から遠ざかる生と死

(1) 命の慈しみを育む命の誕生と見えない死

　人が生きるという営みとして,「生と死」は日常生活の身近な出来事であったがゆえに, 人々の喜怒哀楽を形成し, そこから多くのことを学んでいた。近年その「生と死」が日常から遠ざかっている。

　第二次世界大戦が昭和20年 (1945年) に終結して, 戦後の復興期から現在に至る数十年間は, 家庭で出産を迎えていた[2]。妊婦の陣痛の始まりとともに夫が産婆さん (助産師) を呼びに行き, 祖父母が産湯を沸かし, 妊婦は助産師の介助のもと我が子を出産するという風景が自然であった。夫や祖父母など家族に囲まれての出産は, 家族との一体感を強め, 命の誕生を待っている気配を感じる妊婦は, そのことを心の支えとし, 愛情を実感したであろう。妊婦にとっても家族にとっても大きな感動をもたらしていたに違いない。

　その状況が昭和35年 (1960年) ごろを境に変化し, 施設内 (病院, 診療所, 助産所) 出生が半数を超え, 昭和45年 (1970年) には96.1％となり, 家庭の中にあった命の誕生は, 日常から見えにくいものとなった。その後も家族形態の変化に伴って家庭での出産は減少し, 平成2年 (1990年) には施設内出産は99.9％になり, 命の誕生の生々しい感動を味わう機会が日常から遠ざかる。命の誕生をめぐる感動の瞬間は, 命への慈しみ, 命の尊厳を培う原動力となり, 重要な意義があったのではないだろうか。

　一方, 死はどうであろうか。主要死因別にみると, 3大生活習慣病といわれる悪性新生物・脳血管障害・心疾患による死亡が上位3位であるが, 不慮の事故・自殺による死も見逃せない。悪性新生物や脳血管障害等による死は確かに辛い悲しいものである。しかし, ある意味で予期された死であることから, その時までをどのように生きるかという命題に対して, 患者と家族に直視する時間が与えられる。そして看護が関わることができる。一方, 不慮の事故や自殺は, 突然に襲ってくる死であることから, 死と死後に対しての

準備が欠如したまま，患者が，あるいは家族が身内の死に直面することになる。したがって，看護の関わりはなお一層のこと重要なものである。

人は死ぬとき，その瞬間をどこで迎えているだろうか。昭和22年（1947年）は，91％の人が家庭で死を迎える，いわゆる「家庭死」であった。家族とともに生きて，病になり，あるいは老衰で亡くなるということが自然の生活の営みであり，死ということは家族の身近な出来事であった。家族の中に死があると，家族とともに悲しみや辛さを分かち合い，支えあい，受け止めていた。家族は，死を迎える人の看病の辛さや大変さを感じながらも，どのように接したらよいのか思い悩む実体験からさまざまなことを学び取り，思いやりや支え合いなど，生きていく上での大切な感情の交流を感じとっていたと思われる。それが平成2年（1990年）になると75％の人が病院で死を迎えるようになり，平成10年（1998年）には81％の人が「病院死」となっている[3]。

病院で死ぬということは，治療環境の中に身を置くということであり，ある種の安心感があり，患者と家族は日常生活における病人の看病と，死への対処への戸惑いや不安から解放され，治療や看護が受けられるという安堵感を得ている。しかし，病気の治療を目的としている病院が，人々の死を看取る場所としてふさわしい場所であるのかを吟味しなければならない。病院には過剰医療や精神的ケア不足などの問題も孕んでいるからである。

日常の営みの延長として家庭にあった死が，施設へ移行した背景には幾つかの要因が考えられるが，①病室を確保できない住環境，②緊急時の不安，③支える人の介護負担，④介護する人の不足，⑤介護技術の未熟さ，⑥家族の社会生活への影響といったことなど，ある面においてその状況を受け止めざるを得ない社会問題が存在する。

家族に病人がでると家族が協力し合って看病し，死にゆく人を見守り，受容していく過程を学んでいた諸々のこと，その学ぶ機会を今われわれは失くしている。今日，死は"非日常"となっている。人は生きてやがて死ぬという摂理は，もはや生活の中の自然な営みの内になく，現代人にとっては，死

をも何か特別なものとして抱え込んでいるといわざるを得ない。しかも，病院で死を迎える人が多いことは，高度医療や科学技術を駆使する現代医療の対象者となる人が多くなることを意味している。

　これらのことによって，命のつきるまで死と真摯に対峙し死を受容するという構図は，死と対決する構図に変化してしまう。まさに生と死が，日常から遠ざかったことから派生する事柄は，様々な軋轢を生み出しているのではないだろうか。それ故に，生と死は人々の生活の営みの中にあるということを明確に自覚することは大事なことである。

　死を受容する構図にしても，死と対決する構図にしても，人は，死に直面したとき生きることを考え，生きたいと思う気持ちが強く湧いてくる。死に直面したときにこそ，生きていることを気づかせ，生きたいという気持ちを掻き立てる。日常生活を営む中で，死という意識が少なくなった社会では，生の意識も弱くなり，活力が失われ，退廃的になってくる危険性も孕んでいる。

　また，人はいずれ死ぬという認識があるからこそ，人間の弱さをも認識し，優しさや協調性なども生み出しているともいえる。見える死から見えない死に変化していった社会において，人々が，そして看護が，死とどう対峙するかは重要な課題である。

(2) メメント・モリから死の準備教育へ

　メメント・モリ (memento mori) は，「死の警告」，「死の表徴」，「あやまちを思い出させるもの」と訳されることも多いが，ここでは原義にかえって，「死を忘れるなかれ」と受け止める。

　核家族の中で，それぞれが自分の生活スタイルを堅守して暮らす現代人にとって，死は身近な存在ではありえない。死は，誰にも平等に必ず訪れると知ってはいても，若者にとって死ははるかかなたの先のことであり，今の生活の延長に死があり，自分もいずれ死ぬとは考えにくい。ましてや時間に追われて暮らす現代社会の人々は，死を語る日常を過ごしていない。人の死に

接した経験もないままに，身近な人の死や自分の死を，現実のものとしてある日突然に直面することになる人は多い。だからこそ，日常的に死を忘れて暮らしているが，日常のどこかで死を語る時間を設定する必要があるのではないだろうか。死を語ることによって，今と将来をどう生きるかを見つめることになるからである。

近年の医療の発展・発達は著しく，治らないとされていた病気も回復が可能になり，高度医療が実現されている。重傷になればなるほど医療の手が入り，治癒あるいは回復を期待して医療者も最善を尽くす。しかし，いくら医療従事者が最善を尽くしたとしても，その治療環境として医療器械や器具が患者を取り巻くことになり，非日常と化した環境の中に患者の身を置くことを余儀なくさせる。

急性心筋梗塞や脳梗塞のように，懸命な治療により延命が図られることが期待できる場合は，延命に向けて最善の努力をすることは医療従事者の責務である。しかし，癌の末期のように，もはや死が避けられない場合の延命への積極的治療はどうであろうか。無意味な延命治療の状態で生きるよりも，患者は，むしろ医療従事者との心の交流や家族との絆，支えを求めるであろう。延命治療を目的とした環境は，患者を不安にさせ，孤独にさせる。この孤独の中で死を迎えなければならないとしたら不幸なことである。

日常の身近な存在であった死が，治療環境という中の特別な出来事となり，人々から見えないところで起こる現象となることによって人の死は，日常生活からますます遠ざかる。死は，日常生活には見ることのできない閉鎖的環境の中で起こり，身近な人の死から学ぶ体験も奪う。だからこそ，看護の果たす役割とその意義は大きい。

日常から学ぶこともなく，語ることもない死は，日常から忘れられている。忘れられたまま意識になく，何の準備もない状態で死に直面するならば，死が訪れたとき，人はあわてふためき，悲しみ，苦しみ，その対処に戸惑いを隠せないだろう。だからこそ，メメント・モリ「死を忘れるなかれ」である。

我が国においては，死は縁起でもないもの，忌み嫌うものと考えられ，目

をそむけてきた。死を語ることはタブー視されてきたため，死について教育をするという考え方は，長い間存在しなかった。

しかし，死はだれにでも訪れるものであり，死が本人と家族にとって不安の対象であり，辛いもの，悲しいもの，無念なものであるならば，生前から死について語る意義がある。死を語ること，死を思索することは，命を見つめることであり，生を語ることであり，死ぬ瞬間までをどう生きるかを考えることになるからである。

死に対する考え方や死の受け止め方は，個々人によって異なる。自分らしい生き方と同じように，死が創れるとしたら，その人らしい人生を生きた証になるであろう。日ごろから死について学び，考え，身近な人と話し合う機会があるならば，死が訪れたとき，無意味な恐怖心や耐え難い苦痛にとらわれることが少なくなり，より善く生きることに心を傾けることができるのではないか。

この意味においても死について語ること，死の瞬間までどう生きるかを考えること，それは死を準備するための自己教育であり，死への準備教育でもある。死への準備教育として，まず，身近な人と死について話し合う機会を設けたい。どのように死を迎えるのか，死までの時間をどう過ごすのかなど身近な人々と語り合うことで，今を生きることがより鮮明になり，より一層充実したものになるであろう。自分の死（一人称の死），家族の死や友人の死，患者の死（二人称の死）について，彼らが何を望み，何をすることが各自の死生観を尊重することになるのか等，語り合うことから始めて，死への準備教育としたい。近年においては，死への準備教育（death education）の必要性が提唱されている[4]。

II. 人間にとっての死・看護にとっての死

(1) 死の判定，人はそれを受け止められるか

人の死を判定することは困難である。夜明けと日没について気象学上の定

第4章 看護における死

義[5]はあっても生活者としての実感とのギャップがあり，夜明けや日没はいつなのかについて明確な線は引けない。人の死についても，ここまでは生で，ここからは死であると明確に線は引きがたい。生物学的に見ても人は一瞬に死ぬのではなく，時間経過の中で細胞，組織，臓器，呼吸，循環というように，それぞれがそれぞれのおかれた状況の中で死ぬのであり，生物学的な死の判定もまた難しい。ましてや，人の生き方，価値観を包含した死の判定は，より困難である。にもかかわらず，人は死を判定しなければならない。

わが国の現代医療における死の判定は，死の三徴候によってなされる[6]。医師は死の三徴候によって死の判定を行い，死の宣告をする。しかし，実際には死の徴候は，時間差で起こり，一旦停止しても延命処置によって反応することもあり，確実に判定するには，医師の知識と経験が必要である。この死の三徴候は，心臓死による判定と理解されている。

心臓死による死の判定に対して脳死による判定がある[7]。従来は，心臓機能が停止することで，脳の機能が停止していたが，人工呼吸器が出現してから，たとえ脳の機能が停止しても心臓やその他の臓器は比較的長時間にわたり，その機能の維持が可能となった。このことから，脳死という考え方が生まれている。

わが国では，平成8年（1996年）に「脳死は人の死である」という前提の合意のもとに「臓器移植法案」が可決され，翌年に，脳死が人の死として認められ臓器移植法が施行され，臓器移植が発展してきた。臓器移植を必要としている患者や臓器移植をしたいと考える医療現場では，脳死を人の死と認め，その遺体から臓器を取り出し，移植することで新たな命を助けることを使命としている。

しかし，脳死が人の死であるか否かについては，今後も議論が必要であり，多くの問題を今なお抱えている。日本人の死生観からみれば，脳死を容認できるまでの意見の一致をみていない。まして，脳死が臓器移植との関連で論じられるならば，相当慎重な態度が必要である。人の死があっての臓器移植であり，臓器移植のために人の死があるわけではないからである。

脳死の判定は，倫理委員会など一定の手続きを踏むことで行われることが必要であり，人間の尊い命を中心に据えなければならない。医療従事者は，臓器移植のために死の判定があるわけではないことを強く認識しておく必要があるだろう。

そしてさらに，医学的に死が確認され，医師による死亡宣告がなされたとしても，家族はそれをすぐには受け止められないことが多い。

E氏は，息子を突然に亡くされるが，その時，息子の死を受け止めることができない。23歳まで育てた息子，未知の可能性を秘めている青年である。E氏の息子は交通事故で内臓破裂となり，緊急手術をするが大出血による重篤な状態である。「母親が病院に駆けつけるまでの間，なんとか持ちこたえよう」という医師の治療方針で，大量の輸血を続けながら生命維持への努力がなされた。

数時間後にやっと母親が病院に駆けつけられた。母親が見たのは，頸から下をシーツで覆われている息子である。顔は受傷していないため眠っているような平和な表情をしている。顔だけを見ると交通事故にあった人とは思えない。内臓破裂のため，腹部は蛙の腹よりも醜く腫脹し，ドレーンから血液が溢れ出るように流れ出る。血圧は 40 mmHg にやっと維持されていることがモニターで解る。人工呼吸器の音がシュウ，シュウと定期的に音を刻む。母親は息子の胸を抱きかかえるようにすがりつき，「いつもの顔だわ。眠っているみたい」とつぶやく。もうこれ以上血圧を維持することはできないというかのように，医療の限界に耐えるかのように医師の眼はモニターを見つめている。

医師：「御臨終です。力及びませんでした」
母親：「えっ，そんな，ほら，身体はこんなに温かい。ぬくもりがあるわ」
医師：「……」
母親：「E男しっかりして」と息子の身体をゆする。
母親：「看護師さん，ほら，こんなに身体が温かいのよ」

母親:「E男しっかりして，声をだして，お母さんって言って」
　母親は息子の身体の温かさを肌で感じ，その温かさゆえ息子の死を受け止められないでいる。身内に支えられながら控え室に移動しても，母親はぼんやりしてうつろである。
　母親:「そうだ，看病しなくちゃ」とつぶやき荷物をあけてバッグの中からエプロンを取り出す。
　母親:「そう，あの子は，りんごが好きだから，りんごをすって飲ませましょう」
　母親の荷物の中には，エプロンが数枚入っている。1ヵ月でも，2ヵ月でも看病するつもりの荷物である。死ぬかも知れない重大な交通事故に巻き込まれた息子の死を予感しながらも，息子だけは死ぬはずはないと思うのが母親であろう。霊安室に安置されてからも，冷たくなった身体に温かみを感じとってしまう母親である。霊安室に安置された息子に「こんなに冷たくなって」とつぶやく。死を現実のものと受け止めなければならないことを知ってはいても，深い悲しみの中にいるからこそ，死を現実のものとして受け止められないでいるのではないだろうか。

　死が判定され，医師による死亡宣告がされたとしても，家族は「死ぬはずはない」とか，「これが死だろうか」，「もしかしたら，今にも生き返るかもしれない」というかすかな望みもあり，死を現実のものとしてすぐには受け止めにくい。
　ましてや，脳死と判定された場合，脈々と息づいている鼓動，温かな体温のある身体を前にして，家族は死を素直に受け止められるだろうか。竹内基準[8]に従って脳死の判定がなされるが，その判定にさえ葛藤し躊躇するだろう。1回目の脳死の判定から6時間が経過するまでの間，その患者は生きているし，6時間経過して改めて脳死の判定がなされ，そこで死の判定が確定するのであるから。
　この一連の手続きは合法であるが，家族にしてみれば，いたたまれない気

持ちだろう。この瞬間にも生き返るのではないか，まだ死んではいないのではないかという思いもあり，苦悩するのは道理である。このように複雑に揺れ動く心理状態にある家族，死を目前にした日常とは異なる緊張状態に置かれている家族が，身内の脳死を冷静に受け止めることは困難だろう。「脳死」を判定される家族へのサポートが看護としていかに重要であるかはいうまでもない。看護は，死に至るまでの救命的看護に力を注ぐとともに，死に至るまでの時間と亡くなってから後の患者と家族の心理的・精神的支援をしなければならない。

(2) 看護は死をどう捉えるか

ヘンダーソン（V. Henderson）は，平和な死への援助は看護の独自の機能であるとし[9]，日本看護協会は，看護は安らかな死のために，個人がその家族を含めて自立して日常生活ができるように援助する科学（science）であり，技術（art）であることを意味するとしている[10]。死は人生の最期であることから，医師や看護師と家族は人生の最期の時がやすらかに，平和に迎えられるように接する人となる。患者は看護師を選ぶことなく人生における最期の時を委ねている。看護師がどのような看護観や死生観を持っているのか，看護師の姿勢・態度によって死の瞬間の迎え方が異なってくるため，その責任は大きい。

人が死ぬ時の死に方を決めるのは，①その人がどのような生き方をしてきたのか，②どのような病気や事故で死ぬか，③どのような看護を受けるか，の3つの要素が考えられる[11]。

①のその人がどのような生き方をしてきたかについては，その人の過去のことであり，看護は何もできない。ただその人の生きてきた過去，その人の現在をそのまま受け入れる。患者をそのままに受け入れること，これが看護の基本である。どのような人であっても，看護は，安らかな死，平和な死を願い，そのままのその人を温かく受け入れることをする。そして，患者自身がその生きてきたあり様を受け止められるように支えるのである。

②どのような病気や事故で死ぬのかによって，本人と家族，医療従事者等に及ぼす影響が異なってくるのは当然である。だからこそ，看護は，どのような病気なのか，あるいは事故によって死を迎える人なのかを十分に把握する必要があり，対象の理解を重視している。患者に突然襲ってくる死，考える時間を与えられる死，苦しむ死，やすらかな死など，患者の病状によって異なるが故に，看護の対象である患者とその家族を理解することが必要なのであり，その状況によって身体的ケアと精神的ケアを構築して関わるのが看護である。一人として同じ人生を生きた人はいないのだからこそ，個別性を尊重した理解と関わりをする必要がある。

③どのような看護を受けるのかの要素は最も重要である。患者の延命を第一義と考えるのか，苦痛の緩和を第一義と考えるのかによっても看護方針は異なってくる。しかし，どのような状況であっても，看護は患者と家族を主人公として，その人の価値観，人生観に寄り添い，その人が望む最期のあり様を実現する人として，心地よさと安心感で包み，死を創る役割を果たす人として機能する。

患者を痛みで苦しめてはならないし，孤独にしてはならない。患者を不安や恐怖にさいなまれる人にしてはならないし，遺恨を抱えたまま逝く人にしてはならない。看護の考え方とその展開が，患者と家族の死のあり様を決定することになり，死を創ることとなるからこそ，看護職者の死生観と看護観を深める必要があり，死への看取りへ活かせるものにしなければならない。今日では，苦痛の緩和と生命の質（quality of life；QOL）[12]を高めることを命題として，その人らしい最期を創造する看護の意義が認識されている。

死とは何であろうか。J. フォン・テープル（J. V. Tepl）[13]によると，死は悲しむべきこの世との別れではあるが，非存在の始まりでもあり，新しい死後の世界への出発でもある。この死生観の裏づけがあるからこそ，ターミナルケア（境界のケア terminal care / terminus 境界）という概念が生まれてきたといえる。この世とあの世の境である死期が迫っている人に，できるだけ苦痛を少なくして新しい世界へ移すという関わりを看護は担っている。死

は避けられないものであるからこそ，死を迎える人の最期の看取りが重要なのである。妻を亡くした夫が嘆き悲しむだけに終わるのではなく，最期には栄誉を受け取れるように関わるのも看護であるとも考えられ，これがグリーフワークにつながっていく。

藤原は，聖母病院のシスター寺本が自暴自棄の患者と語り合い，人間の肉体と精神との関係から生きることの意味にまで言及して，「しっかり生きてきたというその事実は，それぞれの胸のなかで，美しく咲いているはず，そうは思わないかしら，その思い出の花を枯れないように保っていくことが，今日一日一日をしっかり生きることになるはず」と諭し，励まし，温かく見守っていることを紹介している[14]。

この患者はその後安らかな気持ちを得て，数日後にあの世に旅立つ。これこそが，死の看取りである。終末期患者が抱える悲しみ，辛さ，苦悩，煩悶，欲望，絶望，その辛い状況のなかにあっても，自分を見失わずに希望さえ抱いて，周囲に感謝する気持ちに包まれて逝くとしたら，その患者はなんと幸せな，平和な死を迎えることになるであろう。そのような平和な死，やすらかな死の看取りを実現するようにすることが看護である。

終末期患者は全身倦怠感に苛まれ，身の置き所もなく辛い日々を過ごす。食欲不振や悪心，嘔吐など非常に不快なさまざまな症状に悩まされ体力を消耗し，気力も失せてしまう。これらの症状のコントロールをいかに適切に行うかが看護の基本であり，この身体的症状とともに精神的にも支えるのが看護である。精神的に支えることの前提には，患者一人ひとりに対して人格を持ったその人として接し，まさにその人らしさの尊重が存在しなければならない。

死にゆく人がよりやすらかに，より平和に死を迎えられるようにするのが看護であり，看護はより善い死が実現することに向けて支援する。より善い死とは，辛い苦しい孤独な死ではなく，不浄で忌むべきものとされることのない死である。これまで生きてきた人生に意味を見出し，この世に生を受けたことに感謝し，後事を託して未来への希望をもって死に赴くことである[15]。

問題なのは死を含んだ生の意味であり，生命のみならず苦悩と死のそれとを含む全体的な生命の意義が重要なのである[16]。患者がこれまで生きてきたことへ感謝し，その意味を見出すことを支える看護は，その人と真摯に対峙しなければならない。自分の人生に感謝できず，生きてきた意味づけがなされないとするならば，その人は絶望の淵に向かわねばならないであろう。そして身体的苦痛がより一層のこと精神的苦痛を倍加させてしまうであろう。絶望の縁から，希望を見いだせるように関わることも死の看取りである。

 希望の感覚として人生の意味や価値を見出せることが大切なことであり，絶望や現実のストレス状態から回避するための対処法として，希望のもつ治療的価値がある[17]。希望の目的は，①その人にとって意味がある，②思考，感情，行動，関係を含むプロセス，③予期の要素，④積極的な未来志向で，過去，現在，未来へとつながっている[18]。希望は人間の生と深く関係しており，人間が生きていく上での原動力になると捉えることができる。人が絶望に陥ると，望みをまったく失ってどうにもならなくなる。すなわち状況をコントロールできない無力感に陥るだけでなく，それに耐えられなくなる[19]。死を避けられないという状況の中にあっても，その人の人生における意味と価値を探索し，確認するプロセスを看護が支援することによって，その人がより善い死の実現に向かって進むことができるようになるであろう。

III. その人らしさを支える看取り

(1) その人らしさの尊重

 看護における死を考えるとき，やはり「その人らしく」をもっとも尊重したい。近年の医療の進展はめざましく，延命に価値がおかれ，命の最後の瞬間まで治療が優先してきたことで，多くの命が救われてきたし，救命に貢献してきた。その恩恵にあずかった人も多い。しかしながら，救命にのみ第一義的な価値と使命があるとして，死がもはや避けられない人々の多くの命を苦しめてきたことも事実であり，その経緯から反省もなされ，終末期におけ

る医療と看護のあり様が見直されてきつつある。

　無意味な延命治療による苦痛を強いることや，家族から隔絶されるような孤独な死は避けるべきであり，その人らしい死のあり方が求められている。人権を尊重した延命と生活の質，価値観，人生観を尊重するために成すべきことの調和を考えること，患者と家族・医療従事者がよく話し合うことが必要であり，それが今人々から求められている。

　この反省において重視すべき点は，その人の人間としての尊重であろう。死の看取りにおいて，その人らしさを尊重した看護を目指すには，まず病気からくる苦痛を最小にしなければならない。痛みや全身倦怠感，悪心・嘔吐，呼吸困難といった苦しい状況があれば，患者はそれに耐えなければならず，そのことにだけ意識が集中し，正常な思考能力も衰えてしまう。苦痛の中には自分らしさは存在しにくい。身体的苦痛は，不安や恐怖，怒り，悲しみ，絶望など心理的苦痛も共存させる。死に至る数年間を過ごした正岡子規は，病苦の世界を表現しているが，病状から来る苦痛の様子がありありと窺える[20]。

　心身の苦痛は患者の生命力をも消耗する。ナイチンゲール（F. Nightingale）は，看護は生命力の消耗を最小にするように整えることという[21]。近年の緩和医療の浸透により，ペインコントロールはかなり行われるようになってきたが，欧米諸国に比べれば，まだまだ不十分であり適切な使用がなされているとは言い難い[22]。看護は患者の身体的苦痛，精神的苦痛を的確に判断し，適切な疼痛緩和を行う必要がある。

　以下，事例は筆者の看護体験である（以下，筆者を看護師とする）。

　F氏は40歳代半ばの働き盛りに胃癌が発見され，発見された時はかなりの進行癌で手術も開腹しただけで終わった。癌告知はされておらず，胃潰瘍の手術をしたと説明されていた。当然のことF氏に激しい痛みが襲い，日に日に衰弱していく。

　F氏は癌を疑うようになり，やがてそれを悟られたようである。癌の痛み

は容赦ない。「看護師さん，痛みがどんなに激しくても，トイレにだけは行かせてください。トイレに行けない私は，私ではありません」と懇願されるF氏である。鎮痛剤は1日2度までという医師の指示による制限がある。F氏の痛みは激しく，体力的にもとてもトイレに行ける状態ではない。なんとかペインコントロールができないものかと，医師と痛みの緩和について話し合うが，鎮痛剤使用方針に変更はない。F氏の倦怠感，疲労感は日に日に強くなる。「せめてポータブルトイレを使いましょう」と促しても，F氏は「それでは私でなくなる。私は死ぬまで私でいたい。最期までトイレに行きたい」と希望される。車いすを勧めても，激しい痛みが襲う中でも「トイレに歩いて行きたい」と主張される。

F氏を観察していると，いくらか苦痛が緩和しているのではないかと思える日があり，一時的に症状が軽減する仲直り状態であると判断された[23]。F氏のトイレ歩行の希望へ添うのは今だ。看護師の肩に乗りかかるようにしてつかまらせ，ほとんど背負うような形ではあったが，トイレまで歩行介助し，トイレでの排尿が可能になった。トイレから病室に戻られると，呼吸は大きく乱れてはいるが，「ありがとう。わがままを聴いてくれてありがとう。生きていると実感したよ」と涙ぐまれた。

トイレまで介助するとはいえ歩行はF氏の体力をかなり消耗するものであったし，体力の限界への挑戦でもあった。しかし，F氏は大きな仕事を成し遂げたかのような満足感と安堵の表情をされ，ぐっすりと眠られた。目覚められた時「何か水でも飲みたいくらいだ」と冗談を言うほどのさわやかな表情をされた。面会の家族とも笑顔でトイレ自慢をされるなど家族との精神的な交流の一時を持たれた。

F氏の場合，容赦ない痛みが襲っているF氏の家族を交えて医師と話し合ったにもかかわらず，医師による鎮痛剤指示の変更はなかった。この事例は，F氏が大切にしている自分らしさへの挑戦と看護の原点である体力の消耗を最小にすることへのジレンマ，仲直り現象を捉えた最期のチャンスを生かした関わりを示すとともに，確実な緩和医療をすべきではなかったのかと

いう疑問を残している。

　患者を支える緩和医療は，その人らしさを尊重する看護につながる。この事例は昭和50年代後半の看護体験である。このころから医療や看護界で，ターミナル期における積極的な苦痛の緩和の必要性が叫ばれ，患者その人が主人公であるという認識の上にたって，死をどうデザインするかが論じられるようになってきた。今日の課題である。

(2) その人の希望に沿う看取り

　看護師は，死の瞬間までその人らしく過ごすことがいかに大切なことかを知っている。しかし，それを患者との関わりのレベルで実践できなければ意味がない。患者のその人らしさを支えることの価値や意義を問い直す謙虚さと勇気が必要である。

　膀胱癌のG氏は「いよいよだめな時は教えてほしい。妻にも言っておきたいことがある。いよいよという時には，妻に傍にいてほしい。妻に看取られて死にたい」と体力の衰えを自覚されたころから看護師の誰かれとなく言っておられた。G氏は，死の時をどう過ごしたいかをイメージされていたようである。

　やがてその時が来た。G氏は，意識が薄れて行く中で「妻に…」とつぶやく。しかし，医師が2名，看護師が3名，救急カートやモニター，カウンターショックなど医療機器を入れると病室には隙間がない。妻に「私たちが最善を尽くします。病室の外でお待ちください」と説明して，廊下で待機させる。妻は一瞬「病室に入れないの？」と曇った表情をされたが，そのまま頷かれた。

　私たち医師と看護師は一生懸命に治療とケアを行った。本当に最善を尽くしたと思う。必死で蘇生を試みた。しかし，その甲斐もなくG氏は亡くなられた。妻に死亡を告げる医師，それを見つめる看護師，泣き崩れる妻と子と祖母。G氏を看取るのは，医師だったのだろうか，看護師だったのだろうか。

G氏を看取るのは，妻と子と祖母ではなかったのか。

　G氏は膀胱癌と闘ったが，最期の瞬間はG氏が思い描くものではなかった。死の最期の瞬間に医療者として最善を尽くしたとしても，家族を病室から閉め出して治療にあたったことはG氏にとっての最善だったろうか。家族にとって最善だったろうか。家族は，G氏らしく死を迎えたとは思わないだろう。家族には不満や不信が胸に残る最期であったろう。G氏の死はG氏と家族のものであったはずである。看護師は大きな無力感に襲われる。

　G氏は妻に感謝しながら，子供をよろしくと頼み，祖母には先に逝ってしまう不幸をわび，親孝行できないことを謝りたかったのではないだろうか。その貴重な時間を奪ったのは，医師であり看護師である。家族に感謝して妻に後事を託す，先立つ不幸を母に詫びる，逝く間際の夫の手を握っている，好きな音楽を聴きながら生を終わるなど，人はそれぞれに自分らしい最期の時を持ちたいだろう。

　G氏らしい死の瞬間までの生をどうして創られなかったのだろうか。死の看取りではなく，医療者の価値観を優先した医療者側の都合による死との無意味な対決であったように思える。死をどのように迎えるかは，医療者だけが考える問題ではない。患者と家族の思いを尊重することが重要であることを痛切に思う。どう死ぬかは，どう生きるかに他ならないのだからこそ，患者の希望に沿う死の瞬間を看取る必要がある。

　H氏（45歳男性）は肝臓癌の末期であり，手術はもはや適応ではなく，唯一の放射線治療も吐気や全身倦怠感が強くて進まず，悪化する一方である。もともとは大人しい性格の方であったが，身体的消耗が強く，精神的にも動揺が激しくイライラ感から，看護師はもちろん近くに人がいれば誰彼となく当たり散らして怒りをぶつけられる。病状からくる苦痛と絶望に，混乱した精神状態を呈されている。

　「もう死ぬしかない」「死ぬ人間は何もできない」「死ぬやつは今さら何をしてもしようがない」「いっそ苦しまずに死にたい」「もう注射もしない。あ

とは死ぬだけだ」と死に対する苛立ちや不安・恐怖感を表現されていた。死にたいという言葉に，本当は死にたくないという心情を吐露されており，死に対する恐怖と生への希望がありありと窺えた。

絶望的な思いにとらわれて苛立っておられたH氏は，ある夜，何かが癇に障ったらしく，とうとうその苛立ちが最高潮に達して突然怒鳴りだし，病棟中にその声は響きわたった。

看護師は急いでH氏のところへ行き，彼の言うことにさからうことなく大きくうなずくことで，興奮がさめるのを待った。極度の興奮と混乱状態にあるH氏には，病気になって何もできないという無力感とあせりからの解放，気持ちを整理することが必要であった。H氏の言葉にただひたすら耳を傾けて手を握っていると，数十分経ったころから次第に落ち着きを取り戻されてきた。病む人の傍に寄り添い苦痛の叫びを傾聴すること，両手を握っていることでH氏の精神状態は落ち着きを取り戻された。H氏の手を握るという行為，これは身体接触である。看護における身体接触は，生命的接触[24]でもあるほどに重要な意味を持っている。

やがて，H氏は「生きている証を残したい。何かをしたい。でも体力はない。絶望的だ」「何をしたらいいのかさえ，きつくて，辛くて考えられない」「残された時間で何ができるだろうか」と，さっきまでの苛立ちがうそのように静かな語り口になられる。看護師は内面を吐露されるH氏の手を握ってうなずき聴いている。

H氏はカメラマンである。大自然の雄大な景色を写真という形で表現されていた。今はそのカメラを持つ体力がないため絶望があったようである。「写真のネガはありませんか」という看護師の言葉にはっとされ，ロッカーにしまわれていたたくさんのネガを思い出された。「現像してみましょう」と提案すると，「そうか。写真はもう撮れないとあきらめていた。写真のネガがあった」と愛しむようにネガを手に取られた。

できあがってきた写真を整理する体力はわずかしかないため，看護師との共同作業になる。その中でH氏が熱意をもって語られた景色の数枚を大きく

引き延ばすこの作業は、H氏を生き生きとさせた。H氏が希望に包まれた、H氏らしさの瞬間である。看護として、もっと早くH氏らしさへの関わりをすべきであったと反省する一方で、せめて最期にH氏の希望に沿い、H氏らしさへの挑戦ができてよかったと思う。

　その人の希望、その人らしい人生に沿うには、その人の生き方や価値観、人生観を理解すること、その上でその人の死の受容過程を受け止め、その人の人生を生きたというやすらぎの中に死を受容できる方向へ導くことが必要である。体力、思考力、判断力など基礎的な力が残っている間に、生命の輝きを家族とともに演出することもその人を支えることになる。たとえば、「娘の結婚式に出たい」「孫の顔を見たい」「故郷の景色を一目みたい」「自分史をまとめたい」「絵はがきを愛する人に送りたい」など人生の中でやり残したことの実現に向けて、環境を整えることもその人の希望に沿うことになる。

　NHKが平成4年（1992年）に放映した「故郷いのちの日々、末期癌患者のやすらぎ　ビハーラ病棟」では、その人の希望に沿うため、その人がやりたいと思っていることを支えていることに胸を打たれる[25]。したいことを見いだしている患者、したいことが見つからない患者など様々であるが、患者のその人らしい希望への実現に向けて、看護師や家族は支える存在でありたい。看護師や家族に遠慮することなく、患者が素直にしたいことをうち明けられ、相談できるような関わりと環境を提供しなければならない。そこには、患者と家族、看護師との間に信頼関係が不可欠である。

　看護は、その人らしさとは何かを真摯に見つめ、どのような人間関係を創り上げればよいのかを真に深く考える必要がある。また、患者と家族における位置づけや役割など、家族との関係において患者はどのように過ごしたいと思っているのか、家族はどのような思いを抱いているのかを話し合い、患者と家族の絆を強める関わりを支援していく必要がある。その人らしい人生はその人自身の中にあり、家族とともにあることを尊重していきたい。そこ

に患者の希望に沿う看取りがあるだろう。

IV. 癒しの看護とグリーフワーク

(1) 癒しの看護

　アメリカ看護師協会は，1995年に看護の定義を見直し，看護ケアを受ける人々への看護の社会的義務をうたうことの重要性から，健康と癒しを促進するケアリングの関わり合いを提供することを加えている。このことからも癒しは21世紀の看護においてキー概念になるであろうことが推察できる。

　人間は「ホモ・クーランス (homo curans)」であるといわれているが，クーランスとは「配慮する」「ケアする」という意味のcurareに由来し，まさに癒しである。医学の祖ヒポクラテス (Hippokrates) は，みずからの仕事を「イアトリケーテクネ（癒しの技 art of healing）」[26]とし，ヒポクラテスの時代は，医学は「癒しの技」と考えられていた。医学は人格と人格の関係であるし，医師の使命は病気を治すことではなく，病人を治すことである。生老病死に悩む人間の伴侶たることこそが，医師の使命であり誇りであるからこそ，医師は単なる科学者であってはならない[27]。看護においても，ナイチンゲール (F. Nightingale) は，病気を癒しの過程と捉え[28]，癒しを基本においている。

　癒しの「い」は，「医（い）」「息（いき）」「命（いのち）」などの語幹と同じで不可視のエネルギーを表す。人は辛い，悲しい，苦しい出来事に遭遇した時，思わずしらず神頼みする。そこには神聖な感情もあり，癒しを求めているとも理解できる。癒しは，①喉の渇きを癒す，②傷や痛みを癒す，③恋の苦しさを癒す，などの癒しと宗教的な癒しがあり，その範囲は広い[29]。人は喉が渇くと水を飲むが，「喉の渇きを癒す」のであって「喉の渇きを治す」とは言わない。癒しは，病を抱え込んだままの有り様を示す潤いなのである。癒すのは身体か，心か。心と身体を視野に入れた癒しは，「身をもって知る」あるいは「身をもって実感する」ことになるであろう[30]。

ヴァン・デン・ベルク (V. d. Berg)[31] は，肉体と精神の厳密な分離や区別は正確にはあり得ないとする。医師は，患者を解剖生理学的，病態学的なメカニズムの観点から病気を診察し，「検査結果，異常ありません」と患者に伝える。患者は「頭が痛くて吐き気がして辛い」と自分の身体に起きている感情や感覚の世界で訴える。患者に起きている苦しみは，医学的見地からだけでは説明できないし，体験する身体とは別のものである。ここに，身体に心の問題が存在することが顕在化し，癒しを考える必要性が示唆される。

哲学者メルロ＝ポンティ (M. Merleau-Ponty) は，現象学的両義性を基礎とすることによって心身論を結びつけている[32]。ベルグソン (H. Bergson) は，デカルト以来の心身二元論的思考を克服する道を拓き，身体と心の相関性に着目し，心身対立からゆるやかな二元性に置き換えることを試みている[33]。湯浅は，情動，心情に着目し，その能力は「愛」とか「慈悲」とかで説かれるような人間関係に心の平和と調和をもたらすような能力であり，ここに人格の核心に触れる問題があると指摘する[34]。

このような観点からみると，癒しは心身の関係性の中にあり，人間の相互作用の中にあると考えられる。ジーン・アクタバーク (J. Achterberg) によると，癒しは「癒す者」と「癒やされる者」との関係の中で生じるプロセスである[35]。彼女は，その関係自体が，愛と希望と信頼からなる自覚とともに，畏敬の念の基に結ばれると捉えている。

医療に携わる看護職者は癒しをどのように捉えているだろうか。平成8年 (1996年) に岐阜県下の看護師 1,070 名を対象に調査した結果，患者を癒した経験ありとした看護師 39％，癒した経験はないとした看護師 45％，どちらともいえないとした看護師 7％である。どちらとも言えないとした人の中には，患者を癒したかもしれないが，そのような判断は看護職者がするものでなく，患者がするものであるという看護師もいる[36]。

癒しに関連する用語をあげて，それぞれの言葉を5段階で評価すると，「やすらぎ」「あたたかさ」「いたわり」が上位を占める[37]。それを因子分析すると，第1因子「心模様（やすらぎ）」，第2因子「心模様（謙遜）」，第3

因子「他者との関係（祈り）」，第4因子「心と身体（存在）」，第5因子「他者との関係（安定）」，第6因子「心と体（一体）」である[38]。

どのようなときに癒されるかでは，「家族との関わり」「家族に支えられる」「家族に愛される」が上位を占め，患者にとって家族の大きさが示唆される[39]。それを因子分析すると，第1因子「医師・看護師との対話」，第2因子「家族の支援」，第3因子「医師・看護師と承認」，第4因子「家族との愛」，第5因子「死の受容」，第6因子「基本的欲求の充足」である[40]。このことから，癒しは，「心模様」「他者との関係」「心と身体」の3領域に集約され，家族の愛情が大きく存在し，医師や看護師との対話の重要性が示唆される[41]。

白血病のIさん（44歳，女性）は，長期にわたる個室隔離を余儀なくされ，感染が心配されたため，看護師の観察やケアもなるべく短時間で済ませるようにしていた。ある夜，床上安静の苦痛や痛みからくるストレスもあって「私，ずっと我慢してきたけれど，寂しくて，寂しくて，辛い，怖い」と突然涙ながらに訴えられた。看護師はIさんの手を握り，Iさんが泣かれるのを見守っていた。Iさんは孤独に耐えていらしたのだと思いながら，しばらくの間，寄り添っていた。

翌日Iさんは，気持ちが落ち着かれたようである。「お蔭様で，昨日は本当に助けられました。不安な気持ちを聴いて下さってありがとう」と挨拶され，その日を境に自分の死を受け止められたようにすがすがしい表情をされた。人は誰か傍にいてほしいと切望するとき，どうしても自分の気持ちを抑えることができないで苦しんでいるとき，誰か傍にいて話を聴いてくれる人がいるならば，その人は癒され，救われる。死に向かって生きているときに癒しを実感できるようなケアが求められているのである。

癌転移の痛みに苦しむJさんは家族に当り散らし，家族も心労で倒れそうである。看護師は，今日こそはゆったりと向き合うという態度で，「どこが一番痛みますか」とJさんの腹部にそっと手を触れる。Jさんは「ここが痛

むんや。ほら，硬いだろう」と看護師の手を誘導される。痛むと言われた腹部にそっと手を当てると，「看護師さんの手は暖かいなぁ」と言いながら不思議なほど平和な表情でうとうとされる。付き添いの家族も安堵され，看護師もまた安堵する。やすらかなひと時である。その数日後に亡くなられたが，家族は，Jさんがあの夜，やすらかな表情を取り戻したことに触れ，「癒されたと思います」と感謝される。看護師は，癒されたのは自分の方ではないかと感じている。

　これらの結果から筆者は，癒しは，患者自身の感覚であり，他者との関係性の中に存在すると考えている。癒しそのものは，生活のストレスを回避することを意図した慰安や生き方を探す模索の段階から，病からくる苦しみから解放されたいと願う段階の癒しなど5つの深まりのレベルがあるのではないかと考える。つまり，レベル1は「慰安や生き方の模索」，レベル2は「痛みからの解放」，レベル3は病を受け入れることによる「自己受容・自己成長」，レベル4は自己を統合し，心身の調和が図れることによる「全体性の獲得」，レベル5はおかげさまで生かされているという感謝の念が生まれ，他者（家族）を助けたいという思いが強くなるなど，今の自分自身を超えた自分に出会うこと，つまり「自己超越」という心情ではないだろうか。このように癒しは，苦悩の状況によって，ちょっとした軽い感覚としての「癒された」という気持ちの慰安から，病の自分自身を受け入れ，他者に感謝し，他者の幸福を願うような自己超越の深まりまであるといえる。死期が迫ったその人自身が，癒し癒されている自分を体感できるような看護を目指す必要がある[42]（図1）。

(2) グリーフワーク

　人は愛する人を亡くした時，喪失体験としての反応を示す。夫や妻，あるいは子どもを亡くした人の悲しみは大きい。愛着理論[43]によると，人間は，他者と強い愛情の絆を結ぶ傾向があり，この絆が脅かされたり，切られたりしたとき，強い情緒反応を起こす。この強い情緒反応に人は苦しむ。看護師

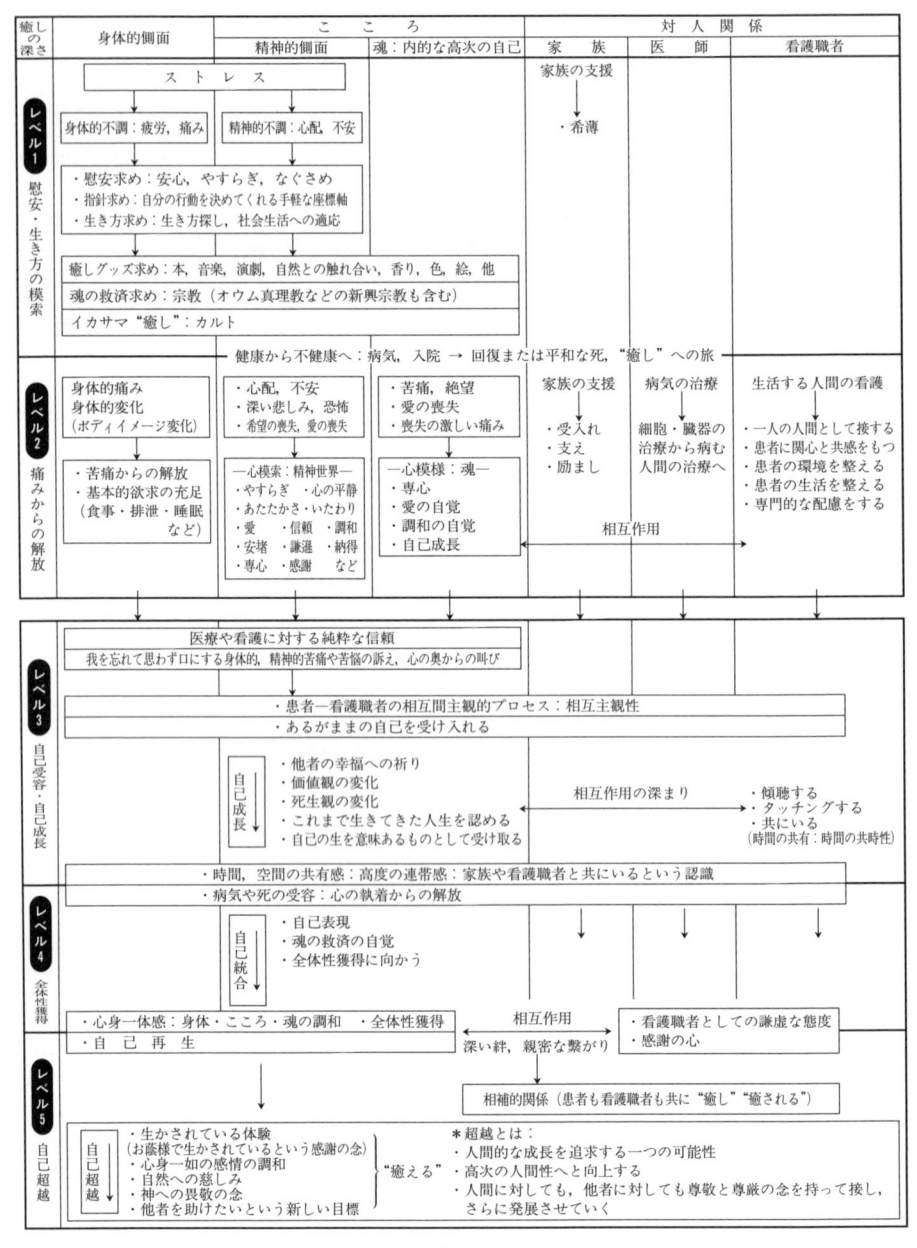

癒しの深さ	身体的側面	こころ（精神的側面）	こころ（魂：内なる高次の自己）	対人関係（家族）	対人関係（医師）	対人関係（看護職者）
レベル1 慰安・生き方の模索	ストレス／身体的不調：疲労、痛み／・慰安求め：安心、やすらぎ、なぐさめ／・指針求め：自分の行動を決めてくれる手軽な座標軸／・生き方求め：生き方探し、社会生活への適応／・癒しグッズ求め：本、音楽、演劇、自然との触れ合い、香り、色、絵、他／・魂の救済求め：宗教（オウム真理教などの新興宗教も含む）／イカサマ"癒し"：カルト	精神的不調：心配、不安		家族の支援／・希薄		
	健康から不健康へ：病気、入院 → 回復または平和な死、"癒し"への旅					
レベル2 痛みからの解放	身体的痛み／身体的変化（ボディイメージ変化）／・苦痛からの解放／・基本的欲求の充足（食事・排泄・睡眠など）	・心配、不安／・深い悲しみ、恐怖／・希望の喪失、愛の喪失／―心模様：精神世界―／・やすらぎ、心の平静／・あたたかさ・いたわり／・愛・信頼・調和／・安堵、謙遜、納得／・専心・感謝 など	・苦痛、絶望／・愛の喪失／・喪失の激しい痛み／―心模様：魂―／・専心／・愛の自覚／・調和の自覚／・自己成長	家族の支援／・受け入れ／・支え／・励まし	病気の治療／細胞・臓器の治療から病む人間の治療へ	生活する人間の看護／・一人の人間として接する／・患者に関心と共感をもつ／・患者の環境を整える／・患者の生活を整える／・専門的な配慮をする
					相互作用	
レベル3 自己受容・自己成長	医療や看護に対する純粋な信頼／我を忘れて思わず口にする身体的、精神的苦痛や苦悩の訴え、心の奥からの叫び／・患者―看護職者の相互間主観的プロセス：相互主観性／・あるがままの自己を受け入れる		自己成長／・他者の幸福への祈り／・価値観の変化／・死生観の変化／・これまで生きてきた人生を認める／・自己の生を意味あるものとして受け取る		相互作用の深まり	・傾聴する／・タッチングする／・共にいる（時間の共有：時間の共時性）
レベル4 全体性獲得	・時間、空間の共有感：高度の連帯感：家族や看護職者と共にいるという認識／・病気や死の受容：心の執着からの解放／・心身一体感：身体・こころ・魂の調和・全体性獲得／・自己再生		自己統合／・自己表現／・魂の救済の自覚／・全体性獲得に向かう		相互作用／深い絆、親密な繋がり	・看護職者としての謙虚な態度／・感謝の心
レベル5 自己超越	自己超越／・生かされている体験（お蔭様で生かされているという感謝の念）／・心身一如の感情の調和／・自然への慈しみ／・神への畏敬の念／・他者を助けたいという新しい目標		"癒える"／＊超越とは：／・人間的な成長を追求する一つの可能性／・高次の人間性へと向上する／・人間に対しても、他者に対しても尊敬と尊厳の念を持って接し、さらに発展させていく	相補的関係（患者も看護職者も共に"癒す""癒される"）		

図1　癒しの構造化

は，死別に関連する悲嘆としての情緒反応に対して，これまで何らかの対処をしてきただろうか。

　J. W. ウォーデン（J. W. Worden）は，死別に関連する悲嘆（グリーフ grief）に焦点をあて，その枠組を「悲嘆の4つの課題」とし，悲嘆にくれる人に援助的に働きかけるグリーフカウンセリングの必要性を提唱している[44]。

　ウォーデンによる悲哀の課題は，①喪失の事実の受容，②悲嘆の苦痛の乗り越え，③死者のいない環境への適応，④死者を情緒的に再配置し生活を続ける，の4つである。この課題の最終段階を完了したとき悲哀は終了する。悲嘆反応の完了を示す目安は，死者を苦悩なく思い出せるようになったときである。

　本章のII節の「(1)死の判定，人はそれを受け止められるか」で紹介したE氏（116頁）の場合，課題1の喪失の事実を受容することができない。息子は逝ってしまい，戻ってくることはないという事実に直面できないでいる。初七日が過ぎ49日の法要を済ませても，息子は帰ってくる，どこかに行っているだけという思いから離れられず，息子の部屋を生前のままの状態にしている。E氏は円形脱毛症になり，嘆き悲しんで暮らし，息子に似た同じ年頃の青年を見かけると，間違えて呼びかけてしまう。そして，しばらくすると「息子はいずれ遠くに行って独立するのだし，寂しくない」と息子の衣服を処分してしまう。これは，ウォーデンによると「喪失の意味の否認」である。喪失したことは，実際より意味が低いと見なすことで自分を護っているというのである。E氏は，この出来事で悲嘆の課題1は完了し，次の課題へと進む。

　課題2は，悲嘆の苦痛を乗り越えることである。人は，苦痛を乗り越えることを避け，悲嘆の苦痛を回避しようとする。E氏の場合も，感情を殺し，存在する苦痛を否認し，「あの子はいい子だった。兄弟姉妹の中で一番親孝行だった」と良い思い出だけを思い起こし，嫌な思い出による不快さから自分を守るような言動をする。死者を理想化し，死者を思い出すことを避けた

りする。このままでは，課題2は乗り越えられない。初盆のとき，「E君はいい子だったね」という話題から「あんないたずらをした」「こんなことで困った」という親族の言葉をきっかけに，美化していた思い出が現実のいたずらっ子であった息子の思い出としてよみがえり，「そうだった，あの子はこういう良いところとこういう良くないところもあった」と現実を直視するようになり，悲嘆の苦痛から乗り越えるきっかけをつかんでいる。

課題3は，死者のいない環境に適応することである。1年半が過ぎ，その間にも長男は亡くなっていないが，次男と長女がいる生活のさまざまな出来事に対応しなければならない。次第に，長男がいない環境に適応していることにE氏自らが気づいていく。このころから生活に笑いがみられるようになり，将来の夢や希望を語ることができるようになっている。まさに死者のいない環境への適応である。

課題4は，死者を情緒的に再配置し，生活を続けることである。E氏は，「長男は私の胸の中に生きています。私の心を支えてくれています。次男と長女の将来もあるし，私もまたお茶とお花の稽古に出ようと思います」と語り，課題4を達成する。E氏が，情緒的再配置ができるのに2年半の年月を要している。E氏の場合，4つの課題の最終段階を完了したことで悲哀は終了したといえる。そして「息子は良い子だったが，今はいない。次男と長女がいる。私も稽古事が楽しみ」と明るく話すようになっている。

今日の看護では，遺族に対するグリーフワークを組織的に系統的に行っていない。通常，病院で亡くなった場合，霊安室に遺体を安置し，霊柩車が迎えに来て，お見送りをすることで看護は完了している。その後，遺族は嘆き悲しむ時間を過ごす。どうやってあの辛さから立ち上がるのだろうかと思う事例もあるが，現実の看護では，そのまま何もしないことが多い。現在，悲嘆への看護というシステムは構築されていないが，今後，悲嘆へのケアが確立されていくであろう。

看護の対象は，健康な人，不健康な人を問わず，すべての人を対象にしている。しかも，人々の健康の増進，疾病予防は看護の目標である。そうだと

したら，死別後に悲嘆にくれる遺族がいるならば，看護の対象として看護を提供すべきであろう。今後，悲嘆への看護は，重視すべき課題である。この課題への挑戦として，唯一，ホスピスあるいは緩和ケア病棟において，遺族に対するグリーフワークが継続的になされてきている。患者の死後，受け持ちナースが遺族に電話し必要に応じて訪問する，励ましの手紙を出す，クリスマスカードを送るなどである。また家族会を開き，過去1年間に亡くなった患者の遺族全員に招待状を出して再びホスピスに来てもらうスタッフとの交流会，年1回の合同慰霊祭のあとの遺族とホスピススタッフとの茶話会などである[45),46)]。このようにホスピスでは，グリーフワークが実践されているが，一般病院ではこれからの看護活動として実践につなげたい。

おわりに

　日常生活から生命の誕生の瞬間や，死を看取る機会が少なくなり，見える死から見えない死に変化していく今日の社会において，人々が，そして看護が，死とどう対峙するかは重要な課題である。家族の中で死にゆく人を見守り，受容していく過程を学んでいた機会を，今われわれは失くしているからこそ，死の看取りを大切な課題としたい。

　人々の病を治し，命を救う医療は，今後も推進し人類へ貢献していくだろう。そして，死が避けられない人々への緩和医療やQOLを尊重する医療，患者と家族の意志を尊重した医療が推進されていくことを願う。救命・延命のみを絶対視する現代医療への疑問を明確にし，脳死による臓器移植にからむ人々の心理的葛藤と受容，緩和医療やホスピスケアを尊重する医療など，医療と看護が連携協力して問題に立ち向かう時期にきている。

　特に，患者と家族の立場に寄り添う看護は，患者あるいは家族，そして遺族とどう向き合うのか，最期の瞬間まで，その人らしく生きることを支えることにある。死の看取りにおいては，患者が孤独感や死の苦しみから解放され，死を受容し，感謝の気持ちに包まれて逝くことができるような関わりを

目指す必要がある。そして，患者の死後も遺族が死の悲しみを乗り越えて自分の人生をいとおしく思い，生き生きと生きていくことができるような関わりも大切なことである。

看護における死の看取りは，時代とともに価値観の変容にしたがって変化していくかもしれない。しかし，いつの時代においても今目の前にいる患者と家族が，心やすらかに自己の人生を受け止めて逝くことができるようにすることは不変であると考えている。この信頼ある関わりのために看護を提供する存在でありたい。

注

1）①国際看護婦協会会員協会代表者会議において1973年に採択されたのが，「看護婦の規律—看護に適用される倫理的概念」である。その中に「看護婦の責任は四つある。すなわち，健康を増進し，疾病を予防し，健康を回復し，苦痛を緩和することである。」と表現され，苦痛の緩和を看護の基本的責任の一つとしている。②日本看護協会は「看護婦の倫理規定」(1988年) として，健康の増進，疾病の予防，健康の回復，苦痛の軽減は看護婦の基本的責任としている。
2）財団法人厚生統計協会『厚生の指標　国民衛生の動向』(財団法人厚生統計協会，2001年)。
3）前掲『厚生の指標　国民衛生の動向』。
4）アルフォンス・デーケン (A. Deeken) らが，死への準備教育の必要性を提唱している。死を直視し，これに親しむことは生をも実り豊かにしてくれる。死への準備教育は，医療従事者のみならず，全国民を対象に一生涯を通じて推進すべきことである。叢書，死への準備教育全3巻として，『第1巻　死を教える』『第2巻　死を看取る』『第3巻　死を考える』(メジカルフレンド社，1986年) がある。
5）気象学上の日の出，日の入りの定義は，太陽の上辺が地平線（または水平線）に一致する時刻である。日の出は，太陽が地平線から顔を出し始めた瞬間，日の入りは，太陽が地平線に沈みきって見えなくなった瞬間である。
6）死の三徴候は，①呼吸停止，②心拍動，③瞳孔散大・対光反射の消失の3つである。医師が三徴候を確認することで，死を判定する。
7）脳死は，全脳死をもって死とするものであり，一度脳死になれば，どのように他臓器への保護を講じようとも心停止に陥り，決して回復しないという考えに基づく。実際には，脳死は，脳全体の機能が停止して精神機能や神経機能が失われても，心臓が自動的に血液を全身に送り続けるので，肝臓や腎臓などの機能は維持され，人工呼吸

器によって呼吸機能は保たれることから，脳機能が回復不能となった状態をいう。
8）脳死の判定は，器質的脳障害により昏睡及び無呼吸を呈し，脳障害の原因が確実に診断され，いかなる適切な治療をしても回復の可能性がないと判断される症例に対して竹内基準を満たしているか否かでなされる。竹内基準の6条件とは，①深昏睡，②自発呼吸の消失，③瞳孔散大，④脳幹反射の消失，⑤平坦脳波，⑥時間的経過である。
9）ヴァジニア・ヘンダーソン『看護の基本となるもの』（日本看護協会出版会，1995年）。
10）日本看護協会は，看護とは健康のあらゆるレベルにおいて個人が健康的に正常な日常生活ができるように援助することであり，この場合の健康のあらゆるレベルにおける援助というのは，健康危険，健康破綻，健康回復など健康のどのレベルにおいても対象となる人がそれまで持ち続けていた生活のリズムにまで整えることとしている。
11）柏木哲夫，藤腹明子編『系統看護学講座別巻10 ターミナルケア』（医学書院，1998年）。
12）Quality of life (QOL) は，生命の質，人生の質，生活の質の3つの側面を包含する概念である。
13）J. フォン・テープル『ボヘミアの農夫 死との対決の書』（人文書院，1996年）。この書に「私（死）は無であり，しかも，或るものである。私は生命も，現存も，形も持たず，実体も持たず，目に見えず，手でも掴めないゆえに，無である。私は生の終わりであり，現有の終わりであり，非存在の始まりであり，これらの二つの中間物であるゆえに，或るものである。私は，あらゆる人間を滅ぼす出来事である。私は，ある誉れ高い祝福された女に恩寵（死）のわざをおこなった。どんなに長く生存し，その営みを続けようとも，至る処で無に帰さなければならないことを認めるがよい。そしてかつて生きてきた者も，これから生きる者も，全人類が存在から非存在へと向かわねばならない。すべての人が後に続いて（死ぬ）と君たちの誰もが言わねばならない。原告（妻を亡くした夫）よ，汝は栄誉を受け取るがよい！ 死よ，汝は勝利を受け取りなさい！ 人は皆，生を死に，肉体を土に，魂を私（神）に返す義務がある（注：カッコ書きは筆者の加筆）」という記述がある。
14）藤原作弥『死を看取るこころ』（講談社，1987年）。
15）前掲『系統看護学講座別巻10 ターミナルケア』。
16）フランクル，V. E.『夜と霧』（みすず書房，1987年）。ドイツ強制収容所での過酷な体験を強いられたフランクルが，飢えと寒さ，死の恐怖，病気の中で生き延びることができたのは，生きる意味を見失わなかったからである。
17）Ija Korner, N, "Hope as a method of coping" *Journal of Consulting and Clinical Mlpsychology,* 34 (2)：pp. 134-139, 1970.
18）Stephenson, C, "The concept of hope revisited for nursing" *Journal of Advanced Nursing,* 16：pp. 1461, 1991.

19）中西睦子，安酸史子編『成人看護学―慢性期』（健帛社，1991年）．
20）『病床六尺』（岩波文庫，1988年）による正岡子規は，「病床六尺，これが我が世界である。しかもこの六尺の病床が余には広すぎるのである。僅かに手を延ばして畳に触れる事はあるが，布団の外へまで足を延ばして体をくつろぐ事もできない。甚だしい時は極端の苦痛に苦しめられて五分も一寸も体の動けないことがある。苦痛，煩悶，号泣，麻痺剤，僅かに一条の活路を死路の内に求めて少しの安楽を貪る果敢なさ，それでも生きて居ればいいたい事はいひたいもので，毎日見るものは新聞雑誌に限って居れど，それさえ読めないで苦しんで居る時も多いが」と病苦の世界を表現する．
21）フローレンス・ナイチンゲール『看護覚え書，3』（現代社，1985年）．
22）東原正明，近藤まゆみ編『緩和ケア』（医学書院，2000年）
23）深津要『危篤時の看護』（メジカルフレンド社，1975年）によると，仲直り現象は，末期に一時的に症状がわずかに軽減し，やがて短い期間内に再びもとの重篤な症状に戻って終末を迎えるプロセスを示す．仲直り現象が見られる患者とそうでない患者がいる．
24）坂部恵『「ふれる」ことの哲学』（岩波書店，1983年），E．ミンコフスキー『生きられる時間』（みすず書房，1973年）によると，身体に触れることは，単に感覚によって知覚し，支持することではなく，さらにその展開として，より深く侵入し，かくしてわれわれの存在のもっと深い層に触れるためであり，看護の身体接触は生命的接触である．
25）NHKが平成4年（1992年）に放映した「故郷いのちの日々，末期癌患者のやすらぎ　ビハーラ病棟」では，その人がやりたいことを支えている．たとえば，小料理屋を開いていた患者は，料理を作り看護師さんに食べさせたいと，鯖の水煮や大根の煮付けなどの料理に挑戦し，美味しそうに食べる看護師を見て満足する．大工であった患者は，花火大会の日に腰掛けるベンチ作りに挑戦する．ベンチは完成するが，患者にはベンチに座る体力は残されていず，寝台車での花火観戦となるが満足げである．
26）日野原重明『系統看護学講座専門基礎1』（医学概論，1995年）．
27）沢瀉久敬『医学概論Ⅰ　科学について』（誠信書房，1960年）．
28）前掲『看護覚え書』．
29）中川米造『医療のクリニック〈癒しの医療〉のために』（新曜社，1994年）．
30）市川浩『身体と間身体の社会学』（岩波書店，1996年）．
31）ヴァン・デン・ベルク『人間ひとりひとり』（現代社，1995年）．
32）湯浅泰雄『身体論　東洋的心身論と現代』（講談社学術文庫，1994年）．
33）前掲『身体論　東洋的心身論と現代』．
34）前掲『身体論　東洋的心身論と現代』．
35）ジーン・アクタバーク『癒しの女性史』（春秋社，1994年）．
36）森田敏子『癒しの看護　患者によりそう実践知』（金芳堂，2000年）．
37）前掲『癒しの看護　患者によりそう実践知』．

38) 前掲『癒しの看護　患者によりそう実践知』。
39) 前掲『癒しの看護　患者によりそう実践知』。
40) 前掲『癒しの看護　患者によりそう実践知』。
41) 前掲『癒しの看護　患者によりそう実践知』。
42) 前掲『癒しの看護　患者によりそう実践知』。
43) John Bowlby が 1977 年に提唱した理論。
44) J. W. ウォーデン『グリーフカウンセリング　悲しみを癒すためのハンドブック』（川島書店，1995 年）。
45) 柏木哲夫：淀川キリスト教病院ホスピス，ターミナルケア，366，1993 年。
46) 山崎章郎：聖ヨハネ会桜町病院聖ヨハネスホスピス，ターミナルケア，360，1993 年。

第5章

安楽死について

日本的死生観から問い直す

高橋隆雄

はじめに

　T. L. ビーチャムはある雑誌で次のように述べている。
　「医師が自殺幇助するのを絶対的に禁止することは医の倫理において長いあいだ正統とされてきた。しかし今，安楽死と医師による自殺幇助にかんする見解への力強い改革がいくつかの国で進行中である。オレゴン州での医師による自殺幇助の法律，オランダでの安楽死への社会的承認，そして日本における積極的安楽死の（原則的）合法性は将来を明確に指し示すものである（*Journal of Medical Ethics,* 1999, p. 437)」。
　ビーチャムが今この文章を書くとすれば，2002年に安楽死を合法化する法案を成立させたベルギーの名もあげられることだろう。いずれにせよ，日本がここで安楽死（すなわち積極的安楽死）の先進国として登場しているのに驚く人も多いだろうが，安楽死の要件が裁判（1962年，名古屋高裁）において提示されたのは日本が世界で初めてであることは記憶しておくべきだろう。また，その後の日本の安楽死裁判は，基本的には名古屋高裁の判例にもとづきながら進められてきている。
　外からは安楽死の先進国とみなされながら，日本の国内においては議論はけっして活発とはいえない。とくに最近の日本人は，「死」について語ることを避けているかのようである。「よき生」は本来「よき死」と分離できないものであるならば，「死」にかんする議論を回避することは「生」についての思索も回避することになるだろう。
　本稿では欧米における安楽死をめぐる考察を概観した後，できるだけ日本の伝統や日本人の死生観を参照しながら安楽死にかんする思索を試みた。

Ⅰ. 安楽死と尊厳死の概念

(1) 安楽死の分類

「安楽死 (euthanasia, Euthanasie, euthanasie)」という概念の語源は，ギリシャ語の「よい (eu)」と「死 (thanatos)」にあるが，多義的であり誤解を生じがちであるので，それが現在意味するところを整理しておこう[1]。

整理のしかたにも種々のものがあるが，以下の分類が一般的である。

(a) 消極的安楽死 (passive euthanasia)：人工呼吸装置等による延命治療を開始しない，あるいは中止することで死期を早めるもの。
(b) 間接的安楽死 (indirect euthanasia)：苦痛を除去・緩和するために規定量以上の鎮静剤等の薬剤を投与することによって，結果的に死期を早めるもの。
(c) 積極的安楽死 (active euthanasia)：苦痛から解放するために，致死薬等の投与によって意図的に死に至らしめるもの[2]。

ここで(a)と(c)は対になっており，通常は，(a)不作為によって患者の死期を早めることと，(c)作為（行為）によって死期を早めることとの対照としてとらえられる。

また，(a)(c)と(b)も対をなしている。前二者が患者の死期を早めたり死に至らしめることを意図しているのに対して，後者（間接的安楽死）では患者の死期が早められることは直接に意図されておらず，苦痛緩和の措置の副次的な結果であるとみなされる。

この分類とクロスする重要なものとして以下のような分類がある。

(ア) 自発的安楽死 (voluntary euthanasia)：患者の自発的な要請によるもの。

(イ)　非自発的安楽死（non-voluntary euthanasia）：患者の自発的な要請なしに行われる安楽死。
　(ウ)　反自発的安楽死（involuntary euthanasia）：患者の意思に反して行われる安楽死。

　これらは上の(a)(b)(c)それぞれに対して適用可能である。たとえば，(a)の消極的安楽死についていえば，リビング・ウィル（死に方にかんする意思表示の文書）等の患者の自発的な要請による場合は自発的消極的安楽死，自発的要請がない場合に患者の意思を推定して行うのは非自発的消極的安楽死，患者の生きたいという明示的あるいは暗黙の意思に反して行われるのが反自発的消極的安楽死である。
　反自発的安楽死は，本人の幸福のためという理由を離れて，社会のため，家族のためという理由から，まだ死にたくない人を殺すことにもつながりかねないので，それを道徳的に正当化するのは容易でない。それゆえ，これまでの議論の焦点は，自発的安楽死を道徳的また法的に許容できるか，できるとすればその条件は何か，またさらに非自発的安楽死も正当化できるのかといった点にある。
　本稿で主として論じるのは「自発的積極的安楽死」，すなわち，患者の自発的要請にもとづいてなされる積極的安楽死である[3]。それゆえ，ここでは積極的安楽死をたんに「安楽死」と表現した箇所もある。

(2)　安楽死と尊厳死
　「尊厳死（death with dignity）」も多義的に用いられているが，「尊厳死」の意味するところとしては，ここでは「一個の人格としての尊厳を保って死を迎える，あるいは迎えさせること」という『広辞苑』の説明で一応は納得できるだろう。
　しかし，その説明は「尊厳」という語を用いているので，いかなる死に方が「尊厳を保つ」ことであるかにかんして，「尊厳」という概念の多義性を

反映して，多くの異なる立場が生ずることになる[4]。

　戦場で勇敢に戦って死ぬことは「名誉の戦死」として尊厳ある死であろうし，日本の武士の切腹も尊厳をもっての死といえる場合が多かったと思われる。また，そのように壮絶な死でなくても，家族に囲まれながら最後まで威厳や優しさ，またユーモア精神等のその人らしさを保ちながら死ぬことも，もちろん尊厳ある死であろう。

　このように，理想的な死として多くの形態を指し示してはいるが，現在，「尊厳死」は安楽死という文脈で主として使われている。それは，人工呼吸器，点滴，鼻孔からの栄養補給のチューブといった，延命のためのさまざまな人工的な生命維持装置が開発された結果として，回復の可能性がないにもかかわらず治療を続けることで，患者の尊厳がそこなわれるということが大きな問題になってきたことによる。

　尊厳をもって死ぬことは，安楽死という文脈においても原理的には，ほとんどの形態の安楽死にあてはまると思われる。しかし，一般的には，尊厳死は，医療従事者サイドから述べれば，回復の可能性のない患者に対して生命維持処置・装置の差しひかえ・撤去をし，人間としての尊厳を保たせつつ死を迎えさせることとされており，消極的安楽死の概念とだいたい重なっている[5]。

　尊厳死と消極的安楽死との違いはどこにあるかというと，尊厳死が安楽死よりもはるかに広い範囲をカバーしているということを別にすれば，「尊厳」と「安楽（苦痛からの解放）」のどちらに比重を置くかにある。つまり，無益な延命治療を中止して死を迎えることの理由が苦痛からの解放にある時には消極的安楽死とよばれる。それに対して，尊厳を維持するためであることを強調すると尊厳死となるのである。

　これに応じて2つの概念の適用範囲も異なってくる。すなわち，厳密にいえば，消極的安楽死の実施においては，堪えがたい激しい苦痛の存在が必要条件であるが，尊厳死ではそれは前提とされない。苦痛のない植物状態にあることも個人の尊厳を損なう場合があり，尊厳死には，かならずしも苦痛か

らの解放が伴うわけではないからである。

　それでは，患者の意思の有無にかんしてはどうだろうか。積極的安楽死の場合は，後にあげる日本の判例にみられるように，一般に，患者の明確な意思の存在が必要条件であるとされるが，尊厳死についてはどうだろうか。意思があらかじめリビング・ウィル等によって表明されていればよいが，そうでない場合が多々ある。このような場合にも，患者の家族やごく親しい人が患者の意思を代理することが認められつつある。家族らはそれまでの患者の言動から患者の人生観，価値観を推測し，人工延命装置の撤去等を行うことができるのであり，明確な意思はかならずしも求められない傾向にある[6]。

II．これまでなされてきた議論

　以上の予備的な説明をふまえて，安楽死にかんしてこれまでなされてきた議論をごく大雑把にではあるが述べてみよう。これまでの議論の中には，自殺は根本的な罪であるとか，人の死を早めることはすべて悪であるとかの理由から，すべての安楽死に反対するというものもあるが，この節で主として考察したいのは，はたして積極的安楽死を否定する，あるいは肯定する決定的な理論的根拠があるかどうかについてである。なお本稿での考察は，多少の修正を加えれば，医師が患者の自殺への要求に応じて薬剤等を与えて自殺を助ける「医師による自殺幇助」にも敷衍できるものである。

　以下では，まず積極的安楽死を否定する根拠についてのいくつかの論点を考察してみる。

(1) 消極的安楽死を認めて積極的安楽死を認めない議論

　これは，「殺すこと (killing)」と「死ぬにまかせること (letting someone die)」の区別にもとづいて論じられることが多い[7]。

　消極的安楽死においても延命治療をしないことで患者を死に至らしめるが，これは患者が病気で死ぬのにまかせることであり，積極的安楽死のように患

者を殺すこととは異なり，殺人という罪を犯してないという主張である。

この議論の形而上学的背景には，生死のことがらに関与する権限をもつのは神のみであるという中世キリスト教以来の考えがある。人間はできるかぎり生死に介入すべきではなく，自殺も他殺も罪となる。それに対して，消極的安楽死は死の自然なプロセスにゆだねることとして，正当化されることになる。

神学的な説については，現在の倫理学ではほとんど直接の対象にしていないので，「殺すこと」と「死ぬにまかせること」の区別について，別の立場からの議論をみてみよう。

その区別は「作為」と「不作為」という区別にもとづいているとみなすことができる。しかし，作為が道徳的非難の対象となり，不作為が対象とならないとは一概にいえない。というのは，なすべき義務がある時に行為しないことは道徳的に悪だからである。それゆえ，殺すことと死ぬにまかせることの区別だけでは，一方が道徳的に悪であり他方がそうでないといいきることはできないだろう。

多くの論者によって参照されているレイチェルスのあげた例[8]もこのような脈絡にある。彼は次のような作為と不作為の2つの場合をあげ，両者が道徳的に悪である点では同等であると述べ，殺すと死ぬにまかせるの区別の道徳的重要性を批判するのである。

(a) スミスは6歳の従弟にもしものことがあれば莫大な遺産を相続することになっている。スミスは従弟が入浴中に風呂場に忍びこみその子を溺死させ，事故で死んだかのようにみせかけた。
(b) ジョンズも同様な状況にあった。彼は従弟を溺死させようと忍びこんだが，その子はその時たまたま足をすべらせて頭部を強打し，浴槽へ頭から落ちた。ジョンズはそばへ寄り，必要とあらば従弟の頭を湯船につけもどそうと身構えていたが，彼が何もしないうちにその子は溺死した。

『生命医学の諸原理』(T. L. Beauchamp, J. F. Childress, *Principles of Biomedical Ethics,* Oxford University Press, 初版は 1979 年) の共著者として知られるビーチャムは, レイチェルスが, 消極的安楽死と積極的安楽死のあいだには道徳的区別がないと結論づけたことを批判する。しかし, 殺すことと死ぬにまかせることという区別だけでは, 道徳的評価を下すさいの基準としては弱すぎるとして, 『死の意図』(T. L. Beauchamp (ed.), *Intending Death,* Prentice Hall, 1996) の序文においては, 次のように論じている。

まず, 通常の用法では killing (殺すこと) は死をもたらすことであり, 道徳的負荷をもたない中立的な語である。それゆえ, 殺すことと死ぬにまかせることの一方が他方よりもよいとか悪いとかはいえない。前者 (殺すこと) のある形態は後者 (死ぬにまかせること) のある形態よりも悪いだろうが, 逆の場合もある。両者はそれ自体として悪である「無実の人を意図的に殺害すること」(murder) と区別される。正当化の判断には, 両者の区別よりもむしろ, 行為者の動機, 患者の要求, 行為の結果が重要なのである。

Killing が道徳的に中立な語かどうかはさておくとして, 消極的安楽死が正当化されるのは, それがたんに不作為だからではないといえる。というのは, 医療従事者には病人を治療する義務があり, 治療すべきなのにしない (不作為) ならば義務違反になるからである。消極的安楽死において延命治療をしないことが認められるのは, 治療しないでほしいという要請が患者から (あるいは家族等から) 伝えられている場合であり, このような状況で, 患者の自己決定や意思を尊重し, 患者の幸福のためという動機から治療をしないことは, 治療する義務に優先するとみなされるからなのである。

以上の考察から, 殺すことと死ぬにまかせることの区別だけから積極的安楽死を否定する論拠は弱いといえるだろう。いくつかの条件によって消極的安楽死が正当化されたように, 積極的安楽死もある条件下では正当化されるかもしれないのである[9]。

(2) 間接的安楽死を認めて積極的安楽死を認めない議論

　これは，二重結果説（the doctrine of double effect）にもとづくもので，行為者の意図を重視するものである[10]。間接的安楽死においては，規定量を超えた投薬等が死期を早めても医師の意図は苦痛の緩和にあり，たんに副次的な結果として死期が早まったのであるから，殺人とは異なる。それに対して，積極的安楽死では，患者を死なせることが意図されているので殺人にほかならない。間接的安楽死でも，死期が早まることをあらかじめ知りつつ投薬等の措置をするのであるが，死ぬことをたんに予想（foresee）してあることをすることと，死ぬことを意図（intend）してあることをすることとは根本的に異なる。このような議論である。

　これに対しても批判が加えられる。

　まずは，意図することとたんに予想することという区別が，道徳的に有効な区別かどうか疑わしい点があげられる。たとえば，生を終わらせる致死薬の投与と苦痛緩和のための規定量以上の投薬とを，意図と予想の違いとして道徳的に区別できるだろうか。生を終わらせる投薬や注射は，けっしてたんに患者を殺すことを意図しているわけではない。回復の見込みがなく激痛に苦しんでいる患者の苦痛をなくすための最後の手段として投薬や注射を行い，死によって苦痛から解放させるのであり，両者とも苦痛からの解放を意図しているともみなせるのではないだろうか[11]。

　それに対して，二重結果説論者は，間接的安楽死では苦痛からの解放が死をもたらすが，積極的安楽死では，死が苦痛からの解放をもたらすという相違があると反論されるかもしれない。しかし，このように主張することは，苦痛除去と死のあいだの因果関係の順序を問題にすることであり，意図と予想の区別とは別の土俵での議論であると思われる。

　というのは，AとBが因果関係にあるとき，AとBのいずれをもわれわれは意図することが可能だからである。それゆえ，どれが原因でどれが結果であるかということと，何を意図しているかということは別のことがらなのである。

また，患者における死の確実性の程度の相違をもちだすことで，意図と予想の区別をしようとするかもしれない。たしかに，間接的安楽死では死は確実とはいえないが，積極的安楽死では死は確実である。

これにはまず，間接的安楽死でも患者の死期の早まりが確実な場合もあると答えることができる。さらに強い反論は，ここでもまた，確実なことと不確実なことの区別と，意図と予想の区別は別のものであるというものである。たとえば，金槌で強くたたけば，まず確実にふつうのガラスは割れるが，コンクリートにひびがはいるかどうかは不確実である。われわれは，それらを予想することができる。また，われわれは，ガラスを割ろうとして，また，コンクリートにひびをいれようとして金槌で強くたたくことを意図することもある。確実なことも不確実なことも，予想されうるし意図されうるのである。

さらにこの他にも，意図しないが結果として予想されることに対しても医師は責任があるのではないかという批判もある[12]。

しかしそもそも，意図的殺人がすべて罪になるとはかぎらないのではないか。たとえば，正当防衛の場合や戦闘における殺人は，意図的であってもその違法性は阻却されうる。そうなると，二重結果説論者の問題の立てかた自体がおかしいのではないか。こう思う人もいるだろう。

ただし，歴史的には，二重結果説は正当防衛や戦闘における殺人を正当化するという脈絡の中で登場してきている[13]。つまり，二重結果説は，いかなる殺人ならば正当化できるかにかんする論法である。このような背景をもつ論法を，間接的安楽死と患者の自発的な要請にもとづく積極的安楽死との区別に適用しようとしているのである。

二重結果説へのさらなる批判として，ブキャナンは，二重結果説が患者の自発的な要請を全く考慮していない点をあげる。二重結果説が中世末期に登場してきたことを考えれば，患者の自由や自己決定権が考慮の外であったことはうなずける。この批判は，積極的安楽死が意図的に患者の死をめざすも

のであっても，かならずしも道徳的に悪とはいえないことを含意している。すなわち，たとえ意図と予想の区別が首尾よく道徳的に重要な区別として確立できたとしても，二重結果説が積極的安楽死への決定的な批判とはいえないのである。

二重結果説に対してのものではないが，間接的安楽死そのものへの批判がある。それは，間接的安楽死が，苦痛を除去するために患者を薬物によって意識のない状態におきつつ死へと至らせるという点を批判する。つまり，そのような状態に患者をおくことは，患者をもはや尊厳ある一個の人格としてのありかたから遠ざけることであり，尊厳ある死を迎えさせることにはならないというものである。

尊厳死を希望する人々は，苦痛がなくても尊厳のない状態での死は受け入れないだろう。その意味で，彼らのうちのある部分は間接的安楽死に反対すると思われる。

(3) 積極的安楽死に反対するその他の議論
死をもたらすことをしないという医療従事者の義務

生命を尊重すべきであるということ，とくに，無実の人を殺さないことは，社会における一般的原理でありつづけたことはうたがいない。上の(1)での議論もこのことを前提としていた。

それは医療従事者においては，とくに強く意識されることになる。昔から彼らは安楽死への要請に直面する立場にあったからである。それゆえ，古代の医の倫理の表現であり，現在でも強い影響力をもつヒポクラテスの誓いにも「致死薬は，誰に頼まれても，けっして投与しません。またそのような助言も行いません」(ヒポクラテス『古い医術について』小川政恭訳，岩波文庫)とある。これとキリスト教の影響により，医療従事者のあいだには伝統的に安楽死への拒否感が存在しつづけている[14]。

しかし，積極的安楽死を認めるからといって，医師の側で「死なせる義務」がただちに生ずるわけではない。医師の拒否権を認めることも十分可能

だからである。

　このことについてブキャナンは，まず，医師はすでに延命装置の取り外し（消極的安楽死）によって意図的な殺人をしていること，そしてまた，医師が積極的安楽死をすることを許容することは彼に義務を課すわけではないことを述べる。それを具体化して彼は，医療における意図的殺人を許容する，道徳的に受容可能な公共政策が，以下の3種の権利の区別にもとづくべきであると主張し，その中に「医師の自律権」を含めている[15]。

1．患者の自己決定の権利（望まない治療に反対する権利）。医師の側での義務を伴う。
2．法や医療従事者からの妨害なしに安楽死や自殺幇助を求める患者の権利。これに対応する義務はない。
3．合法的とされる意図的殺人に参加することを拒否する医師の権利（医師の自律権）。これと同様の権利は，中絶の拒絶，ケアの中止への拒絶としてすでに存在する。

苦痛の制御法の進展
　苦痛を緩和する技術は年々進んでいるが，現在でも，末期癌患者の約5％には緩和治療をしても激しい痛みが残るといわれている。ホスピスや緩和ケアにより苦痛が緩和される場合ももちろんあるだろう。実際にそうしたことに携わる人は一般に，安楽死に反対の態度をとっている。
　では，苦痛の制御が100％になれば安楽死は問題とならないのだろうか。そうなったとしても，主として回復の見込みのなさと身体の不自由さに由来する精神的苦痛の問題が残る。これは尊厳感覚にもかかわることである。
　そのような精神的苦痛は主観的なことであるとして無視することはできないと思われる。というのは，精神的苦痛でもある程度は客観的に理解できるだろうし，尊厳の感覚は個人に特有でありうるからである。通常のいかなるケアによっても癒されない深刻で甚だしい精神的苦痛は，安楽死を求める強

い動機となるだろう。このことについては，第Ⅲ節(4)で再び触れてみる。

すべり坂論 (slippery slope argument)

自発的な積極的安楽死を認めることで，自発的でない場合も認められ，また意思に反した場合でさえ認められてしまうのではないか，そして医師と患者の信頼関係や，人命尊重の社会規範もそこなわれるのではないかという懸念をこの議論が代表している。この「すべり坂論」とは，ある一応は善いと思われる社会的決定がなされると，それに連関・隣接する善悪灰色であることや，悪かもしれないこと，そしてついには明らかに悪であることさえもなしくずし的に承認されていくという論法である。

厳密にいうと，この論法には2種類がある。すなわち，(イ)論理的なすべり坂と，(ロ)因果的なすべり坂である。

(イ)の論理的すべり坂は，具体的には，複数の関連する法律や指針がたがいに整合的であるべきであるという要請から生ずるといえる。実際にはそれぞれの法や指針は個別的な目的で制定されるため，首尾一貫していない場合が多いが，それでも首尾一貫性を求められているのである。

自発的な積極的安楽死を承認することが論理的すべり坂を下るかどうかは，それを承認するさいの根拠にかかっているだろう。たとえばそれが，患者の自己決定や幸福を優先することにもとづくのであれば，「価値のない無益な生命」の存在を認めたり，反自発的安楽死へとすべり坂を下っていくことはないと思われる。

(ロ)の因果的なすべり坂では，社会的承認（法，指針，判決等）Aが別の類似した承認Bをひきおこし，それがまた類似した承認C，D…をひきおこしていく。

これに対しては，その坂はほんとうにすべりやすいのか，すべりやすいとしても，歯止めは利かないのかということが問題になる。これらに本格的に答えるのには，倫理学，社会学，法学，歴史学，人類学等の広範な領域にわたる調査・検討が必要であろう。

第5章 安楽死について 155

　また，すべり坂論はたんなる現実肯定論にすぎないのではないかとの批判にも答える必要がある。それには，新しい政策や法を導入するよりも現状維持のほうが望ましいことを示さなければならないだろう[16]。
　いずれにせよ，すべり坂論を主張するためには，たんなる予想や漠然とした不安を超えて，理論的かつ実証的な議論をする必要がある。

(4) 自発的な積極的安楽死を肯定する議論

　以上の考察から，積極的安楽死を否定する決定的な論拠は現在は存在しないといえる。では，肯定する論拠としてはいかなるものがあるだろうか。これについては簡単な紹介にとどめたい。
　もっとも強く主張されているのは，安楽死の問題はまずは患者の権利にかかわることがらであり，患者の自由・自己決定権が優先されるべきであるということである。
　しかしそれには，自由そのものを否定するような自由は存在するかという批判がなされる。これは歴史的には，人間には奴隷になる自由があるかという問題と同様のものである。
　また，自分の生命は自由に処分できるような所有の対象かという問いかけにもとづく批判もなされる。生命を自由に処分する権限を誰かがもっているとしても，その誰かについては，個人であるという立場以外にも，伝統的には，神であるとか，社会であるという立場もある。
　近代の自由や権利の概念自体がキリスト教的人間観を背景にして登場したことを考えると，欧米の思想圏においてこうした批判を論駁するのは容易ではない。
　安楽死を認める根拠として，さらに，それが人間のやむにやまれぬ感情からなされることであり人道上許される行為であるという，いわゆる「慈悲」や「同情」に訴えるものもある。ただし，「慈悲殺」の名のもとに行ったナチスのおぞましい行為のゆえに，慈悲の感情に訴えることには懸念が表明されている[17]。現在ではそれに代わって，患者の幸福への考慮が主張されてい

る。これに対しても，ある人の幸福の考慮は殺人を犯すことを正当化できるかが問われることになる。

　これまで検討してきたことから，積極的安楽死を否定する決定的な論拠は存在しないが，それを肯定する論拠にも多くの問題点があるということがいえる。それは見方を変えれば，安楽死を肯定したり否定したりする理論的根拠をささえる思想的，道徳感覚的，また制度的な基盤が現在では決定的なものではないということである。それらの基盤は国ごとに，また時代とともに変化するものであるが，近年それは，安楽死を肯定する方向へ向かいつつある。ただし，積極的安楽死については，いぜんとして根強い反対がある。
　ここまで見てきたように，欧米流の議論は主として，キリスト教由来の伝統的な枠組みと近代以来の自由・自己決定の枠組みにもとづいてなされている。そして，自由・自己決定の枠組みも，近代において確立され次第に神学的要素を排除していくとはいえ，そのベースにはキリスト教的伝統があった[18]。
　キリスト教由来の伝統的枠組みの中には，自殺を含めた意図的殺人の原則的禁止とともに自衛のための殺人や戦闘における殺人の是認が含まれる。それらは，意図的殺人にかかわることがらの基本的な枠組みであり，それにもとづけば，消極的安楽死や間接的安楽死は認められるにしても，積極的安楽死や自殺幇助は否定される。そして，それらの背景には，人間の生命の支配権は神の手にゆだねられており，自殺や殺人は神への冒瀆であるという神学的な形而上学にもとづく罪の観念と，生と死は断絶しており死は悪にほかならないという考えがあるといえる[19]。
　また安楽死への批判は，伝統的な医の倫理を論拠とすることもあるが，それは医療の世界への意図的殺人の禁止原理の適用とみなせる。
　近代以来の自由・自己決定の枠組みについて付言すると，それはまず安楽死の肯定の主要な論拠として用いられている。しかし，「すべり坂論」のひとつの議論では患者の自己決定を危うくするので積極的安楽死に反対すると

いうように，それは否定の論拠にもなっている。

　私は，以下で議論の枠組みそのものを変えて，この問題を日本的な枠組みで考えなおしてみたい。その理由は，まずここでは日本における積極的安楽死の是非を問いたいからである。また，積極的安楽死を肯定あるいは否定する決定的な理論的根拠がないということは，社会的，文化的，歴史的な状況が重要であるということを示唆している。欧米と日本では死者のありかたや自殺観，また，自由・自己決定にかんする伝統が相当に異なるということを考えると，議論の枠組みのシフトは有意義だと思われる。

　そのように以下では，安楽死にかかわる日本の歴史的文化的背景をさぐることで，日本における安楽死の受容の可能性や問題点を考えてみるが，こうした考察は日本的伝統にもとづきつつも，日本という特殊性を越えた側面ももつことができるのではないかと考えている。

III. 安楽死と日本的伝統

(1) 安楽死先進国，日本

　「はじめに」で述べたように，日本は世界で初めて裁判において安楽死の要件を提示した国である。1962年に名古屋高裁で提示された安楽死の違法性を阻却する要件とは以下のごとくである。

　①病者が現代医学の知識と技術からみて不治の病に冒され，しかもその死が目前に迫っていること。②病者の苦痛が甚だしく，何人も真にこれを見るに忍びない程度のものなること。③もっぱら病者の死苦の緩和の目的でなされたこと。④病者の意識がなお明瞭であって意思を表明できる場合には，本人の真摯な嘱託又は承諾のあること。⑤医師の手によることを本則とし，これにより得ない場合には医師により得ないと首肯するに足る特別な事情があること。⑥その方法が倫理的にも妥当なものとして認容しうるものなること。

　これ以後の安楽死裁判では，基本的にはこの名古屋高裁の示した6要件に

準拠して判決が下されていった[20]。このように考えると，日本はある意味では，安楽死先進国なのである。このことをまず確認しておこう。

ただし，そうした要件の提示はリップサービスであるという評価がある。中山研一によれば，東海大安楽死裁判で横浜地裁が提示した，死期が切迫した状況での患者の明示的な意思表示という要件と，苦痛緩和のための手段が尽くされているという要件は矛盾する。後者が満たされると患者の意識レベルが低下し明示的な意思表示が不可能になるからである。「そうだとすれば，本判決（東海大安楽死事件）は，末期医療における安楽死を事実上封殺したものであるという評価が生ずるのは理由がある」[21]。

ここから，中山は，積極的安楽死を実際に認めるためには，どちらかの要件を緩和する必要があると主張する。たとえば，本人の意思表示を，明示的から推定的意思に緩和することが考えられる。ただしこれは，非自発的安楽死の許容への道を開くものであり，慎重に検討されるべき問題である。

リップサービスとは異なるが，判決の効力を疑問視する立場からは，最高裁ではなく高裁や地裁で下された判決であるからそれほどの権威がないという批判もなされている。

このような批判があるとしても，安楽死先進国として日本を位置づける立場もあるのだから，安楽死の議論を敬遠するのではなく，安楽死について，それもまずは日本における安楽死について論じていく必要があるだろう。以下では，それを日本の伝統的な死生観等を参照することで論じてみたい。

(2) 死者は死者としてこの世に存在する

日本の伝統的死生観の考察にはいる前に，死についての私の考えを述べてみたい。

生きていることと死んでいることとの違いは，さまざまなしかたで述べることができるが，当人にとっての生と死の根本的な違いとは何であろうか。当人にとって死ぬこととは全くの無に帰することであるといわれることがあるが，そこには多少の誇張があるように思われる。宗教や神話における死後

の世界についての話はひとまず脇へ置くとすると，死ぬということは，自ら経験し喜怒哀楽を感じる立場から，自らは何も能動的に欲求したり経験しない立場への移行であろう。さらにいえば，生者にとって存在し，生者の言動に反応するのみの存在，鏡のような存在への移行に他ならない[22]。

そのことを図式的に表現してみよう。みずから経験し喜怒哀楽を感じる立場とは，以下の①，②の欲求の存在で表すことができる（通常，③はそれらに含まれている）。

① 私は自分がAすることでBが生ずることを欲する。
② 私はBが生ずることをみずから経験することを欲する。
③ 私はBが生ずることを欲する。

日常の多くの場合に①，②の両方が存在するが，その典型は恋愛である。恋愛においては，自分の愛する人が他の人のもとで幸福を感じることを普通は欲しないのであり，むしろ嫉妬等の感情が生ずることだろう。もし②だけを欲するとすれば，あるいは②さえ不要で，③だけで十分なのであれば，そこにあるのは恋愛感情とは異なる愛，「聖なる」という形容詞のふさわしいような愛であるといえよう。

愛と関連することとして，ここでケアということについて考えてみると，ケアすることには多くの形態があり，ケアするもの自身の喜びの感情が前面に出るものから，そうでないものまである。後者のケアには恋愛ではない愛と類似したものがある。たとえば，よき師弟関係は教育を促進し人間性の涵養にも資するものであるが，教育者は本来，生徒・学生の進歩を欲するが，誰がその進歩に関与したかは二の次のはずである。親が子供に対してもつ思いにもこれと似たところがある。これらは②，あるいは③のみの立場である。「自律を援助するケア」はこのようなことを意味することがあるが，その場合，多少とも聖なるニュアンスをもつことになる。それに対して，①を重視するケアは「小さな親切大きなお世話」にもなりかねない。

②がなく①のみの場合として，たとえば，近年流行しつつある，自分の葬式を手配したり演出する（たとえば，辞世の言葉をテープで流したり，撒骨・撒灰を指示する）ことがあげられる。これは，Bの生起を自らは経験できないが自分がAすることでBが起きることを欲している例である。また，呪詛の言葉を他者に残しながら死ぬ場合もこれに近く，自分の死や呪詛の言葉が他の人に影響を及ぼすことを欲している。

　死にゆく人にあっては通常は，①，②がなく③のみが存在する。さらに，死者となれば「欲する」という能動的な働きそのものが消滅する。しかし，自らは何も能動的に欲求したり経験しないということは，全くの無に帰していることとは異なる。それは，たとえば私が事故や病気で意識を喪失しても，私という存在がこの世から消滅するわけではないことからも明白である。私の一人称的なありかたは三人称的なありかたとは異なるのである。それでは，私が死ぬことで身体の有機的統合が消滅し意識もなくなった場合，つまりいわば三人称的にも一人称的にも死が訪れた場合はどうだろうか。その場合でも，私は存在し続けるといえるのだろうか。また，存在し続けるとしたら一体どのようなしかたでなのか。

　私は「死者は死者としてこの世に存在する」という，一見パラドックスに見えながら実は当たり前のことを本稿では重視してみたい。なぜならば，後に述べるように，そのことは日本での自殺肯定の伝統とも関係しているからである。

　私はそれが当たり前のことであると考えるが，そのことは，たとえば演歌「夜桜お七」の歌詞「いつまで待っても来ぬひとと死んだひととはおなじこと」にも現れている[23]。

　ここでの生者と死者との同一視はある種の言葉のあやであろうが，少なくとも，生者と死者とは連続的な存在とみなされている。ある人にとっては，いつまで待っても来ない人は死者のような存在としてある。それならば逆に，死者とは第三者にとっては，いつまで待っても来ない人のような存在として

あるともいえるだろう。つまり，見えもせず応答もしない生者と死者とは類似するもの，同じ世界にあるものとみなすことができるのではないか。そうであれば，死者は見えもせず応答もしないものとしてこの世に存在するとみなすことも可能だろう。

死者が死者としてこの世に存続するという考えは日本に特有というわけではない。葬送儀礼や墓参り，種々のしかたでの死者の想起は，死者がこの世にあるしかたで存続していることを例証している。人間はいつの時代にも死者について想起し語りついできたのである。このことなくして人間の文化はありえないといってもよい。

死者がこの世と全く異なるあの世に存在するのか，また存在するとしたらどのようにであるかは永遠の謎であり，こういってよければロマンであり，日常の経験によって，また合理的なしかたでそれを知ることはできない。私が確実にいえることは，死ねば私は受動的で鏡のような存在になり，そのようなものとして生者に働きかけるということである。そのとき，私は日常的な意味での経験をまったくしないだろうが，別のしかたでの何らかの経験をするかもしれない。しかし，それは今の私にはうかがい知ることはできない領域にある。すなわち，それは宗教のことがら，信ずることでのみ近づきうることがらなのである。

死者は供養の対象として，また思い出の中に，さらに種々の意味で教訓となる対象（よき生き方の典型，あるいは他山の石）としてこの世にたいていは数十年以上の間存在し続ける。たとえばソクラテスは2000年以上存在し続けている。死者は死者として存在しつつ，この世において受動的にではあるが，激励・助言・畏怖させたりしつつ，生者の生き方に影響を与えたり導いたりするのである。

(3) 日本の伝統における死者

死者は死者としてこの世に存在する。この当然のことと，種々の思想や宗教によって彩りを添えられたこととを区別する必要がある。

それと同様に,「死」についての2つの概念も区別されるべきである。死をたんに「私の経験の消滅」と規定することでは混同を免れない。宗教の領域にある永遠の謎としての死と, この世にある死とは混同されやすい。われわれは, 死にゆく人の言動, 自分を含め死を悲しむ人々の姿, 弔いの儀式, 死にまつわる種々の話, 法話, 神話, 宗教の教義等, この世における死のさまざまな現われを知覚したり経験することができるのである。これがこの世にある死の領域を形成している。われわれが日常的に触れている死の領域とは, このように死の現われの世界にほかならない。そうした死と経験によっては知りえない謎としての死とは異なっている。両者の違いは, 自殺の際の「死んで一生後悔させてやる」と「こんな世の中から永久におさらばしてやる」の発言の相違にも現れている[24]。

　日本における死にかんする民俗や宗教について一括して語ることは難しいし, 近年それらが大きく変化しつつあるのも事実であるが, あえて総括的に語ると, 日本では死者はまつられることで次第にみずからのもつ個体性を失っていき, やがて先祖の神や大自然とでもいえるものに一体化していくといってよいだろう。ここでは, 死者が死者として存続するという当然のことがらと宗教的ことがらとが連続している。死者は盆には生者の家に戻り, 数日間滞在するというように, 生と死とは断絶していないのが日本の「死者」に関する儀礼の特徴である。宗教的領域は世俗的領域を超越する側面をもちつつも, 2つの領域のあいだには, 長い歴史を通じて反復的に確証されてきた因果関係(神や霊の加護や祟り, 正夢等)が存在しており, 両者は実在的にも連結しているのである[25]。

　『古事記』に描かれた黄泉の国でのイザナミの醜悪さは, 死後の世界の恐ろしさを伝えてはいるが, 上述のように生と死を断絶しないでとらえることは, 死を全くの悪とはみなさないことでもある。それどころか, 日本においては死はある種の安らぎや幸福をもたらしうるものでもあった(相良亨『日本人の心』東京大学出版会, 1984年, 第7章参照)。

　それは, 死者に関する当然のことにかなり近い思想である。いわば, その

当然なことを数歩先へと進めたものといってよいだろう。その意味で，こうした日本人の死生観にもとづく本章の説は，日本の伝統に根ざすものでありつつ，普遍的に妥当するものをある程度含みうるのではないかと思う。注19で述べておいたように，古代ローマ，そしてローマ帝国に公認されるまでのキリスト教会においてさえ，日本と同様に自殺は禁止されていなかったし，称揚される場合もあった。そうしたことを考慮すると，中世のキリスト教の影響下にある議論の枠組みをひとまず離れて安楽死を論じてみることには，格別の意義があると思われる。

「死者は死者としてこの世に存在する」とは言葉の遊びではない。また，その存在のしかたは死者に全く特有というわけでもない。というのは，だれも動物や自然物がこの世に存在することを否定しないが，死者はそれらとある意味で類似した仕方でこの世に存在するからである。また，それは「将来世代の人々」についてもあてはまると私は考えている。

その理由は，死者と動植物，自然物，また将来世代の人々は，われわれに言葉を発したり応答したりしない存在であるという点で，またわれわれがそれらに対して関心をもち心配し気遣う（すなわちケアする）存在である点で，さらに，それらの存在がわれわれの生に対してたいていは受動的にではあるが，種々のしかたで働きかけてくるという点で類似している。私はここには人間の生の根源的構造と環境倫理の根本問題とでもいえるものが潜んでいると考えている。死者への関心なくしてわれわれの生がありえないのと同様に，自然環境や将来世代への関心とわれわれの生とは切り離しがたい関係にあるのである。ただしこのことの詳細については別の論考を必要とするものである[26]。

(4) **自殺・罪・自由**
突然の死でないかぎり，生から死へは通常は受動的なプロセスを通じて，多少の起伏を伴いつつ徐々に移行していく。煩悩や欲求がなかなか消えずこ

の世に未練が多く残る場合もあるが，一般的にいってこれは煩悩が洗われ，消滅もしくは縮小していくプロセスといえる。身を天地自然の運行にまかせるようになるプロセスともいえる。これを通じて人は，能動的存在から受動的な存在へと移行していく。この世への未練や恨みのゆえに煩悩が死後も残ること，鏡のような存在になりきれないことは，日本では浮かばれない霊の特徴であり，そのような死者は畏怖の対象とされてきた[27]。

　継続する激しい苦痛は，こうした煩悩が洗い流され受動的存在へと移行するプロセスをいわば苦痛で染め抜いてしまうのであり，煩悩が洗われない状況が出現する。

　われわれ人間にかぎらず，苦痛を感じることのできる生物は一般に，苦痛を避けようとする。快楽主義の立場をとるかどうかは別にして，人間が快や幸福を求め苦を避けるのは本能的なものである。また，生きぬくこと（自己保存）は，ふつうは苦痛の回避よりも上位にある本能的なものであるから，苦痛が避けられない場合，生をやめるのではなく苦痛を堪えしのばなければならない。苦痛を堪えることで，たいていは苦痛から解放された状態や課題をなしとげた充実感がやってくる。そうした希望ゆえに，激しい苦痛でも人は我慢することができる。

　ところが，病からの回復の見こみがなく，どうしてもなすべき課題もなく，あとわずか数日の余命しかないといった状態においては，苦痛はますます強度を増すだろうし，そのような状況下では，激しい苦痛を堪えるべき現実的な理由が見あたらない。終末期においても，苦痛が甚だしくなければ，みずからの過去を振りかえったり，死後の準備をすることで，それなりの充実感をあじわったり煩悩を洗い清めることもできるだろうが，激しい苦痛はこうした余裕を与えてくれないのである。

　このような状況では，苦痛を避けようとする本能が自己保存の欲求にまさることがある。

　これに歯止めをかけるのは，もはや欲求や本能的なものではなく，自殺は重大な罪であるといった伝統にもとづく道徳や感情であろう。たとえば，人

間の生死は神の支配下にあり，みずからの生を終わらせることは神への冒瀆であり重大な罪を犯すことであるならば，いかに堪えがたい痛みでも堪え忍ばねばならない。そのような文化にあっては，自殺は理不尽な行為，精神の錯乱によるとみなされがちである[28]。

これに反して日本のように，自殺は罪ではなく，死ぬことが場合によってはある種の幸福ややすらぎをもたらしうるという伝統の中では，希望のない状況において，死ぬことによって激しい苦痛を避けることは精神錯乱や一時の気の迷いとはいえない。つまり，そのような選択はそれなりに筋の通った自己決定にもとづくものと理解することができる。患者はみずからの「幸福」のために安楽死という合理的な「自己決定」をしたとみなすことができるのである。

M. パンゲ『自死の日本史』（竹内信夫訳，筑摩書房，1986年，5頁。原著の出版は1984年）によれば，日本では自殺が罪とされることはなかった。

たしかに，日本の伝統に即して考えてみると，煩悩や自由そのものを否定するような煩悩，自由（つまり自殺したいという煩悩や自殺への自由）のありかたは一般に肯定的に受け止められてきたといえる。

その理由を私なりに考えてみる。自殺を禁止する主な理由としては，それが社会にとって悪をもたらすということと，生死を左右するのは神や絶対者の権限に属するということの2つが考えられる。しかし，自殺は社会にとって悪である場合もあるし，そうでない場合もあるだろうから，自殺一般を禁止する最も強力な理由は，人間の生命は神ないし至高存在から与えられたものであり，人間の自由にはできないというものであろう。

日本では，人間の生命は天地自然より与えられたものであるとしつつも，その天地自然が個人をはるかに超越するのではなく，個人においても顕現しているという大枠が伝統的に維持されてきた。すなわち，個人は至高の存在へと通じてもいるのである。また，煩悩や自由の総体を捨てるという意味で，自殺は煩悩の断滅として，また潔さとして，むしろ賞賛される側面をもちう

るものでもあった。ここには，自殺を禁止する形而上学的あるいは宗教的な理由が存在しない。禁止の理由があるとすれば，社会秩序の維持のためといったものであろう。江戸時代（1723年）に，自殺一般ではなく，心中が法律上の罪であると定められたのは，そうした理由からであった。

とくに武士の切腹や町人の心中といった自殺の背景には，最後の瞬間における生死を左右するという意味での究極の自由という観念があったと思われる。この自由はまた，個人や家の名誉を守るとか，愛する人とともに死にたいという煩悩とも密接につながっていた。このように，日本では生と死の支配権は人間に帰せられていたし，受動的存在へ移行する死というプロセスにおいて究極の自由なり煩悩を発揮することも，否定されてこなかったのである。

また，至高の存在が個人を完全に超越していないという形而上学的なこととともに，死者は死者としてこの世に存在するということの自覚が，自殺についての態度を含めて，日本人の死生観の中で決定的に重要であったといえる。末代まで恥を残さぬため，また代々賞賛されるためといった理由からの自殺は，死後もこの世に死者として存続するという点の重視を物語っているし，死は必ずしも悪ではないこと，死によって生が完成されもするという考えもそこから生じているといえる。

(5) 究極のケアとしての安楽死

名誉や恥を重んじた自殺は日本では一般に賞賛されてきたし，少なくとも否定的に見られてはこなかった。このことはいわゆる尊厳死の肯定に通じると思われる。生命よりも尊厳あるものを守り維持するための自殺が肯定されてきたのであるから，尊厳感覚の維持のために救命措置をしない，あるいは中止することにより死を迎えることは，決して否定的に評価されることはないだろう。しかし，そこから積極的安楽死の肯定にはまだだいぶ距離があるように思われる。

その理由としてはまず，日本で賞賛されてきた自殺は，名誉や恥を重んじ

たものや共同体のための犠牲となるものであって、安楽死のように苦しみからの解放をめざすものではなかったという点があげられる。

たしかにここには、日本での自殺肯定の伝統と安楽死とを短絡的に結びつけることの危険性が現れている。たとえば、賞揚されてきた共同体の自己犠牲としての自殺を安楽死の正当化の脈絡に置くことは、ナチスによる重度の障害者等の安楽死政策の例をもちだすまでもなく、きわめて危険である。

それでも、日本では自殺が一般に罪とされることはなかったということは、人が自ら生命を絶つことを道徳的・法的に悪であるとみなさなかったという点で重要である。というのは、安楽死の正当化においては、安楽死が賞賛される行為である必要は全くなく、たんにそれが禁止されないという点が肝心だからである。

日本における自殺観と安楽死肯定とを短絡的に結びつけるべきでないもうひとつの理由は、日本において肯定的に受けとめられてきたのは自殺であり、人の手による殺人ではないということである。当然のことであるが、日本でも殺人は罪に問われてきた。

しかし、その理由は、生死を左右する権限は神や絶対者にあるとか、死が絶対的に悪であるというのではなかった。生命を左右する権限をもつような絶対者を日本では認めてこなかった。また、死者は死者として少なくとも数十年間この世に存在し、この世と死後の世界とは連続しているかぎり、死は絶対に悪であるという考えのもつインパクトは弱まるだろう。死は極限状況では、ある種の人々にとっては望ましいもの、また救いともなりうる。これは一面では危険なことであるが、ここからは、生命のできる限りの存続を絶対視する思想は生じてこない。日本の伝統において殺人が禁止された理由は、社会秩序の安定と、人間のもつ生への本能や幸福を追求する本能の肯定にあったと思われる。それゆえ、自殺は罪にならなかったと思われる。

それでも日本の伝統では、安楽死は否定されてこなかっただろうか。たとえば、森鷗外の短編『高瀬舟』では、弟に要請されて自殺の手助けをして止めを刺してやった兄の喜助は島流しにされている。安楽死をさせた兄は、死

罪は免れたとはいえ，遠島を申し渡されているのである[29]。

けれども，私はここから積極的安楽死を否定する強い理由をひきだすことはできないと考える。死への要請があって殺したにもかかわらずも罪に問われたのは，おそらくそれを無罪と認めると普通の殺人も安楽死や自殺幇助に粉飾されかねないからであろう。それに喜助は剃刀を引くところを「近所の婆あさん」に目撃されている。

それに対して，切腹の介錯のように環視の元での行為ならば通常の殺人行為と見まがうことはありえない。その場合，介錯者が罪に問われることはなかった。この介錯ということと，末期医療の現場における種々の条件付きの安楽死は，通常の殺人との区別の明瞭さの点でも類似するのではないだろうか。

また，切腹においては親しい者等が介錯をするのが一般的であったが，このことから安楽死に関係する重要な示唆が読みとれる。親しい者から選ばれた介錯者は事務的に措置をしているのではなく，死にゆく者とともに悩みつつ苦痛から解放し，最期の思いを聴きながら死への旅路を送り，死という人生の一大事に，死にゆく者とともに決定的なしかたで関わろうとしている。安楽死を実行する人もこれと同様の立場に身をおくべきであろう。

これはいわば「究極のケア」とでもいえることである[30]。このことは，戦場で深手を負ったものを死に導く行為の一部にもあてはまる。それらはまさに例外的な状況ではあるが，そこには，死にゆく者と死に至らせる者との間に深い精神的絆が存在している。

このように，日本では死の選択という究極の自由を発揮する現場においても，究極のケアとでも言えるものが重視されていたといえる。そして，究極の自由も究極のケアも人間の側にあるか，仏あるいは自然，または神の手にあったと思われるが，仏，自然，神はいずれも人間と隔絶した存在ではなかった。

さらに，これまで見てきたことから，身体的苦痛と精神的苦痛を区別する十分な理由はみあたらないといえる。オランダ，ベルギーの安楽死法でも，

苦痛は身体的苦痛に限定されてはいない。精神的苦痛を安楽死の理由とすべきでないという理由としては，苦痛の主観性や，精神的苦痛が精神の異常から生じていないかどうかの基準のあいまいさがあげられてきた。しかし，本当の精神的苦痛かどうかの判断はある程度客観的にも可能であろう。

　それでも反対するとすれば，生死を左右する権限は絶対者の手にあり自殺はまともな精神の考えるところではないという理由や，死は絶対に悪であり決して望ましいものではありえないという理由からだと思われる。しかし，ここまで考察してきたことは，日本の伝統においてはそうした理由が成立しないということだったのである。

(6) 法制化について

　以上の考察は，日本の土壌においては，少なくとも例外的状況においては，積極的安楽死を認めることが可能であるということを示唆している。それでは，さらに一歩進めて，それを法制化することについてはどうだろうか。

　これまでのような判例による安楽死の要件は，新しい判決によって覆されることがありうるが，法制化によって，一定の要件を満たせば安楽死は違法性を阻却されることになる。

　また，法制化は社会的にも大きな違いをもたらす。法制化は安楽死の積極的な肯定として受けとめられ，他の法や指針，また国民の道徳観にも影響をおよぼす可能性があり，「すべり坂」への懸念が生じてくる。

　法制化が行われたオランダの場合をみてみよう。オランダでは，患者を長期にわたってみるホームドクターが存在することを背景として，非自発的を含む相当数の安楽死が闇ですでに行われていた。これを明るみに出し非自発的安楽死を防止するために法制化が必要とされた。「すべり坂論」は現状維持に傾きがちであるが，オランダでは現状自体が問題をはらんでいたのである。このように現状維持が倫理的問題を生じさせるといった事情が，法制化をバックアップしたといえる[31]。

　法制化にはもうひとつ重要な問題が存している。

安楽死は出生前診断の後の選択的中絶と類似の構造をもっていると思われる。つまり，そこへ至る判断が一般化されたしかたでなされると，同様の立場にある人やそれと関連する人々に対しても向けられた判断とみなされる恐れがあるのである。中絶では障害者，安楽死では死期が迫って家族や周囲の重荷になっている人々がそれにあたる。「そのような生は生きるに値しない」という判断が一般化されれば，そのような人々の存在の否定につながりかねないのであり，けっして一般化されるべきではない。

　ここでは，徹底的に一般化を避けて「この状況におけるこの私の判断・決定」という完全に個別的な判断がなされる必要がある。そのためには法制化は不適当なのではないか，少なくとも，個人の責任においての自己決定ということが国民のあいだに根づいており，それを支える制度も確立している必要があるのではないだろうか。

　このように，法制化するためにはまず現状維持自体が問題となるといった状況が必要であるが，私の知るところでは，日本は現在のところそのような状況にはない。また，私の調査によれば，本来の意味で個別的判断としての自己決定がなされる社会的・制度的土壌が確かであるとも思われない。社会に理想的状態を求めるのは酷であるが，日本の現状は問題が多すぎるといわざるをえない[32]。

　さらに，日本の伝統からの考察が，法制化についてもひとつの示唆を与える。それは，個人の生命よりもしばしば，死後の名誉や恥，共同体の秩序等が重視されてきた伝統をもつ文化においては，安楽死の法制化はすべり坂論者の主張するような危険性をはらんでいるということである。

　それでは，精神的苦痛も考慮するという点を除けば，ほとんど日本の現状の追認にすぎないのではないかといわれるかもしれない。しかし，日本を安楽死先進国とみなす人々がいることを考えれば，安楽死に対して日本なりの対応を探ってしかるべきであろう。その結果としての現状追認には意義があると私は考えている。また，現状追認といっても，これまでの判例をたんなるリップサービスとして受けとることには賛成できない。実際に安楽死を望

む人がいる以上，それが本心からのものであることが判明すれば，その要望をできるだけ叶えるというのもケアの実践だと思うからである。

注

1) W. T. Reich (ed.), *Encyclopedia of Bioethics,* 2nd ed. Simon & Schuster Macmillan, 1995 では，17世紀に F. ベーコンが造語した英語 'euthanasia' がその後もった用法として次の4つをあげている。①苦しむ人に死をもたらすこと。②死を望まない人の生を終わらせること。③死にゆく人をケアすること。④人を死ぬにまかせること。
2) 平野龍一「生命と刑法——とくに安楽死について」『刑法の基礎』（東京大学出版会，1966年）では，(a)(b)(c)の安楽死をそれぞれ「不作為による安楽死」「狭義の安楽死」「本来の安楽死」と呼んでいる。平野はこれに加えて「純粋な安楽死」も挙げている。これは小野清一郎「安楽死の問題」『刑罰の本質について・その他』（刑事法論集第3巻，有斐閣，1955年）によれば「単純に死苦を緩和するだけで，生命を短縮しない場合」とされる。もちろんこれは罪にならない。これらの文献，またその他の安楽死関係の基礎的文献・資料については町野朔他編著『安楽死・尊厳死・末期医療』（信山社，1997年）を参照。また，しばしば安楽死について混乱をもたらすのは，「安楽死」という表現にすでに「正当化される安楽死」という意味をこめて用いる場合があるという事情にもよる。たとえば「それは安楽死といえるのかどうか」といった問いや「安楽死の要件」といった表現は，正当化されたものとして「安楽死」を使っているといえる。
3) 「自発的」は「任意的」とも訳される。また，以上の分類を，互いにクロスする3群としてまとめることも可能である。すなわち，①消極的—積極的，②直接的—間接的，③自発的—非自発的—反自発的。ここから導かれる安楽死のタイプは，2×2×3＝12通りとなる。
4) 「尊厳」そして「人間の尊厳」が，各種の宣言や指針において多用されつつも，意味があいまいなままにされていること等については，『ヒトの生命と人間の尊厳』（高橋隆雄編著，熊本大学生命研究会論集3，九州大学出版会，2002年）の諸論考を参照。また，尊厳死とは死の特定の形態というよりも死の理想であるということもできる。清水哲郎『医療現場に臨む哲学』（勁草書房，1997年）を参照。「安楽死」と「尊厳死」についての平易な解説としては次を参照。保阪正康『安楽死と尊厳死』（講談社現代新書，1993年）
5) 「医師による自殺幇助」の意味で「尊厳死」を用いた例もある。1994年にオレゴン州で可決された「尊厳死法（Death With Dignity Act）」では，「末期患者が人道的で尊厳ある仕方で自己の生命を絶つべく，医師に薬物を依頼し，医師がその処方を行

うことを認める」ことが尊厳死とされている。町野他編著前掲書89頁参照。リビング・ウィルが世界で初めて法制化されたことで有名な，1976年成立のカリフォルニア州の「自然死法（The Natural Death Act）」での「自然死」も尊厳死とみなせる。寿命が尽きて自然に死ぬことが尊厳をもって死ぬことであるという点に，人間の生命は神から与えられたものであり人間が左右すべきでないというキリスト教的考えがうかがえる。

6) アメリカでは，回復の見こみがないにもかかわらず生命維持装置によって延命治療が行われていたカレン・クインランの生命維持装置の撤去を父親が要求し，それが認められた，いわゆる「カレン・クインラン事件」（1976年）の判決以来，その傾向が生まれた。日本では「東海大安楽死事件」の判決において，消極的安楽死の場合は患者の明示的な意思がなければ「推定的意思」によることが是認されている。この問題のはらむ困難さを伝える論文としては以下を参照。唄孝一「生命維持治療の打切りをめぐる家族と司法——フィオリ事件判決（アメリカ）の研究ノートから——」『現代民事法学の理論——西原道雄先生古稀記念——』（信山社，2002年）

7) この区別は，いかなる場合でも，たとえ母体を保護するためであっても，中絶を認めないということの論拠に用いられることもあった。中絶をせず母親が死んでも，それは死ぬにまかせたのであり，中絶によって胎児を殺すことが罪であるのとは異なり罪にはならないという論法である。

8) James Rachels, "Active and passive euthanasia", *New England Journal of Medicine,* 1975. 邦訳「積極的安楽死と消極的安楽死」（加藤尚武・飯田亘之編『バイオエシックスの基礎——欧米の「生命倫理」論』東海大学出版会，1988年に所収）

9) 消極的安楽死を正当化する論拠として，「通常の医療」と「通常でない医療（人工呼吸装置等）」との区別がひきあいにだされることもある。これも，生死のことがらは神に権限があるとする立場を背景にもっている。しかし，「通常の医療」が医療技術の進展にともなって変化するかぎり，人工延命装置が通常でないという主張はインパクトが弱いといわざるをえない。というのは，点滴や栄養補給のチューブでさえ通常の医療でないということさえ可能だからである。そのような区別の基準として，これまであげられた「侵襲的（invasive）」か否か，「一般的」か否か，「高度の医療技術を用いる」か否か，「高額」か否か等では不適切であるといえる。

10) 二重結果説は，直接に患者の死を意図する行為を道徳的に悪とする点で消極的安楽死も批判対象に含むが，一般には，積極的安楽死との対比で用いられることが多い。また，清水前掲著では，二重結果説と意図の重視とを区別している。それによれば，二重結果説は二つの結果（たとえば，投薬による苦痛の緩和と死期の早まり）の善悪の量の比較にもとづくとされる。しかし，ビーチャムの前掲書序文によれば，善悪の量の比較は二重結果説での行為の正当化条件の中に含まれているが，二重結果説の主眼は意図と予想との相違にある (T. L. Beauchamp (ed.) *Intending Death, Preface.*)。

11) A. R, Jonsen の論文 "Criteria That Make Intentional Killing Unjustified" はこ

れに批判的で，意図と動機とを区別する。また，Buchanan も同様の主張をする。A. Buchanan, "Intending Death : The Structure of the Problem and Proposed Solutions". いずれも T. L. Beauchamp (ed.) *Intending Death* 所収。この決着には，二重結果説が登場した時の「意図」概念の探究とともに，それが現在もつ意義の考察が不可欠になるだろう。

12) このあたりの議論については，次を参照した。D. W. Brock, "Medical decisions at the end of life", H. Kuhse, P. Singer (eds.) *A Companion to Bioethics,* Blackwell, 1998. また，前掲の *Encyclopedia of Bioethics,* vol. 1, pp. 566-567.

13) Jonsen の前掲論文を参照。

14) 法律家は医師ほど安楽死に批判的ではないといわれる。安楽死に対して医師と法律家との間にある落差は，ひとつには生命を救うという医療従事者の義務に由来するが，もうひとつは，医師が直接手を下す役にあり，起訴されかねない立場にあるのに対して，法律家は安楽死を実行した人に何とか情状酌量の余地を見つけようとするという立場にあるからであろう。これについては，平野龍一『刑法の基礎』(東京大学出版会，1966年) 中の「生命と刑法——とくに安楽死について」第 5 節を参照。

15) A. Buchanan, "Intending Death : The Structure of the Problem and Proposed Solutions" in *Intending Death,* T. L. Beauchamp (ed.)。またブキャナンは，意図的な殺人を禁止する原理の基礎にある価値 (個人の自己決定と幸福への関心の尊重) と同じ価値が，禁止に例外を設ける主張の基礎にあると主張し，このことと医師の拒否権の承認によって，積極的安楽死をある場合には許容できるとする考えへの批判はかなり弱いものとなると主張する。ただし，濫用への警戒が必要としている。

16) G. D. Hartogh, "The slippery slope argument", 前掲の *A Companion to Bioethics* 所収，を参照。

17) 前掲の小野清一郎『刑罰の本質について・その他』からの抜粋論文「安楽死の問題」では，安楽死を正当化するのは本人の意思ではないという立場から，「安楽死を正当化するものは人間的同情であり，人道主義的な動機である」(43 頁) とある。ナチスの行為については，*Lexikon der Bioetik,* Gütersloher Verlaghaus, 1998 の 'Euthanasie' の項によれば，ナチス時代の安楽死政策によって，精神病者およそ 7 万人，強制収容所抑留者およそ 2 万人，障害をもった子供およそ 5 千人が，生きる価値がないとされて殺されたという。

18) 近代において基本的権利としての「自由」は，神が定め人間の理性によって把握できる自然法に由来する「自然権」としてあったことをここで付記しておく。なお，伝統的な枠組みと自由・自己決定の枠組みの違いは，人を殺すことがなぜ悪であるのかにかんする倫理学上の立場の相違にも対応している。前掲の *Encyclopedia of Bioethics* pp. 565-566 では，それにかんする 3 つの立場をあげている。①目的をベースとするもの。これによれば，殺人は幸福や満足という目的にそぐわないので悪である。②義務をベースとするもの。これによれば，基本的な道徳原理に違反するので殺人

は悪である。③権利をベースとするもの。これによると，殺されないというもっとも基本的な権利を侵すので悪とされる。①では，無実の人でさえ目的のためには殺されかねないという難点があるとされる。功利主義への典型的批判の一つがこれであるが，これには「規則功利主義」が答えを用意している。詳細については次を参照。黒田亘『行為と規範』（勁草書房，1992年）第12章。ここでの②と③が伝統的な枠組みと自由・自己決定の枠組みに対応する。②によれば，いかなる安楽死も認めがたいが，③では患者の自己決定の権利が重視されることになる。

19) F. サルダ『生きる権利と死ぬ権利』（森岡恭彦訳，みすず書房，1988年，原著は1975年）第3章は，欧米とくにフランスにおける自殺について参考になる。サルダはそこにおいて，自殺の是非は「生命の所有権」という哲学的な問題にもとづくとし，それが社会の手にある場合や個人にある場合とは異なり，神の手中にある場合には，人間も社会も生命の尊厳を侵害できないと述べている。また，キリスト教と自殺との関係については，鯖田豊之『生きる権利・死ぬ権利』（新潮社，1976年）が詳しい。それによれば，旧約・新約いずれでも自殺禁止を明言していないこと，初期キリスト教会は古代ローマの伝統と同様に自殺を禁止していなかったし，ある種の自殺は奨励さえされていたこと，自殺禁止が提唱されるのはキリスト教がローマ帝国において公認されてからであること，それ以後自殺者は道徳的にも法的にも厳しく処罰されてきたこと，自殺の禁令の消滅はフランスでは革命後であり，ドイツのバイエルンでは1813年，イタリアが1931年，イギリスはやっと1961年になってからであった。また鯖田は，キリスト教の支配下にあった時代の「死ねばおしまい」という生と死の断絶の想念が，自殺の禁止と飽くなき生の追求の背後にあることにも言及している。

20) 1999年以降の動向としては，2001年にはオランダが，また，2002年にはベルギーが安楽死法を成立させている。1995年の横浜地裁の判決では，「消極的安楽死」の要件や「間接的安楽死」についても言及される。そして6要件は次の4要件にまとめられることになる。①患者は耐えがたい肉体的苦痛に苦しんでいること。②患者は死が避けられず，その死期が迫っていること。③患者の肉体的苦痛を除去・緩和するために方法を尽くし他に代替手段がないこと。④生命の短縮を承諾する患者の明示の意思表示があること。この判決では，安楽死を容認する根拠として「緊急避難」の法理と「自己決定権」があげられている。これらについては，前掲の町野他編著を参照。

21) 中山研一『安楽死と尊厳死』成文堂，2000年，169頁。「リップサービス」にすぎないという立場から，平野龍一前掲書165頁には次のようにある。「この判決は新聞などでは安楽死を認めた判決であるかのように報道されたけれども，一応その要件について述べてはいるが，結局はそれに当たらないといって安楽死を認めなかった判決なのである。そして，今後，右に述べられた要件に当てはまる事実があらわれたとき，裁判所が安楽死として無罪とすることが約束されたわけでもない。判決というものは，個々の事件について，その具体的な事情を十分に考慮して決断を下すものであって，まだおこってもいない事実について一般的な規準を打ち立てることを任務とするもの

第 5 章　安楽死について　175

ではないからである。この判決が述べた規準も，ただ後の判決で一応「参考」とされるであろうという程度のものにすぎない。」

22)「自分がAすることでBを生じさせたい」と「AによってBを生じさせたい」とは根本的に異なる。前者には行為者としての「自分」の介入が不可欠だからである。ここに煩悩とか執着といわれるものの源泉がある。また，ここから人間界，人生のさまざまな喜怒哀楽が生まれてくる。一般に生物の自己保存と子孫を残すことにおいても自分の存在・関与が中心にある。生物は，自分が保存され自分の子孫が残ることを欲している。ここから生存競争が生じ，進化の歴史を推進していくことになる。俗に対する聖なる立場とは，「自分がAすることでBを生じさせたい」と「AによってBを生じさせたい」とを等値とする立場といえるだろう。

23)「夜桜お七」（唄・坂本冬美，作詞・林あまり，作曲・三木たかし）1994 年。『青春歌年鑑スペシャル・ソングブック』株式会社ソニー・マガジンズ　2000 年。

24) 道元が次のように述べるとき，「灰」の二つの概念は「死」の二つの概念と重なっている。「たき木（薪）はい（灰）となる，さらにかへりてたき木となるべきにあらず。しかあるを，灰はのち，薪はさきと見取すべからず。しるべし，薪は薪の法位に住して，さきありのちあり。前後ありといへども，前後際断せり。灰は灰の法位にありて，のちありさきあり。かのたき木，はいとなりぬるのち，さらに薪とならざるがごとく，人のしぬるのち，さらに生とならず。しかあるを，生の死になるといはざるは，仏法の定まれるならひなり。このゆえに不生といふ。死の生にならざる，法輪のさだまれる仏転なり。このゆへに不滅といふ」（『正法眼蔵』現成公按の巻）。道元は死後のことを不可知の領域にあるとした。ただし本章で述べているような，死者は死者として存続するということは「生」の領域における死にかんすることとして道元も認めるだろう。しかし，一般の民衆にとって道元のような立場にとどまることは難しいと思われる。山折哲雄『臨死の思想』（人文書院，1991 年）によれば，禅者として知られる鈴木大拙，日蓮宗日本山妙法寺の藤井日達，真言宗の那須政隆の 3 名ともが，晩年においてもっとも関心を寄せたテーマは浄土であった。これは死を永遠の謎にとどめることの困難さを示している。そうかといって，死後の世界についての教説を堅く信じることも容易ではないのである。竹内整一「生と死の「曖昧な肯定」について」（関根清三編『死生観と生命倫理』東京大学出版会，1999 年）では，道元的な生と死の「前後際断」する死生観と，生と死を連続的にとらえる死生観とが，日本人の中ですんなり並存していると述べている。しかし，私が思うには，日本人の死生観の主流であったのは，前後際断的で生に重点を置くことと，生死の連続性という二つの立場の，因果的経験の反復にもとづく結合形態であった。これは次注 25 の特徴づけにも通じている。

25) 加藤周一は『日本人の死生観』（加藤周一と M. ライシュ，R. J. リフトンとの共著，矢島翠訳，岩波新書，1977 年）下巻で，日本における死者のあり方の特徴として以下の点をあげる。①家族，血縁共同体，ムラ共同体は，その成員として生者と死者

を含む。死とは，少なくともある期間，同じ共同体の成員の第1の地位から第2の地位へ移ることを意味するにすぎない。②共同体の中で「よい死に方をする」ことは重要であり，それは共同体の利益をそこなわず，共同体の定めた方式に従って死ぬことである。③日本における死の哲学的なイメージは，宇宙の中に入っていき，そこにしばらくとどまり，次第に融けながら消えてゆくことである。④人間の死に対する超越的権威はないので，最後の審判はなく，個人の生き方によって死後のあり方は変わらない。⑤死に対する態度は，「あきらめ」をもっての受け入れであり，死の残酷で劇的な非日常性は強調されていない（209～216頁）。このように，集団・共同体に重きをおく死生観であるがゆえに，一般に来世的なものを拒絶しつつも絶望に至らなかったのであろう。このような死生観は，現代では意識されがたくなってきてはいるが，多くの日本人はこれを曖昧なままに受容しているものと思われる。

26) ヒト胚や胎児へのわれわれの態度もこれと類似しているといえる。ここには，人間の生の一面としての反省的生，あるいは「自己評価的な生」とでもいえる特徴が現れている。これは自由な個人間の関係にもとづく生と対照をなしているといえる。この自己評価的な生においては，個別的状況における共感や同苦，気遣いによる基本的な結合関係が理性的な思考よりも前面に出ている。その意味でそれは「ケア的な関係」と呼んでもよいだろう。この関係は，因果的関係を含む場合もあり，生者間だけでなく，生者と死者，将来世代の人々，動植物，自然，神との関係も包含しうる包括的なものであると私は考えている。ここでは人間は自らをさまざまな他者の視点から評価している。(こうしたことについては，次の論文を参照。高橋隆雄「日本思想に見るケアの観念――神の観念を中心として」(中山將・高橋隆雄編『ケア論の射程』九州大学出版会，2001年，所収))

27) 死へと至るプロセスは，本来は自由と煩悩が消滅していくべきプロセス，身を天地自然の運行に任せるべきプロセス，それゆえ自己決定がふさわしくないようなプロセスである。自殺においては，そのような天地自然（前掲の相良亨『日本人の心』の表現を使えば「おのずから」）から送られた生という側面が表面に出るプロセスにおいて，自由と煩悩が働かざるをえないことになる。このような状況を欧米流に表現すれば，「人は自らの生命を自由に処分する権利や自由をもっているか」が問われる状況ということになる。また，われわれが通常理解している意味での自由とは，あることを束縛なしに欲したり行為できることであり，生者の側での煩悩と表裏一体のものとしてある。これが煩悩の根本的な消去の場面においても正常なしかたで働きうるかが問われることになる。これは，「自由を否定する自由はあるか」という従来の議論に対応している。ところで，死後も煩悩が残るとはどういうことであろうか。霊や魂といった実体の存続を仮定しない場合，それは第一に，死者の未練や恨みの大きさによって判定されるだろう。また，生者の自己評価的・反省的生における死者の位置づけにも依存する。後者は時代や文化によって大きく異なりうることである。

28) 自殺はユダの裏切りよりも重い罪であるとされる。Jonsen 前掲論文，M. パンゲ

『自死の日本史』(竹内信夫訳, 筑摩書房, 1986 年。原著の出版は 1984 年) 参照。
29)『高瀬舟』(1916 年)における森鴎外は, 積極的安楽死をたんに殺人として片づけることに懐疑的であり, 同年に書かれた『高瀬舟縁起』では,「ユウタナジイ」というフランス語も登場させている。『高瀬舟縁起』によれば, 鴎外は『翁草』(18 世紀後半に成立。公刊は 1905 年) から題材を得たとされる。19 世紀末は, ドイツで安楽死論議が盛んになった頃であり, 鴎外は安楽死についての知識をドイツに留学中 (1884〜1888 年), あるいは帰国後にドイツの雑誌から得たものと思われる。なお, 前掲の F. サルダ『生きる権利と死ぬ権利』218 頁には, 1827 年にフランスのブルターニュ地方の裁判所で自発的積極的安楽死に死刑が宣告されたことが記載されている。日本との相違が興味深い。
30) 前掲『ケア論の射程』中の序章で私は,「ケア」とは, ケアするものとされるもの双方の受苦性を前提し, 個別的状況における相手の要求への了解・応答としての不可避的な共感を伴うものであると述べたが, ここでの状況はまさにケア的な場面といえる。
31) オランダでの緩和ケア体制の不備が安楽死推進の背景をなしているともいわれるが, それ以上にホームドクターの存在が大きいと思われる。ホームドクターの存在により, 安楽死を法制化しても医師と患者の信頼関係が崩れる恐れはないが, 医師と患者との親密な関係は非自発的安楽死の多さという問題をひきおこしてもいる。オランダでの 1990 年と 1995 年の安楽死の統計を見てみよう。オランダでは 90 年に安楽死の届け出が義務づけられた。また, 93 年には「遺体埋葬法」が改正され, 届出制が明文化された。統計はこの間の変化を追ったものである。90 年, 95 年の年間死亡者それぞれ 129,000 名, 135,500 名に対して, 積極的安楽死の要請は 7 %, 7.1 %, 積極的安楽死 1.8 %, 2.1 %, 自殺幇助 0.3 %, 0.3 %, 非自発的安楽死 0.8 %, 0.7 %, 間接的安楽死 17.5 %, 14.8 %, 消極的安楽死 17.5 %, 20.1 %とある。非自発的安楽死となった主たる理由は患者が判断能力を失ったからであるが, 判断能力がある場合も 15 %ある。そのときの理由は, 死を終わらせることが患者にとって最良であると医師が判断したからに他ならない。また, 届け出られた安楽死は 90 年では 18 %であるが, 95 年には 41 %に上昇している。届け出なかった主な理由は, 訴追をうける危険性であった。また, 安楽死の要件に適合していないためという理由が 95 年時点で 30 %, 安楽死は医師と患者の個人的問題であるという理由が 12 %であった。H. Jochemsen, J. Keown, "Voluntary euthanasia under control? Further empirical evidence from the Netherlands", *Journal of Medical Ethics,* 1999；25：pp. 16-21 を参照。
32) J. Finnis, "A Philosophical Case Against Euthanasia", J. Keown (ed.), *Euthanasia Examined,* Cambridge University Press, 1995 では, 類似した状況におかれた他の人々の生きる価値にかんする重大な含意をもつ誤った決定をしてしまうため, 自殺や安楽死における自律的決定は認められないと論じられるが, 私はそれが認められる

ひとつのしかたを述べておいた。また，このことは消極的安楽死の場合にもあてはまる。そこでも，本人の個別的な意思確認，あるいは意思の推定が必要である。選択的中絶における個別的判断の必要性については，拙著『自己決定の時代の倫理学』（九州大学出版会，2001年）205頁，注13を参照。また，同書は，日本における自己決定のあり方をデータにもとづき実証的に示す試みであり，そこで私は，日本では自己決定のための諸前提が成立していないという診断を下した。

第6章

古代日本における死と冥界の表象

森　正人

第6章　古代日本における死と冥界の表象　　*181*

はじめに

　日本人は死をどのようなものと考え，それにどう向き合ってきたのであろうか。その長い歴史を振り返ってみることは，あの世に赴く家族や友人を見送らなければならない，そしていつかは自らの死を迎えなければならない私たち一人ひとりにとって，死をめぐる答えのない問いを深めることにつながるはずである。
　死に関する問いはもちろんいつも立てられなければならないが，私たちが生きている日本の現代社会においてこそ，それが問われることの意義は大きい。
　現代の日本社会では，高度産業化，文化と価値観の多様化を背景として，死の象徴世界が世俗化してしまい，そして，そのことが逆に死をタブー視する傾向を生み出し，我々が死にゆく人を心をこめて看取る機会を失っていると，田口宏昭は指摘する[1]。そして，そうした病と死をめぐる患者と医者との関係，あるいは患者とその家族との関係の困難な状況のなかで，また，もはや「聖なる天蓋」，すなわちかつては宗教的に根拠づけられていた昇天，往生，先祖との合一，宇宙への回帰，あるいは霊魂の不滅等々に対する信念を回復することが困難になった状況のなかで，どのような終末期ケアが可能かを問いかけている。
　死の世俗化の一部として，あるいはそれに付随するものとして，現代社会に顕著に認められるのは死後の世界の世俗化である。すなわち，人間の死後の世界や霊魂の行方に対する関心が，妖怪変化などへの興味と同じ水準で，さまざまのメディアで面白半分に，つまりなかばは真剣に取り上げられている。怪奇現象，心霊写真，霊媒者への憑霊，悪霊祓師を名乗る人たちによる死霊や生霊あるいは動物霊などの鎮撫や駆逐などが，ショー化されている。若い世代を中心に近年広範にかつ熱狂的に引き起こされた，平安時代の陰陽師安倍晴明に対する関心は，古代思想史や古代文学の専門家をとまどわせる

ほどであった。

　こうした様相は，先の霊魂の不滅や死後の救済に関して宗教的なよりどころを失った現代社会のありようと，相反するかのようである。現代日本人の精神は，そのような意味で分裂に陥っていると言わなければならないが，見かけ上相反するこの2つの傾向は，その実同じところに根ざしていると観察される。すなわち，現代人が日頃漠然とあるいは強く感じている社会への疎外感，焦燥感，他者に対する不信感，自己と社会の将来に対する不安感，そして，こうした気分を一人で抱え込み，誰とも共有できずに生きていかなければならないという孤独感，こうした精神風土のなかで，振り子が大きく左右に揺れて，死と霊魂に対する虚無的な受けとめ方と，一方では霊的なものに対する強い関心と超越的存在に対する過剰な期待とを作りだしている。

　こうした様相を見わたす時に，死に対する現代日本人の考え方や感じ方がどのように形成されてきたのか，そしてそれに関する過去の観念や感性の何を引き継ぎ，あるいは引き継がなかったか，何をどのように変化させてきたかが改めて問われなければならない。

　しかも，単に観念や感性の水準にとどまらず，それをどのように表象してきたかが重要であろう。というのも，霊魂や怪異現象をめぐる話題は，現代社会にあって書籍，雑誌，コミックス，映画，テレビあるいはインターネット上のサイトなどさまざまのメディアを通して広く提供され享受されており，同じようにこれまでも物語や説話（しばしば絵巻や絵本のかたちをとる），小説，また肉体の所作を伴う能，歌舞伎などさまざまな表現の方法を取ってきているからである。したがって，死と死にかかわる観念や想像にどのような表現を与えるか，あるいは文字，絵画，音声，そしてこれらの組み合わせによる表現が何を基盤としてどのように生み出されるか，一方で，それらが社会や個人にどのように働きかけるかについて，考察をめぐらす必要がある。死や死後の世界が，単なる知識や信念，あるいは教義として位置づけられて問題が整理されてしまってはならない。

第6章 古代日本における死と冥界の表象 183

Ⅰ. 日本霊異記の冥界

(1) 日本霊異記の転生譚と蘇生譚

　仏教が移入されて，日本人の死後の世界に対する観念には大きな変化が起きた。それは当然死の捉え方を変えることにもなった。

　日本霊異記は，平安時代初期に薬師寺の景戒が編纂した仏教説話集である。この説話集は，仏教伝来以前の雄略天皇の登場する説話を上巻第一縁に，続く第二縁に欽明天皇の時代（日本霊異記の上巻序文にも「欽明天皇の代に内典来る」と記される）の説話を置き，第三縁には敏達天皇の代に生を享けた元興寺の道場法師の説話，第四縁に聖徳太子の説話を配して，以下説話はおおむね年代順に並ぶ。日本仏教史の構想をそなえているということができる。したがって，そこには仏教が定着する以前の固有宗教との対立や葛藤，あるいは仏教および中国思想と固有信仰との融合が記述されていて，奈良時代から平安時代初期にかけての社会と人間と信仰の諸相が具体的かつ詳細に記述されている。その記述内容を検討することによって，仏教以前の死に対する日本人の観念と，仏教によってこうむった変容とが析出されることになる。

　日本霊異記は，善い行いに対しては善い報いが，悪い行いに対しては悪い報いがあるとする因果応報の理を，この日本国に生起した確かなできごととして示すことによって仏教の教えを説き，悪を戒め善を勧めようとした。その報いはある行為に対してたちどころに現れる現報もあれば，生まれかわって次の世に示される生報もある。そして，生報は転生譚あるいは蘇生譚として記述されることになる。すなわち，人に悪い行いがあれば，死後は牛などの動物に生まれ使役されて苦しい目を見（上巻第一〇縁，第二〇縁など），あるいは殺生などの悪行により閻羅王（閻魔王）の宮に連れて行かれ，地獄の苦を受け，あるいは苦を受けそうになり，そこで前世の放生などの善行により蘇ることを得るという型の説話である[2]。

　これらの転生譚および蘇生譚は類型的で，冥報記[3]などの中国仏教説話集

にも同類の説話が見いだされる。しかし，死者たちが赴く冥界に関する記述には，仏教思想を基盤に，中国思想，日本固有の信仰や習俗が重層し結合しあるいは融合して，複雑な様相を呈している。

日本霊異記によれば，閻羅王の使者の鬼が近づくと，その人には死が迫っているということである。たとえば中巻第二十四縁，楢磐嶋という商人が旅の途中に病となるが，彼には2匹の鬼が近づいていた。鬼たちは，「閻羅王の闕(みかど)の，楢磐嶋を召しに往く使なり」と名乗る。彼らの発する気が磐嶋を病ませていたのであった。しかし，磐嶋は使者の鬼たちに1頭の牛を賄賂として差し出して死を免れ，一方，鬼たちがこうむる罰を免れさせるべく金剛般若経百巻を読誦するという供養を行った。また，中巻第五縁，摂津国東生郡の姓名不詳の男は，7人の牛頭人身の異類に楼閣のある宮に連れてゆかれ，そこで閻羅王の尋問を受けた。生前の殺生の罪によりあやうく切り刻まれるところを，放生の善行により娑婆世界への「還甦(よみがえり)」がかなう。

(2) 中国的冥界観とその継承

このように，死というものを冥府の使者が迎えに来て冥界に連れて行くとして記述する事例は，中国の仏教説話にも数多く見られる。

たとえば，冥報記中巻第十八はその典型である。李山龍は，「冥官」に連れられて「官曹」に至り，そこで裁きを待つ多くの「囚（とらわれびと）」を見，また「庁」において「王」に謁見し，「吏」に導かれて諸々の「獄」を巡視したのちに蘇生する。冥報記に描かれる冥府は，現実世界の役所と並行的に想像されていて，その下巻第二十四，二十五には「録事」「判官」「主典」などの官職名が見えて，冥界にも官僚組織の整っていることが知られる。唐代の人々は，冥府に現実世界を投影させて想像していたのであった。また，冥報記には仏教的冥界と道教的冥界とが融合していると見なされる事例もある。中巻第一は，旅の僧が太山（道教で死者を司ると言われる泰山府君の）廟に宿り，そこの神に，死んだ同学の僧の1人は人間界に，1人は廟獄の火の中にあることを教えられるという説話である。中巻第十四では，冥府の官

人と親しくなった男が，冥界が次のような機構を具えていると教えられる。

「天帝」が六道をすべて統治していて，これを「天曹」という。「閻羅王」は人間界の「天子」のような存在で，「太山府君」は「尚書」のような存在である。

このように道教と習合しているのが，唐代の冥界像であった。もとよりこれは冥報記の撰者唐臨の冥界観であって，唐代に一般的であったわけではない。序文によれば，冥報記は，死後の世界の存在や因果の理を信じようとしない者のためにこそ書かれたのであったからである。唐代の冥界観は多様であった。

ともあれ，日本霊異記の撰者景戒や仏教説話の形成流布に携わった宗教者たちは，上に見たような冥府像を受容したのであった。そこで，日本霊異記における冥府について概観すれば，道教的要素は潜在し，独自の要素が認められる。冥報記では，冥府が「官府」ないし「官曹」と呼ばれるのに対して，日本霊異記ではもっぱら「閻羅王の闕」，また「琰魔国」（下巻第三十五縁）と称される。ほかに「金の宮」（上巻第三十縁），「楼閣の宮」（中巻第五縁），「王の宮」（中巻第十九縁），「黄金の宮」（下巻第二十二縁）などと称されるものの存在が記載されているのは，そこが一種の浄土としても観念されていたことを示している。

そして，説話によっては閻羅王の闕に接して浄土があると語られている。

智光法師が，閻羅王の使者に召されて西に向かって行く。路の先に金の楼閣を目にして「何の宮ぞ」と問うと，「行基菩薩の来たり生まれむ宮なり」と教えられる。智光はその門の神人に名前の確認を受けてから，北に向かう路を行くよう指示される。行く先は地獄であった。智光は3つの地獄を体験してのちに蘇る。　　　　　　　　　　　　　　　（中巻第七縁）

一人の男が木から落ちて死んだ。男は，自分の主夫妻が貧しい隣の翁と嫗

とに情をかけて養っているのをかねがね悪く言っていた。死んだ男が，導かれて広く真っ直ぐな道を進んで行くと，金の宮が見えた。何の宮かと聞くと，「これ汝が家主の生まれむ宮なり。翁と嫗とを養ひ，此の功徳に因りて為に是の宮を作るなり」と教えられる。男は，その門の左右にいる額に1つの角を持つ人に頸を切られそうになるが，生前の放生の功徳により蘇ることができた。 (中巻第十六縁)

これらの事例から，閻羅王が死者を裁く府と浄土らしい金の宮と地獄とが同じ場所に，あるいは相接して存在すると考えられていたことが知られる。未成熟な冥界観と見なされるであろうが，それも仏教が日本に定着する途上にあったこと，仏教的冥界と道教的冥界とが習合した唐代の中国仏教説話集等の冥界観を受容した結果であろう。

II. 浄土教における極楽と地獄

(1) 往生要集の地獄

こうした冥界観は，平安時代中期以降の浄土教の隆盛をまって大きく変化することになる。第1に，善行に努め，阿弥陀仏を信仰して称念した者が往生するとされる極楽浄土と，地獄，餓鬼，畜生，修羅，人間，天の六道とりわけ悪行を行い仏教的功徳を積むことのなかった者が堕ちるとされる三悪道（地獄，餓鬼，畜生）との対照性が際立つことになった。第2に，浄土および地獄についての説明が詳細かつ具体的なものになった。第3に，浄土および地獄が絵画として荘厳にあるいは生々しく表現され，願望・快楽・安寧および嫌悪・不安・恐怖などこれを見る者の感覚や感情に強く働きかけるようになった。

こうしたことどもについて期を画したのは，天台宗の源信によって永観3 (985) 年に著された往生要集である。往生要集は，さまざまの経や論から往生極楽の教義と実践に関する要文を抜き出して，全体を上中下の三巻，十門

第6章　古代日本における死と冥界の表象　　187

に分かち，浄土教を平易に説こうとするものである。源信は「予が如き頑魯の者」のために筆を執ったとして，その教理の理解を促し，信仰心を醸成するための工夫として，まず第一門に「厭離穢土」を，第二門に「欣求浄土」を配し，ついで第三門に極楽に往生することを願う理由を説く「極楽証拠」を置き，そのうえで往生極楽のための念仏の理論と方法とを続ける。

　第1の「厭離穢土」には，安らかならざる三界のなかの欲界すなわち地獄，餓鬼，畜生，阿修羅，人間，天の六道の苦についてその諸相を詳述し，続く「欣求浄土」には，極楽浄土の楽を十に分けてその美と快楽の極致について描写が尽くされている。その転換の急激なること，2つの世界の懸隔の甚大なることが，読む者の心に強く働きかけて効果を発揮していることは繰り返し指摘されてきたところである。往生要集の六道の苦のうち最も多く筆を費やしているのが地獄であり，しかもその叙法は，地獄を8つに分かつとともに，それぞれの眷属の別処を数え上げつつ，別処のそれぞれを細部にわたって説明してゆくものである。その網羅性は，いかなる悪も見逃さず，いかなる悪行の人もその責め苦を免れることができないと思わせるであろう。地獄の獄卒が無慈悲に残虐に罪人を責め苛む様，罪人が覚える苦痛の激しさと大きさ，苦痛を受ける時間の気の遠くなるような長さ，その表現の具体性と緻密さは読む者を圧倒する。たとえば，

　　二に黒縄地獄とは，等活の下にあり。縦広，前に同じ。獄卒，罪人を執へて熱鉄の地に臥せ，熱鉄の縄を以て縦横に身に絣（すみなわをひ）き，熱鉄の斧（さきわ）を以て縄に随ひて切り割く。或は鋸を以て解け，或は刀を以て屠り，百千段と作して処々に散らし在（お）く。また熱鉄の縄を懸けて，交へ横たふること無数，罪人を駆りてその中に入らしむるに，悪風暴（にはか）に吹いて，その身に交へ絡まり，肉を焼き，骨を焦がして，楚毒極りなし。（中略）
　　三に衆合地獄とは，……人間の二百歳を以て夜摩天の一日夜となして，その寿二千歳なり。かの天の寿を以て，この地獄の一日夜となして，その寿二千歳なり。殺生・偸盗・邪婬の者，この中に堕つ。

(2) 地獄変相図

　こうした地獄の景観は書物のなかにばかりあったのではない。平安時代中期には地獄絵が描かれて，人々の視覚に働きかけて地獄に対する恐怖をかきたてていた。

　御仏名のまたの日，地獄絵の御屏風とりわたして，宮に御覧ぜさせ奉らせ給ふ。ゆゆしういみじきこと限りなし。「これ見よ，これ見よ」と仰せらるれど，さらに見侍らで，ゆゆしさに，小部屋に隠れ伏しぬ。
　　　　　　　　　　　　　（枕草子　第七十七段「御仏名のまたの日」）

　宮中で12月19日頃から3日間にわたって，年中の罪障を懺悔するために行われる仏名会には，一万三千仏の曼陀羅を掛け，その反対側に地獄絵の屏風を立てわたすことになっていた。遅くとも9世紀末には行われていたとされ[4]，後世伝えられる通り「七帖七ケ間」（雲図抄）であったとすれば，10メートルを超える大画面が繰り広げられていたということになる。仏名会への参列者に深く懺悔の心を起こさせるためのものであったにちがいない。その屏風絵を一条天皇が中宮定子に見せ，また清少納言も見ることを強いられたけれども，ついに直視するに耐えられず，逃げ隠れたというのである。清少納言がその絵を評した「ゆゆしういみじきこと限りなし」とは，どのような意味だろうか。たとえば，諸注釈書のように「気味悪く恐ろしい」，「いやらしい気味の悪さ」，「おそろしくてなんともいいようがない」，「ひどく気味が悪い」などの現代語に置き換えるのは，言葉の表層に触れたに過ぎないし，何より正確でない。これでは，清少納言が単に感覚的に恐怖し嫌悪しているとしか受け取られない。そうではないのである。ここに「恐ろし」「疎まし」「むつかし」などの語でなく「ゆゆしういみじ」という表現が選ばれたのは，後文にも「ゆゆしさに」と繰り返されたことを勘案すれば，重要である。古代語の「ゆゆし」は，神聖あるいは逆に不浄でみだりに触れてはならない，扱いに注意しなければならないという意の「斎(ゆ)」に由来する。「いみじ」も

タブーを表す「忌む」などと同系で，そしてやはり「ゆ」と同根の語であった。枕草子もこうした原義を引き継いでいるはずである。すなわち，地獄絵が死後の世界を描いているために，宗教的な重大事を扱っている故にそれを畏怖し，正視するに耐えられなかったと解釈されなければならない。これを最も近い現代語に置き換えれば，「不吉でたまらない」ということになろう。地獄絵とはそのようなものであった。

　古今著聞集は鎌倉時代の説話集であるが，その巻第十一画図第十六に，一条天皇の時代に活躍した絵の名手巨勢弘高と地獄絵に関する興味深い記事を載せている。弘高が地獄変の屏風を描いた時，「楼の上より鉾を指し下ろして，人を刺したる鬼」を描いたが，それが格別に入魂の場面と見えた。弘高はみずから「おそらくは我が運命尽きぬ」と言い，はたして程なく死んだという。弘高は，この絵によってその芸術家としての完成を遂げたというのであるが，偶然か，そうなるはずの理由があってか，それが地獄絵であったのは重要であろう。画家自身が地獄に堕ちたとまでは解釈できないとしても，みずからの絵が彼を死の世界に導いたことは確かであろう。絵とは，あるいは地獄絵とはそのような力を宿していると考えられていた。

III. 仏教的冥界観の流布

(1) 地獄絵を詠む王朝女性

　地獄絵が繰り広げられたのは，宮中の御仏名の場ばかりではなかった。早くから貴族社会の随所に流布していた模様である。そして，清少納言は目をそむけたけれども，少なからぬ人たちがその絵様を凝視し，そこから受けた思いを歌に詠んでいる。

　　　　地獄のかた描きたるを見て　　　　　　　菅原道雅女
　　　みつせ川渡る水棹もなかりけり何に衣を脱ぎて掛くらん
　　　　　　　　　　　　　　　　　　　　（拾遺和歌集　巻第九雑下）

菅原道雅女は生没年未詳で，拾遺和歌集の成立が寛弘2〜4（1005〜1007）年の頃で，詠歌の年次はこれをさかのぼると知られるのみである。歌意の大体は次の通りである。みつせ川すなわち三途の川には渡し船もしたがって棹もない，とすれば亡者は川を渡るに当たって脱いだ着物を何に掛けるというのだろう。三途の川のほとりには脱衣婆という鬼がいて，亡者を待ち受けてその衣をはぎ取るとされたことを背景に詠まれている。また，

　　　地獄絵に剣の枝に人のつらぬかれたるを見てよめる　　　和泉式部
　　あさましや剣の枝のたわむまでこは何のみのなれるなるらん

（金葉和歌集　巻第十雑下）

　この歌は，衆合地獄のなかの刀林を詠んだものであろうか。往生要集には次のように説かれる。木の頂に美しい女がいて，罪人がこれを求めて木に登ると，木の葉は刀の如くその肉と筋を割き，登ってみると女は地上にいて媚びた眼と甘い言葉で誘う，木を下りる時は刃の木の葉が上向きになってまた罪人の身を切り裂く，このことが際限なく繰り返されるという。邪欲を因とする責め苦である。和泉式部の歌には，「みのなれる」に「身の成れる」と「実の生れる」とが掛けてあり，男が登って刀林の木がたわむさまを，因としての前世の悪行が今や果としての木の実を多くつけているように，前世のどのような罪によって身がこのようになっているのだろうと批評してみせたのである。
　これらの地獄絵はどのようなものに描かれていたか，1枚の紙絵か，絵巻か，あるいは障屏画かは詳らかでないけれども，このような絵様が常に貴族の女性たちの傍らにあったことは確かであろう。
　挙例は2首にとどめたが，平安時代に地獄絵を題に歌を詠んでいるのは，ほかに赤染衛門，弁乳母である。このように詠み手が女性に集中しているのは偶然であろうか。男性歌人が地獄を歌に詠まないわけではない。ただし，それは通常の釈教歌として，つまり十界あるいは六道を題にしての詠歌であ

る。地獄絵が男たちの目に触れなかったはずはないから，もっぱら女たちが地獄絵を見て歌を詠んでいることにはやはり理由があったといわなければならない。それはおそらく，仏教においては，女が男よりも罪障重いと説かれていたことを背景とするであろう。平安時代末に書かれた仏教入門書の宝物集巻第五には次のような偈を載せる。

　所有三千界　男子諸煩悩　合集為一人　女人之業障（あらゆる三千界の男子の諸煩悩は，合はさり集まりて一人の女人の業障となる）
　女人地獄使　能断仏種子　外面似菩薩　内心如夜叉（女人は地獄の使，よく仏の種子を断つ，外面は菩薩に似て，内心は夜叉の如し）

　この偈は鎌倉時代以降の諸書に引用されている。宝物集は涅槃経の文とするけれども，どの経典にも見当たらない。おそらく説教僧たちが作り上げたのであろうが，このように男の煩悩を女のみに背負わせ，堕地獄の因を女に求める考え方は，広く流布していた。源氏物語「若菜下」巻には，光源氏に「言ひもてゆけば，女の身は同じ罪深きもとゐぞかし」（所詮女の身は罪障の基）と述懐させている。そして，南北朝時代の注釈書河海抄は，ここに上の偈を引いて注する。
　王朝女性にとって堕地獄は必定であるどころか，わが身そのものが地獄であったとすれば，清少納言のように目をそむけずにはいられないし，また逆にそれを凝視して歌を詠まずにはいられなかったのである。

(2) 西行も地獄絵を見て
　これらの歌は，地獄の景観を具体的に詠み込むところに特徴がある。その具体的な捉え方に基づく詠み方は，西行に最も典型的にあらわれている。西行は，「地獄絵を見て」と題する27首連作の和歌[5]を詠んでいる。いま，そのなかから2首を示そう。

黒き炎(ほむら)の中に男女燃えけるところを
　なべてなき黒きほむらの苦しみは夜の思ひの報いなるべし
　　　閻魔の庁を出でて罪人を具して獄卒まかる乾の方に，炎見ゆ。罪人，
　　　いかなる炎ぞと獄卒に問ふ。汝が落つべき地獄の炎なりと獄卒の申す
　　　を聞きて，罪人をののき悲しむと，忠胤僧都と申しし人，説法にし侍
　　　りけるを思ひ出でて
　問ふとかや何ゆゑ燃ゆるほむらぞと君をたきぎのつみの火ぞかし
　　　　　　　　　　　　　　　　　　　　　　　　　　　（聞書集）

　第1首目の歌は，男女を燃やす黒い炎を前世の愛欲の業火と見ている。第2首目は，第五句「つみの火」の「つみ」に「罪」と「積み」とを掛けてあり，上の句にあれは何のための炎かと罪人が問えば，下の句で，お前を焼くための火で，それは生前積んだ罪の薪にほかならないと獄卒が答えるところである。長い詞書を伴い深い慨嘆をこめた詠みぶりは，この連作が西行にとって重要な意味をもっていたことを物語る。
　こうした具体性は，何より地獄絵そのものの圧倒的な具象性と描写性に由来すると考えられる。このことを如実に示すのが，今日に伝存する地獄草紙と呼ばれるすぐれた数種の絵巻である。成立は12世紀前後，一説に1180年代と推定されて[6]，西行と同時代の作品である。それらを見れば，どす黒い空と地，燃え熾る炎，異形の獄卒，流れ落ちて溜まる血など，恐ろしく酷たらしく毒々しい場面が展開する。これらが，経論の言葉とは違って，視覚を通して直截働きかけてくるだけに，見る者は，死後の世界とそのような世界を招く人間の営みについて思いを致し，激しく心を揺さぶられずにはいられない。歌はそうした心の動きに触発され，規定されるのである。
　このような地獄絵は，貴族社会でのみ享受されていたのではない。
　今昔物語集巻第三十一第四によれば，巨勢弘高は病を得て一旦出家したが，朝廷の命によって還俗することになった。東山の寺に籠もって髪が延びるのを待つ間，退屈しのぎにその寺に造られたばかりの堂の壁板に地獄絵を描い

た。その地獄絵はすばらしいできばえで，大勢の人が今も見物しているという。寺院のこうした絵は，教化の目的で積極的に広く公開されていたと考えられるから，多くの衆庶に享受されていたであろう。絵は，目に文字のない人にも耳の聞こえない人にも地獄について教えることができる。

また，西行の聞書集の詞書に，「忠胤僧都と申しし人，説法にし侍りける」とあるように，説法の場でも地獄のことは語られていた。忠胤（仲胤）は12世紀半ば頃まで活躍した，当時最も著名な説教僧で，諸書に名説教ぶりについての逸話が載る。その説法の言葉は，貴賎男女を問わず多くの人々の耳に響いたに違いない。

日本の仏教思想の展開にともなってどのような冥界観が作り上げられてきたかをおおまかにたどってきた。こうした冥界観は江戸時代に至るまで長く受け継がれ，日本人の死後の世界に対する考え方を強く規制してきた。そして，それが近代以降の人間観や死生観にも影を落とさなかったとはいえない。

IV. 日本霊異記を遡る

(1) 黄泉の国

ここで，ふたたび日本霊異記に立ち戻ることにする。

日本霊異記の中巻第七縁には，さらに独特の冥界に関する記述が見られる。それは，先にも一部引用したが，行基菩薩を謗ったとして閻羅王に召された智光法師の説話である。智光は閻羅王の使からは「葦原国」「豊葦原瑞穂国」の者と呼ばれる。日本書紀，風土記，万葉集などに見られる古めかしい語の使用は，これと対置される冥界の性格を規定するであろう。しかも，智光がもとの世界に帰ることになって，冥官は「慎黄泉つ竈の火の物を食ふことなかれ」，すなわち冥府の火で調理したものを食べるなと注意を与える。これは，日本神話の著名な一場面を想起させる。イザナミノミコトが火の神を生んだために神避り，イザナキノミコトは妻を追ってヨモツクニ（黄泉国）に行く。帰ろうと誘うイザナキに，イザナミは「悔しきかも，速く来ね

ば，吾は黄泉戸喫を為つ」（後悔されることだ，あなたが速く迎えに来てくれなかったので，私は黄泉の国の食べ物を口にしてしまった）と言う。黄泉の国の竈で調理した食物を一旦口にしたら，もう帰ることはできないというのである。日本霊異記中巻第七縁の冥官の言葉は，こうした観念あるいは習俗を受けていた。海彼の冥界観と日本の古い冥界観との習合の跡は歴然としている。

日本霊異記に，冥界と現世との間に大河が横たわり，橋がかかっているとする（上巻第三十縁，下巻第二十二縁）のは中国にも事例があって珍しくはないが，2つの世界の間に坂があるとする説話は注目される。

　初めに広き野に住き，次に卒しき坂有り，坂の上に登りて大きなる観を観る。　　　　　　　　　　　　　　　　　　　　（下巻第二十二縁）
　行く道の頭にはなはだ峻しき坂有り。坂の上に登りて躊躇ひて見れば，三の大きなる道有り　　　　　　　　　　　　　（下巻第二十三縁）

この坂は，イザナキがヨモツクニから逃げ帰り，追ってきたイザナミと対峙して離縁するこの世との境，ヨモツヒラサカを連想させる。ここにも，日本の古代的な冥界観が継承されていると見てよい。

こうした死者が越えるといわれる坂は，知られるとおり「死出の山」と呼ばれる。たとえば，11世紀に活動した女性歌人は次のような場面を次のように詠んだ。

　　絵に，死出の山に鬼に追はれて女の泣きて越えし
　造り来し罪をともにて知る人もなくなく越ゆる死出の山かな（弁乳母集）

この絵も冥府図である。来迎寺蔵の十界図の中にも，死出の山を登る亡者たちの姿が描かれている。

(2) 蘇生譚の基底

日本霊異記が因果応報の理を示すべく，その実例として転生譚と蘇生譚を語るのは，それらがたとえば仏教的善行のもたらす善報や，悪行の引き起こす悪報を説くのに適切な構成をそなえているからである。ただし，それらの説話が因果応報の実例として機能するためには，1つの前提が必要となる。行いの報いは，それを行った者の上にもたらされなければならない。すなわち，生前に善行あるいは悪行を行った某と，畜生に生まれ変わり，地獄に堕ち，あるいは金の宮に生まれ変わる某とは同一人格であるという了解である。そうでなければ，因と果と，罪と罰との一貫性は失われる。

ところが，日本霊異記の蘇生譚のなかには，こうした了解と微妙に折り合わない事例がある。

> 讃岐国山田郡に布敷臣衣女という者がいて，閻羅王の使いに召された。使いの鬼は走り疲れていたので，衣女の疫神への供え物を食べた。鬼はこの恩に報いようと，同じ国の鵜垂郡の同姓同名の女を身代わりとして，閻羅王のもとに連れて行った。閻羅王は，別人であるとして鵜垂郡の衣女をしばらくとどめ，改めて山田郡の衣女を召しに行かせた。使いの鬼は山田郡の衣女を連れて行き，鵜垂郡の衣女は家に帰された。ところが，その間に鵜垂郡の衣女は火葬に付されていたので，「体を失って依るところが無い」と閻羅王に訴えた。閻羅王は，残っていた山田郡の衣女の体を汝の身とせよと命じた。そして，「因為鵜垂郡衣女之身而甦（因りて鵜垂郡の衣女の身と為りて甦る）」。蘇った衣女は，ここはわが家ではないと言い，鵜垂郡の衣女の家に往き，ここがわが家であると言った。両家の両親は困惑したが，冥府でのことを語ると，これを信じて，結局4人の父母を得て，両家の財産を相続した。衣女の疫神への供え物の功はむなしくはなかった。
>
> 　　　　　　　　　　　　　　　　　　　（中巻第二十五縁）。

この説話叙述のなかで，一読して理解しにくいのは「鵜垂郡の衣女の身と

為りて甦る」という一文と，末尾の供え物の功徳を説くところである。山田郡の衣女は冥府に留められ，遺骸を鵜垂郡の衣女に与えただけで，結局供え物は無益であったように理解されるからである。いったい蘇ったのはどちらの衣女なのか。

これについては，出雲路修[7]によってすでに行き届いた説明が提出されているばかりでなく，関連する原古日本の死生観にまで光が当てられている。出雲路は，衣女蘇生の解釈に，古事記上巻におけるオホアナムヂノ神（オホクニヌシノミコト）の死と蘇りの記述のし方を援用している。オホアナムヂノ神は焼けた大石に「焼き著けらえて」死に，キサカヒヒメとウムカヒヒメの2人の女神が，その石に付着した肉体の破片を石からこそげ取り集め，これに母の乳汁を塗って「作り活け」たという。このように肉体としての再生が，その神の蘇りにほかならなかった。出雲路はこの事例を「肉体と魂，といった，言わば分析的な把握でなく，死体を修復することによって蘇生した」ものとし，「その肉体の蘇生すなわちその人の蘇生，といった考え」があることを導き出し，日本霊異記もこうした考えにたって，山田郡の女が鬼に賂をして死に，鵜足郡の女の肉体となって蘇生した説話として記述されていると解釈した。とすれば，閻羅王の使者への供え物は，無益ではなかったのである。別の言い方をすれば，2人の衣女が1人の衣女としてともに蘇ったということにほかならない。

ところで，この説話を漢字片仮名混じり文に直して書き留めた今昔物語集巻第二十第十八には，先の「鵜垂郡の衣女の身と為りて甦る」という一文が，

鵜足郡ノ女ノ魂，山田ノ郡ノ女ノ身ニ入ヌ。活テ

と，魂と身の関係として記述し直されて，現代の読者にもわかりやすい。仏教の蘇生譚および転生譚は，本来このように魂の輪廻を根底にすえて記述されるべきものであった。日本霊異記では，山田郡の衣女の蘇生譚として語られるところ，仏教的ないし中国的死生観に日本古来の死生観を重ね合わせた

ため，微妙な齟齬を作りだしてしまったのである。

V. 冥界観の古層

(1) イザナミの神避りとイザナキの黄泉帰り

　こうして，古代日本人の生命と死に関する古い観念によれば，人間が霊肉不離の存在として捉えられていたことは，たとえば，人間ではないがイザナキノミコト，イザナミノミコトの神話にも見ることができる。

　古事記上巻，火の神を生んだために病み伏し，ついに「神避まし」(かむさり)たイザナミは，出雲の国と伯耆の国との境の比婆の山に葬られた。その妻の女神に会おうと，イザナキの赴く所がヨモツクニ（黄泉国）である。イザナミは，冥界の食を口にしてしまったと語り，ヨモツカミと相談する，自分を見るなと言い残して殿の内に入る。待ちくたびれたイザナキが灯火を灯して入って見ると，女神は「うじたかれころろきて」すなわち蛆がたかり転がっていて，身体の各部位には雷がいるというおぞましい姿であった。ここに死および死後の世界に対する日本人の古い観念が保存されている，あるいは古事記は，古いと見なされる死ないし死後の世界を形象しようとしていると読み取られる。

　それにしても，神避り，出雲と伯耆の境の比婆の山に葬られたイザナミが，今はヨモツクニにいて以前の姿を見せるとともに，殿の内には腐乱した死体の様を示すのか。神野志隆光[8]が指摘し強調するように，ヨモツクニは古事記が設定した神話的世界であって，「黄泉つひら坂」に媒介されあるいは隔てられて，こちら側の「葦原の中つ国」と同一平面上にあるいは同一次元に位置しているのである。

　一方，日本書紀本文にあってはイザナミノミコトは神避ることなく，したがって黄泉つ国に行くこともない。ただし，そこに引用されている「一書」（第六）には古事記に似た記述がみられる。イザナキが黄泉に尋ねて行き灯火のもとに見たのは，イザナミの「膿沸き虫流る」(うみわ)(うじたか)姿であり，又別の「一

書」(第九)によれば，イザナキは殯斂(もがり)の場所に行き，イザナミの「脹満(は)れ太高(たた)へり」という様を見ることになる。

　このように，死の世界や黄泉についての記述は一様ではないが，基本的に一致するのは，死というものが屍の腐乱してゆく様相として具象的に捉えられている点である。とすれば，死は肉体のありかたに属するものであって，観念ではない。イザナキは，ヨモツクニから帰って，「吾は……しこめき穢(きたな)き国に在りけり」と言い，禊ぎを行う。このようにそこは死者の行く所，死者のいる所であった。万葉集にも，「……遠き国　黄泉の界(さかひ)に　延(は)ふ蔦の　己が向き向き　天雲の　別れし行けば……」(巻第九　1804)と歌われている。黄泉は赴くところであり，またごくまれにそこから帰る所であった。そして，これらを通じて明らかになる何より重要なことは，黄泉が，肉体を残し置いて都合よく霊魂だけが分離して行く世界でなく，人が全体として——後世の捉え方を借用すれば霊肉相ともに——赴く世界であったということである[9]。ここには，遺体を魂の抜け殻とは見なさない考え方が表れている。

　この神話にもう一つ語られているのは，イザナキとイザナミの夫婦の離縁である。「黄泉つひら坂」に「千引(ちびき)の石(いわ)」を引き塞ぎ，二神は対峙して「事戸(こと)を渡す」とあり，「事戸」は離別の言葉とされる。離縁の理由は，見るなの禁止を守らなかったことで，それは異族どうしの男女の別離の決まりであった。ヤマサチビコはワタツミ(海神)のトヨタマビメと結婚し，見ることを禁止されていた産室を覗き，本来の姿の八尋ワニとなっていた妻の姿を見たために，トヨタマビメは「海坂(うなさか)」を塞いで，もとの国に帰り(記・紀)，犬に吠えられて本体を見せてしまった狐妻も去る(日本霊異記上巻第二縁)。イザナミが，生前の姿と腐乱する肉体との2通りの姿を見せているのは，こうした型が組み込まれているからであろう。

(2)　山隠り・雲隠り

　黄泉の国は醜く汚らわしい世界として想像されていた。それは，現実の死体と葬送の方法とに規定されてのことである。日本書紀一書(第九)に，イ

ザナキは殯斂(もがり)の場に入ったと書かれているのは，その裏付けとなる。殯とは，古代にあって貴人の死にあたり，その遺体を墳墓に納めるまでの一定期間特別な建物に安置する慣わしのことである。

しかし，死後の世界を次のように美しくなつかしく想像する歌もあった。

　山吹の立ちよそひたる山清水汲みに行かめど道の知らなく
　　　　　　　　　　　　　　　　　　　　（万葉集　巻第二　158）

歌意は，山吹の咲きそろっている山の清水を汲みに行きたいと思うが，道が分からないことだ。ありふれた歌のようであるが，題詞に十市の皇女の急死を高市の皇子が悲しんで作った歌とし，この歌の左注に日本書紀を引いてその死は四月であったとする。山吹の花は黄，清水とは泉で，「山吹の立ちよそひたる山清水」とは「黄泉(よみ)」のことと読み解いてみれば，知識に基づく観念的な歌ということになるが，永遠に帰って来ない人の住む世界を美しく清らかな所と思いたい，残された者の深切な情をよく表しているといえよう。

また，柿本人麻呂の妻の死を悲しむ挽歌にも，

　秋山の黄葉(もみぢ)をしげみ惑ひぬる妹(いも)を求めむ山道知らずも
　　　　　　　　　　　　　　　　　　　　（万葉集　巻第二　208）

と，妻の死を秋の紅葉の山に迷いこんだと詠んでいる。死を，人が山の奥深く隠れると歌う歌は万葉集に少なくない。

　豊国の鏡の山の岩戸立て隠りにけらし待てど来まさず　　（巻第三　418）
　たは言かおよづれ言かこもりくの泊瀬の山に廬せりといふ（巻第七　1408）

こうした発想と表現は，死者を山の中に葬る習俗と関係するであろう。次の歌は，火葬に付した妻を山中に撒骨し，その様を玉が散るようだと詠んだ

ものである。

　玉梓の妹は玉かもあしひきの清き山辺に撒けば散りぬる　　（巻第七　1415）

すると、残された者は死者を葬った山そのものを亡き人のよすがと見てなつかしむことになる。

　うつせみの世の事なればよそに見し山をや今はよすかと思はむ
　　　　　　　　　　　　　　　　　　　　　　　　　　（巻第三　482）

さらには、その山にかかる雲や霞を死者に見立てるようにもなる。

　こもりくの泊瀬の山の山のまにいさよふ雲は妹にかもあらむ
　　　　　　　　　　　　　　　　　　　　　　　　　　（巻第三　428）
　左保山にたなびく霞見るごとに妹を思ひ出で泣かぬ日はなし
　　　　　　　　　　　　　　　　　　　　　　　　　　（巻第三　473）

VI. 天翔る白鳥

(1) ヤマトタケルノミコトの死

　古代にあっては、人の死を「雲隠る」という言葉で婉曲に表現することも多い。こうした表現は、当然死者を山に見立て、あるいは霞や雲に見立てていたことと関連するであろうが、人が死んで鳥になるという想像、あるいは鳥に死者の面影を見ようとする心情と関係しよう。
　ここで、我々はヤマトタケルノミコトの死の場面に導かれる。ヤマトタケルは東国遠征の苦しい旅を終えて大和への帰途、伊勢の能煩野で望郷の歌を歌って息を引き取る。大和の妃と御子たちはそこに下り至って、御陵を作り、そこのなづき田を腹這い廻って泣いた。ところが、

是に，八尋の白ち鳥と化り，天に翔りて，浜に向ひて飛び行きき。爾くして，其の后と御子等と，……哭き追ひき。……故，其の国より飛び翔りて，河内国の志幾に留りき。其地に御陵を作りて鎮め坐せき。然れども，亦，其地より更に天に翔りて飛び行きき。　　（古事記　中巻　景行天皇）
時に日本武尊，白鳥と化りたまひて，陵より出で，倭国を指して飛びたまふ。群臣等，よりて，其の棺槨を開きて視たてまつれば，明衣のみ空しく留りて，屍骨は無し。是に，使者を遣して白鳥を追ひ尋めぬ。則ち倭の琴弾原に停れり。仍りて其の処に陵を造る。白鳥，更飛びて河内に至りて，古市邑に留る。亦其の処に陵を作る。……然して遂に高く翔びて天に上りぬ。　　　　　　　　　　（日本書紀　巻第七　景行天皇四十年）

死者が白鳥となって飛んでゆくという描写はあまりにも美しい。ただ，肉体から遊離した霊魂を空中を飛行する動物や虫として見，あるいは死者の霊魂を鳥の姿として想像するのは，広く世界に認められるところである[10]。万葉集にも柿本人麻呂が，

……白たへの　天ひれ隠り　鳥じもの　朝立ちいまして　入り日なす　隠りにしかば……　　　　　　　　　　　　　　（巻第二　210）

と，鳥が朝飛び立つように彼方に去ったと妻の死を歌う。しかし，今はこれをそのように一般化するのでなく，こうした叙述を生み出した古代日本人の精神の働きや，死後の世界に対する映像と関連付けて扱おうとする時，その表現の細部に注意を払う必要があろう。

古事記と日本書紀とには，地名，白鳥を追いかける人々等に関する記述に相違があるけれども，それらは死自体の形象にはかかわらない。最も重要な相違は，日本書紀に，古事記の持たない「群臣等，因りて，其の棺槨を開きて視たてまつれば，明衣のみ空しく留りて，屍骨は無し」という記述のあることであろう。これは，ヤマトタケルの死の捉え方に対する文化的背景の相

違を意味している。日本書紀の記述は，中国の神仙思想に基づいてその死が昇仙として捉えられているのである。棺のなかに衣や履物のみを残して遺骸が残らないのを屍解といい[11]，神仙世界に赴く一つの方法であった。こうした扱いは，たとえばワタツミの娘トヨタマビメが山幸彦すなわちヒコホホデミノミコトの子を生むに当たり，古事記では「八尋ワニ」の姿になったと記されるのに対して，日本書紀では「龍」（神代下）と記述するのと通う。日本書紀は，日本の神話を中国文化の文脈に組み入れて翻訳したのである。

しかし，日本書紀が「日本武尊，白鳥と化り」，古事記も「八尋の白ち鳥と化り」と同じ趣に記述するところを見落としてはならない。この記述を，たとえば「死者の魂が白鳥となって飛び立ち遊行する」[12]，「彼の魂がほかならぬ白鳥になる」[13]とか，「その魂が鳥になって飛んでいった」[14]などと説明するのは誤っている。ヤマトタケルは死んで白鳥となり飛び去ったのである，あるいはその死を白鳥となって翔り去る姿として形象したのである。古代に行われていた，死を身体と霊魂の分離と見る考え方をここに持ち込むのは，一見分かりやすそうに見えるかもしれないが，本文の読みをねじ曲げ，そして古代人の死生観の理解から遠ざかってしまう。

(2) 天翔る皇子たち

ヤマトタケルは景行天皇の皇子であった。そして，天皇の命に従い，大和朝廷に服属しようとしない者たちを従わせ，あるいはその武力や知謀をもって滅ぼす英雄には違いなかった。その一方で，

> 天皇の既に吾を死ねと思ふ所以や，何。西の方の悪しき人等を撃ちに遣して，返り参ゐ上り来し間に，未だ幾ばくの時を経ぬに，軍衆を賜はずして，今更に東の方の十二道の悪しき人等を平げに遣しつ。此れに因りて思惟ふに，猶吾を既に死ねと思ほし看すぞ。

と，天皇が軍勢をも副えず西に東に遠征に遣わすのは，自分を死ねと思って

いらっしゃるのかと，天皇と朝廷からの疎外を嘆き訴えずにはいられない。ヤマトタケルは，死を予感しつつ，それでもそれに立ち向かおうとし，しかしついに逆らいがたい運命にのみ込まれてしまう悲劇の皇子であった。

こうしたヤマトタケル像の造形には，古代の皇位をめぐる権力闘争のなかで，押しつぶされていったあまたの皇子たちの姿が鎮魂の情を添えて重ねられていると，吉井巖[15]は指摘する。山背大兄皇子，古人大兄皇子，有馬皇子，大津皇子など。こうした皇子たちの死を哀傷し，鎮魂すべく，後世の人は挽歌を詠み，物語を語った。

万葉集には，有馬皇子が謀叛の疑いをかけられて，尋問を受けるために天皇の湯治先である紀の湯に護送される途中，岩代で自らの運命を傷み悲しみ，幸いを祈りながら松の枝を結んで歌った歌を載せる。

岩代の浜松が枝を引き結びま幸（さき）くあらばまたかへりみむ　　（巻第二　141）

岩代の松の枝を引き結んで，幸いにも無事であったら，また立ち返り見ることであろうと詠んだ。そして，皇子は紀の湯を出て結び松を目にはしたであろうが，身柄を都に移される途中の藤代で殺された。岩代の結び松は，後世にもそこを通る旅の歌人たちに多くの歌を詠ませることになった。山上憶良は，

翼なすあり通ひつつ見らめども人こそ知らね松はしるらむ（巻第二　145）

と詠んだ。皇子は鳥のように空を行き来しつつ見ていらっしゃるであろう。人はそれを知らないだろうが，松には分かっているのだろうと。この皇子も，鳥となって空に飛び去ったと憶良は想像していたらしい。

この歌の初句「鳥翔成」は「つばさなす」という訓のほか，「あまがけり」と訓む説もある。「あまがけり」とは，やはり憶良の長歌に，

>　……大和の　大国御魂　ひさかたの　天のみ空ゆ　天翔り(あまがけり)　見渡したまひ……
>
> 　　　　　　　　　　　　　　　　　　　　（万葉集　巻第五　894）

と詠み込まれ，また出雲国造神賀詞に用いられる。

> 出雲の臣等が遠つ神天のほひの命を，国体見(くにかた み)に遣はしし時に，天の八重雲おし別けて，天翔り国翔り天の下を見廻りて

などと，神霊などが大空を飛び翔るという意で用いられる。このように，死者も鳥の姿で，あるいは鳥のように大空を飛びわたってこの世界に帰って来ることがあると考えられていた。

　そして，この言葉は平安時代中期以降にも時折用いられることがあった。たとえば，源氏物語「若菜下」巻に，亡き六条御息所が，娘の中宮の身の上を気にかけて見るとして，そのことを語る場面に，

> 中宮の御事にても，いとうれしくかたじけなしとなん，天翔りても見たてまつれど

また，同じく「総角」巻に，亡き宇治の八宮が娘たちを気にかけているであろうことについて，

> かう心苦しき御ありさまどもを天翔りてもいかに見給ふらむ

と語られる。これらの用例は，六条御息所も八宮も，現世に執着を残しているために成仏できないということを物語っているのである。

　かつては美しく死を表現していた言葉が，仏教的文脈に引き直されてしまうと，死後の人間の救われない姿を痛ましくも表現することになる。同じ言葉による同じような映像が，置かれた思想的文脈によって変質してしまう事

例である。

むすび

　本章は，日本霊異記に現れている死と冥界に対する観念と表現を分析し，またそこを起点として，浄土教の隆盛を見た平安時代中期における来世に関する教義およびその表現の特質をさぐった。さらに，日本霊異記をさかのぼって，仏教以前の古層の生命観，心身観，死生観を透かし見た。これらの検討を通して，古代日本においては，日本固有の観念に，仏教思想，道教思想など海彼から伝えられた思想が重なり，またそれらが融合して複雑な様相を呈していることが確かめられた。

　しかも，仏教以前の死と冥界像さえも，たとえば古事記のヨモツクニのように死体の腐乱するうとましい世界もあれば，山吹の咲く清らかな泉としての黄泉の世界もあれば，一方で死を死者が白い鳥となって天空を翔りゆく姿として想像することもあって，決して一様ではない。

　こうした複雑さと多様さは，長い歴史のなかでさらに変容を続け，近代以降のキリスト教や唯物論の移入によって，いっそうその傾向を強めたといえよう。その結果，われわれ現代日本人は，それぞれの個人の信仰や思想の違いによって，あるいは現在帰属しているないしかつて帰属した家や社会の習俗の違いによって，多様な死生観を抱いている。のみならず，それぞれの個人の内面にも，複雑な死生観が形成されていると考えられる。そのことが，現代日本人の宗教に対するあいまいで分かりにくい姿勢を作りだしたり，死や霊魂に対する考え方に大きすぎる動揺をもたらすことにもなっている。こうしたあり方を混乱していると批判する立場もないではないけれども，多様性を多様性として認識し，複雑で多様であることを豊かさあるいはその可能性として評価することが必要ではなかろうか。一人ひとりにとって切実な問題である死と死後の世界は，その一人ひとりについて尊重されるべきだからである。

注

1) 田口宏昭「終末期のケア」（中山將・高橋隆雄編『ケア論の射程』九州大学出版会，2001年）。
2) 日本霊異記の蘇生譚については，多田一臣「冥界訪問譚──『日本霊異記』の蘇生説話を中心に──」（『古代文学講座5　旅と異郷』勉誠社，1994年）に行き届いた問題の整理と考察がなされている。
3) 冥報記は，般若験記とともに日本霊異記の上巻序文にも言及され，目指し倣うべき書物として編者の景戒に意識されていた。
4) 大串純夫『来迎芸術』（法蔵館，1983年）「地獄絵」。
5) この連作については，片野達郎『日本文芸と絵画の相関性の研究』（笠間書院，1975年）第三章第二節「西行『聞書集』の「地獄絵を見て」について」に読解分析がなされている。
6) 小松茂美「餓鬼・地獄・病草紙と六道絵」（日本絵巻大成7『餓鬼草紙　地獄草紙　病草紙　九相詩絵巻』（中央公論社，1977年）。
7) 出雲路修『説話集の世界』（岩波書店，1988年）「三「よみがえり」考」。
8) 神野志隆光『古事記の世界観』（吉川弘文館，1986年）。また神野志隆光・山口佳紀『古事記注解2　上巻その一』（笠間書院，1993年）の「6　黄泉国」にも詳細な解釈がなされている。
9) 西郷信綱『古代人と死　大地・葬り・魂・王権』（平凡社，1999年）は，黄泉の国を中心に古代日本の死生観，心身観を本格的に論じている。しかし，ここに身魂二元論を前提として持ち込んでくるために，ヨモツクニのイザナミを「身体から分離した死霊」と規定するなど，そのヨモツクニ理解は混乱に陥っていると言わざるをえない。
10) 碓井益雄『霊魂の博物誌　原始生命観の体系』（河出書房新社，1982年）第三章「鳥と昆虫──霊魂の姿──（二）」，張龍妹『源氏物語の救済』（風間書房，2000年）第一編第一章「心の遊離」など。
11) 時代は下るが，大江匡房の本朝神仙伝に倭武命の伝を入れている。日本書紀に従えば，当然の扱いというべきであろう。
12) 西郷信綱（注9）前掲書。
13) 守屋俊彦『ヤマトタケル伝承序説』（和泉書院，1978年）III「伊吹山の神──倭建命の登攀──」。
14) 碓井益雄（注10）前掲書。
15) 吉井巖『ヤマトタケル』（学生社，1977年）。

第7章

受取人不在の死

水俣の魂と儀礼・口頭領域

慶田勝彦

はじめに

　本章においては，現代社会における受取人不在の死が主題化されている。受取人不在というのは一つの比喩であるが，ここでは，死が生との関係を断ち切られてしまった状態を受取人不在の死と呼んでいる。現在でも過剰と思えるくらいに，死者は丁重に扱われなければならないとされているし，命の尊さについても声高に主張される。けれども，問題となっているのは死者と生者の境界をいかに確立するのかという点にあり，両者の互酬的関係は中心的な問題ではない。

　例えば，脳死と臓器移植はその点を明確にする。脳死の問題は生と死の境界を曖昧にしたが，その曖昧性ゆえに生と死の境界設定は重要性を増している。医学的なレヴェルであれ，社会文化的なレヴェルであれ，生と死は区別されねばならないものである。臓器は命の贈り物として歓迎される一方で，臓器の主，すなわち死者を直接想像することが制度的に禁止されているのだ。臓器の主を特定することによって派生する現実的諸問題は理解できるが，根本的には死者の生者への介入の禁止なのであり，死者の声の封印なのである。

　人の死をどのように決定するのかというのは，あらゆるレヴェルで非常に論争的な性格をもった議論になっているが，それらは死者と生者の関係性を現代社会においてどのように再構築するのかという視点を欠いている。生と死はそのバランスが壊れてしまったのであり，それぞれ個別に過剰な価値が与えられていく一方で，両者は互酬的な関係を欠如させ，相互に疎外された経験となっている。死を生との関係において想像する力が極端に縮小されているのである。

　本章では，水俣病事件の過程から生まれてきた「魂」をめぐる儀礼的行為に焦点をあてながら，生と死の互酬的な関係性について考察することを目的とする[1]。水俣から差し出された魂を受け取るということはどういうことなのか。いったい，どうすることが水俣の魂を受け取ることになるのか。1996

年秋に東京で開催された「水俣・東京展」に運びこまれたとされる魂の受取りをめぐる問題を中心に考察を進める。また，ここで「儀礼・口頭領域」と呼んでいるのは，史実として記録されているわけでも，事実の裏づけとしての証言でもないが，人々の日々の暮らしに密着して語られる言葉が記憶される領域のことである。儀礼的領域と口頭的領域は不可分に結びついているが，本章では特に死者との対話から紡ぎ出される，現在での「生の記憶」に焦点が当てられる。

I. 打瀬船を焼く ── ゴミ焼き場と魂の節合 ──

儀礼はどこか意味ありげに見える行為である。また，どこか意味ありげな行為は儀礼に見える。だが，儀礼に意味を見いだそうとすると儀礼の本質を見逃してしまうことになる。この点を一つの出来事から考えてみたい。

(1) 出来事の経緯

緒方正人（他4名）は，1996年秋に東京で開催された「水俣・東京展」に向けて，旧式の打瀬船で不知火海から東京まで移動した[2]。この打瀬船は石牟礼道子によって「日月丸」と名づけられていた。「日月丸」は，「水俣・東京展」で展示される展示物の一つであったが，輸送費の問題やトラックで運ぶには大きすぎることもあって，海を渡ってきて欲しいと東京の支援者たちから要請されていたのである。最初は，打瀬船を展示するというのが第一の目的だったのであり，海を渡るというのは他の交通手段の代替にすぎないものだった。しかし，打瀬船の移動の目的は単なる展示のための「モノ」の移動ではなくて，それとは別の目的が付け加えられることになる。その目的のために，緒方正人は死ぬかもしれない打瀬船の航海を引き受ける（緒方 2001：114）。

では，彼の目的とは何だったのだろうか。私にそのすべてを代弁することなどできないし，また，その権利もないが，彼が語り，書いているものから

一ついえることは、水俣の魂たちを「日月丸」に乗せて不知火海から東京の支援者たちが待つ東京まで運ぶことだった。緒方正人にとっては、彼自身の魂を運ぶ行為だったのかもしれない。魂たちの多くは、水俣病ですでに死んでいった人々であり、また、水俣病を当事者として、あるいは家族の一員として、支援者として経験してきた人々の思いすべてを含んでいるものである。それらの魂を船に乗せるためには、石牟礼道子が「出魂儀」と呼ぶ行為を行うことが必要とされていた。「水俣・東京展」で中心となったものの一つは、土本典昭夫妻によって「水俣・東京展」のために撮影されていた 500 もの遺影群の展示だったが、これらの遺影となっていた人々の魂は、それゆえにこそ是非とも東京まで「連れて」いかねばならないものだったのだ（緒方 2001：69-70, 131-132, 187-188；栗原 2000：22）。

東京までたどりついたときは沈没寸前だったようだが、なんとか無事に到着した。そして石牟礼道子があらゆる機会に反復して語るところによれば、「日月丸」から魂を降ろすために出魂儀をやりたいといったところ、東京の支援者の一部の人々が「魂は気持ち悪い」、「大和魂、靖国神社を連想する」、「東京でも葬式を行うのか」といい、最初は船から魂を降ろす行為を拒否されたというのである。そうすると、子供に自殺されたり、先立たれたりした母親たちが急遽、祭壇を作ってくれたのであり、そして水俣病の「語り部」の一人でもある杉本栄子の踊りと歌によって、遺影群が展示される「水俣・東京展」へと魂を招きいれることができたのである（石牟礼 2000：59, 78；石牟礼と鶴見 2002：40-50）。

さらに石牟礼は、鶴見和子との対談ではこの話題について詳しく述べ、「日月丸」は舷側がはずれてしまったために持ってかえることもできなくなり、結局川崎のゴミ焼き場で焼却されることになった状況について語っている。

そうしましたら、フォーラムの手伝いに来ていた若い男の子たちが、水俣の大切な魂を乗せてきた船を焼いていただくんだから、炉の中の東京都のゴミを全

部掃除してきれいにしてから，焼いていただこうといって，一晩徹夜して，みんな泣きながらお掃除したんですって，ゴミ焼き場を。それでそこにごあいさつに行きましたら，ゴミ焼き場の人たちが，きちんと威儀を正して迎えてくださいましてね，びっくりしましたけど。そういう大切な魂の船を焼かせていただくようなことは，一生に一度でございますって。われわれは東京都のきたないゴミばっかりずっと焼いてきて，とても嫌な仕事と思っておりましたけれども，今夜のような，そういう魂の船を……（石牟礼と鶴見 2002：45-46）。

石牟礼は「その上，そこでもちゃんと祭壇を作っていただいて，びっくりいたしました。だからそういうふうに少しずつ伝わる」（同書：46）と述べ，魂が受け取られたゴミ焼き場の情景を語るのである。ゴミ焼き場は魂を受け取るための神聖な場所に変わったのだろうか。打瀬船が焼却されたゴミ焼き場は，すでに『苦海浄土』（1972）の中で「出奔した切ない未来」と石牟礼が呼んでいたものを彷彿とさせる。

> 意識の故郷であれ，実在の故郷であれ，今日この国の棄民政策の刻印をうけて潜在スクラップ化している部分をもたない都市，農漁村があるであろうか。このような意識のネガを風土の水に漬けながら，心情の出郷を遂げざるを得なかった者たちにとって，故郷とは，もはやあの，出奔した切ない未来である（石牟礼 2001：302-303）。

やや先を急ぎすぎたかもしれない。問題点を整理しておこう。「水俣・東京展」への「日月丸」の移動は，少なくとも二つの目的をもっていた。一つは，展示のために打瀬船という展示物を水俣から東京へ移動させることである。展示という目的において，船の移動は手段の一つにすぎず，それは取り立てて儀礼と呼ぶ気にはさせないものである。展示するためには，展示するモノをどのような方法であれ移動させねばならないからだ。あくまで，展示することが主たる目的であり，移動はその手段に過ぎない。

一方，緒方の語り，語り部たちの語り（栗原編 2000），さらには石牟礼の語りが示しているのは，「水俣・東京展」における展示そのものよりも，彼（女）ら自身の移動，そしてなによりも魂たちの移動が主題化されていることである[3]。「水俣・東京展」の目的は魂たちを東京に連れていき，そして支援者や水俣展を訪れた人々に会わせて受け取ってもらい，そしてまた不知火海へと戻ることにあったのだ。魂が接触する領域として「水俣・東京展」がとらえられているといってもよい。水俣からやってきた人々自身が今後どのように水俣病と向き合って行くのかという，彼（女）自身のために現在必要とされている行為が主題化されている。打瀬船には実際に魂がのせられ，そして，運ばれたのである。出魂儀はそれを可能にする行為である。

(2) 儀礼という幻想

浜本はキャサリン・ベルを援用しながら，儀礼はフレイザーに代表されるように「誤謬」に基づく呪術的思考の代表として近代的思考から排除された未開なものとして現れ，次には人類学者たちが一時期やっきになって儀礼を「説明」してきたように，非日常的な祝祭的空間を作ったり，また，象徴的なコミュニケーションであったり，人々の感情を昂揚させ一体感を生み出していくものだったりと，さまざまな儀礼の効能が指摘されてきたという。儀礼は未開なものから一足飛びに，現代社会では失われてしまったものを魔法のように実現することができる，なんだか凄いもの，崇高なものにすらなった。しかし，このような儀礼の理解は，未開とその未開のロマン化という同じ想像力が反転した構図――自らにとって理解できないものを常に他者化する植民地的想像力――にとらえられているというのが昨今では一般的な見解である（浜本 2001：56-57）。

「日月丸」の魂の航海も，このような想像力にとらえられているといってよい。支援者の一部の人たちは，魂に過去の忌わしさ，未開性，あるいは悪しき国家的起源を見いだしている。魂を降ろしたり，招いたりすることは「気持ち悪い」というわけだ。一方，石牟礼（かなり戦略的な語り口に思わ

れるが）と鶴見の対談では，魂は神秘的で，崇高なものとして（過剰なほどに）語られる。おそらく，水俣病という経験のほんの一部でも知った者は，魂を神秘的で崇高なものとして取り扱うことの意味を水俣病経験と同一視することによって一気に理解したように思い始める。水俣病事件には，人の想像を絶する壮絶な差別と闘争の歴史があるからだ（例えば色川 1983，原田 1989）。だが，どちらの想像力も魂をなにかとんでもないものとして他者化するための同じ想像力の反転的構図なのである。もっとも石牟礼は（鶴見も？），一見すると彼女独特の幻想的で神秘的な魂のイメージを語っているように見えるものの，それは魂に水俣病という悲劇を読み取る結果生じるものではなく，水俣病経験から生み出されてきつつある現在の「生の形」を示すためのものである。石牟礼にとって「故郷」，「起源」とは「出奔した切ない未来」でしかありえないのだから。

　石牟礼が語っているのは，もっと直接的である。魂を連れて来た。だから降ろしたい。降ろすためには出魂儀が必要である。遺影という「モノ」を丁寧に受け取るのと同じように魂も受け取って欲しい。これだけである。余計な意味を読み取ることをむしろ拒否している感じである。「日月丸」の航海と出魂儀は，それを過去の残存や宗教性，あるいは水俣病という近代の悲劇として起源化し，あっさりと近代世界において取り扱い可能なものとして救済，回収してしまう他者化の想像力——儀礼という幻想——に抗うものとして出現している点が重要である。水俣の魂を差し出し，それを受け取ってもらうこと。これは，象徴的な行為でもなければ，悲劇の表現などでもない。教訓的なメッセージにも置き換えがきかない。ここで求められているのは，字義通りに水俣から海を渡って運ばれてきた魂を受け取ることである。

　ゴミ焼き場の情景は示唆的である。ここで生じていることは単に，ゴミ焼き場で打瀬船が焼かれたということである。しかし，ここでも出魂儀と同じように祭壇が作られたということ，そして若者たちが徹夜して泣きながら炉の中のゴミを清掃したことが，ゴミ焼き場での出来事をただならぬものにしている。石牟礼は出魂儀と同じ効果，つまり魂を受け取る行為としてゴミ焼

き場での行為を併置するのである。

　出魂儀に比べると，この即興的で，その場限りの行為を儀礼として記述するには少々無理がある。民俗学者（少なくとも私が知っている）はゴミ焼き場での出来事を彼らが価値ある儀礼として見なすとは思えないし，純粋な伝統儀礼として取り扱うとは思えない。もちろん，伝統的に存在した儀礼を想起しながら，打瀬船を焼く行為の中に伝統儀礼に「似た」部分（例えば船霊信仰）を見いだし，それがどのような点で生き残り，どのような点で変化したのかを語ることはできるかもしれない。だが，例えばある恋人同士の間で定期的に電話かメールのやり取りをすることが慣例となっており，そうすることが彼（女）たちの「愛の形」であるような場合，そこに万葉の世界においても歌を詠み交わすという「愛の形」が存在していた事実を持ち出し，この恋人同士の慣行を歌詠み慣行という起源に求めるような滑稽さがそこにはある。なぜなら，電話やメールでは本当の愛は伝わらず，必ず一週間に一度は「直接会う」ことを「愛の形」とすることも可能だったはずだからだ。その都度，現在行われている慣行の中に起源を見いだす必要があるとでもいうのだろうか。「愛の形」に説明はいらない。「愛の形」に伝統や起源など読み取ったりしても，愛は深まったり，失われたりすることはない（cf. 浜本 2001：89-90）。

　それゆえ，ゴミ焼き場での行為は，いかなる過去との連続性も見いだすことが原理的にできないのであり，ゴミ焼き場の人たちが自発的に祭壇を作り，炉の中のゴミを取り除いて掃除し，そして船を焼いたという行為それ自体が魂を受け取ることになった，あるいは魂が伝わったということそのものなのである。出魂儀に民俗学的な知識が加えられたとしても，また伝統と似た部分が発見されたとしても，「水俣・東京展」への魂の移動が理解されるわけではない。単なる展示物の移動でもなく，また伝統的儀礼にも還元することができない行為がそこにはある。それは水俣発の魂を移動させたり，差し出したり，受け取ったりするための実際的な目的をもった行為として提示されている。東京まで海路で船に魂をのせて運び，そして魂を降ろし，受け取り，

そして不知火海へ帰るという一連の行為そのものが儀礼なのであり，それは展示，宗教，伝統，起源等々といった別の行為や観念に置き換えることができない水俣病を生きてきた人々の現在での「生の形」を示している。

浜本はウィトゲンシュタインがフレイザーの『金枝篇』に対してメモ書きした「所見」の中に，儀礼をめぐる基本的な二つの問題系を確認している。ウィトゲンシュタインが提出している見解は，フレイザーの儀礼の捉えかたの正確な裏返しであるというのだ[4]。

> ある人々のところで，ある儀礼的実践がしかじかの形で行われねばならないことになっている場合，なぜそうなのかを説明するのは原理的に不可能である。なぜなら，そこに理由などないからだ。言えるのはただ，その社会では人々はしかじかのやり方で，例えば雨を降らそうとし，子供を養子にしようとし，死者に敬意を示そうとする，などなどということだけである。彼［ウィトゲンシュタイン］が後に「生の形 form of life」と呼ぶようになるものは，こうした事柄からなっている。このように儀礼的行為の原理的無根拠性を正しく捉えたとき，逆に問題として浮上してくるのが儀礼的行為をまさに彩る類似や隣接性の連合関係の戯れである」（浜本 2001：97-98，［ ］は慶田の補足）。

さて，おわかりのように，私はすでに浜本が儀礼に関して提出している二つの問題系の一つ，儀礼的行為の原理的無根拠性という問題を「打瀬船による魂の移動」や「打瀬船を焼く」という行為の中に確認してきた。このことは，出魂儀や「打瀬船を焼く」行為の内部に古来の伝統や宗教的な観念連合を見いだし，その観念連合を原理として出魂儀や「打瀬船を焼く」という行為を理解したつもりになるいまだに根強い（フレイザー的）視点を退けるのに役立つ。石牟礼は，このような人々を「魂が分からない人たち」と呼んでいる。自分たちの魂の観念を疑うことも批判することもなく出魂儀や「打瀬船を焼く」行為に適用し，それを拒絶したり，過度に意味づけたりする人々（ある者は自民族中心主義者と呼ぶかもしれない）なのである。だが，ここ

にはもう一つの儀礼的行為に関する問題がある。打瀬船を移動させたり，焼いたりする行為を魂と結びつける際に，どうしても「水俣病」をそこに見て取ることである。すべての行為が「水俣病」との隣接性，類似性を喚起させてしまうのである。原理的には否定したはずの儀礼的行為の起源は，いまや水俣病経験を起源にしているかのようだ。水俣病経験をこれらの一連の行為の中核に置いてしまうという問題が生じてくる。

　我々が水俣病経験といってしまったときに何となく理解した気になってしまう，水俣病経験とはそもそも何なのだろうか。それは近代日本が生み出した公害病であり，差別を生み出した社会的な病いでもあり，それを国家権力が後ろ楯になって複雑なものにした近代そのものであったという理解かもしれない。しかし，教訓めいた歴史の一つ，壮絶で悲劇的な経験をした人々等々としてすでに知識化され，一般的イメージとして定着しているものと水俣病経験を同一視するならば，我々は再び「魂が分からない人たち」になってしまうのであり，魂を「気持ち悪い」といった人々と同じになってしまうのである。

II．水俣病経験の起源化と脱起源化

　私は，水俣病患者を支援する一部の人々が連想したようには水俣の魂が国家的起源や宗教的起源には直接結びつくものではないことを示し，魂のありもしない勝手な奥行きを想定することを拒否した。だが，私はすでに自らの記述の中に，打瀬船を運ぶ行為や焼く行為の起源を水俣病という経験に求めてしまっている。水俣病の経験があったからこそ，船を運んだり，焼いたりする行為が魂を運んだり，受け取ったりする行為になるといいたくなるのだ。原理的に魂の移動や受取りに起源はないといいつつ，一連の行為の中に水俣病経験という起源を見てしまうのである。私は水俣病を起源化（あるいは本質化）してしまっているのだろうか。

　仮に水俣病を打瀬船の航海から消した時，打瀬船は単なる冒険の船か密入

国の船になるのかもしれない。実際，警備艇はそれが水俣からやってきたということを知っているからこそ何も介入しなかったのである。ゴミ焼き場の人たちも，水俣病の経験を知らなければ祭壇を作ったりはしないはずだ。とすれば，やはり打瀬船の旅やそれを焼く行為を魂と結びつけているのは，水俣病という経験があるからだとしかいいようがないのではないだろうか。少なくとも水俣病経験そのものではないが，水俣病経験の別の表現といいたくなるのである。このことは「水俣病」という歴史的事実や科学的で医学的な知識を深めれば深めるほど魂を受け取ることに近づけるということを意味しているのだろうか。しかしながら，魂を拒否した人々は通常の人たちよりも水俣病についての知識を有している人々だったのではないだろうか。そして，ゴミ焼き場の人々やそこに集まっていた若者たちは，支援者よりも水俣病に関する知識を持っていたから魂を受け取ることができたのだと言い切るには疑問が残る。問題になっているのは，どうやら知識の深さだけではないようだ。

さらに，緒方が「水俣・東京展」で「今，私は水俣病患者として水俣病を語っているわけでもなくて，水俣病患者として生きているわけでもありません。私の願いは，人として生きたい，一人の『個』に帰りたいということの一点です」(緒方 2001 : 70-71)というとき，私はこの言葉をどう受け取ればよいのか困惑するのである。彼は水俣病の経験を魂にして運んできたのではなかったのか。だが，彼はいうのだ。私は「水俣病患者として水俣病を語っているのではない」と。彼は，打瀬船の航海が，そして打瀬船が運んできた魂たちが水俣病患者という経験に固定化されることを拒んでいる。

我々の前には矛盾したように見える問題が横たわっている。魂と水俣病経験は不可分であるように思える。だが，注意する必要があるのは，魂と水俣病経験（特に患者としての）は，等価ではないということである。少なくとも緒方正人にとってはそうである。なぜなら，これまで水俣病を経験するということは，患者として（あるいは患者であるか否かをめぐる認定と補償の問題として）水俣病を受け入れるように仕向けられてきた経験なのであり，

その経験にはすでに国家的で，権力的で，分断的な近代の思考の枠組みによって一方的に押しつけられてきた経験が色濃く忍びこんでいるからに他ならない。打瀬船での航海は，国家によって，科学的知識によって，そして広く近代によって押しつけられてきた水俣病患者という経験とは異なる経験を生み出していくための実践として位置づけられている。すでに水俣病として語られているもの——被害者という立場，患者という立場など——，それらをもう一度語り直し，記憶し直そうとするとき，水俣病経験はこれまでに語られてきた「水俣病」を起源として固定されるものではありえない。なぜなら，それはいま語られること，そしていま実践されていることの中にしか，その形を確認することができないものだからである。

　かくして，魂たちはこれまでに語られてきた悲劇や救済にまつわるありふれた物語に回収されることを拒み，原理的に無根拠で，決して安住することのない場所，無根拠であるがゆえに現時点ではそうであるしかないような「生の形」をわれわれに示し続けるのである。儀礼的な行為の原理的無根拠性が再び勝利する。水俣病経験そのものは，外部から常に起源化される力が働くのだが，緒方や「本願の会」の人々の実践，そして石牟礼の語りは，そのような起源化に対して，「水俣病経験」を脱起源化しようとする試みに見える。

III. 水俣病と口頭領域

(1) 「未認定」を選び直す

　緒方の「私は水俣病患者としてここにいるわけではない」というのは，ある意味字義通りに受け取られる必要がある。なぜなら彼は一度も患者として認定されたことはないからだ。彼は水俣病認定申請を取り下げることで，「患者になること」を止めたからである。彼は自ら魚をどれだけ食べ，そして，自分にも水俣病としての症状があることを知っている。だが，最初は未認定患者として制度的に拒否され，そして次には自ら認定申請を取り下げて

「水俣病患者」になることを拒んだのである。

ジェイムズ・クリフォードは，自らを「マシュピー部族」と名乗る北米先住民が，白人たちによって収奪された土地を「マシュピー部族」の土地として取り戻すために1970年代に起こした土地権請求の裁判について詳しい考察を行っているが，裁判は土地権裁判というよりは訴訟を起こした「マシュピー部族」が，本当にインディアンの「部族」としての条件を満たしているかどうかを立証せねばならないという前代未聞の裁判だった。彼らが誰であるのかは，彼ら自身が一番よく知っているはずなのだが，自らが何者であるのかを近代的な裁判システムにおいて争わねばならなかったのである。なぜなら，彼らは見た目には黒人か白人のようであり，部族の言葉はほぼ消滅し，部族としての土地を有していたわけでもなく，部族の政治的指導者も曖昧で，インディアンの起源を実質的にたどることもできないような人々だったからである。だが，彼らは自らを「マシュピー・インディアン」として認知している人々であり，当時の歴史的，政治的状況に合わせて「部族」という形で再生しつつある人々だったのだ。クリフォードは，同化するのか，それとも過去からの連続として生き残るのかという二者択一的なアイデンティティの規定の仕方それ自体が西欧的で，近代的なのであって，消えたり，現れたり，再生したり，顚覆したりしながら生成するアイデンティティ（チェシャー猫的なアイデンティティ）の可能性を示唆し，そのアイデンティティのあり方は決して近代から孤立したり，分離しているのではない，近代への別の道であるということを示した（Clifford 1994：336-345, cf. 古谷 2001）。

水俣病事件史においても，「水俣病」であるかどうかは，それが自己申請であるにもかかわらず，行政と医師達の基準（政治的状況に合わせるかのように変化する基準）で決められることになったのである。同じ魚を食べ，同じような症状があるにもかかわらず，ある者は認定され，ある者は未認定とされたのである。「水俣病」であることさえ自分たちでは決定できなかったし，「被害者」であることさえ妥協をせまられたのであり，「救済」の場所においても近代のやり方でそれはなされた。ある意味，マシュピー裁判よりも

複雑なのは，同じ申請をしているにも関わらず，ある人たちは認定され，ある人たちは認定されないという当事者内部の分断が幾重にも行われたことである。マシュピー裁判で，家族の内部にマシュピーと認められ土地の権利を補償される人とそうではない人々が作りだされるような事態が水俣では生じていたのであり，想像を絶する複雑な分断が生じていたのである。

　緒方は「未認定」という生き方を選んだのかもしれない。「未認定」というのはどこか座りの悪い言葉だ。なにもしてないのに，それだけで何か悪いことでもしたかのような否定的なイメージが漂う。しかし，考えてみれば，いまだに誰にも何も決められてはいない状態でもある。緒方は，自分のやり方で，自分の水俣病（それはまだ名前もないのかもしれない）を生きようとしているように見える。「全体としてはこのシステム社会の価値構造の中に再び取り込まれてしまったのではないか，同化政策の中に収まってしまったのではないかと疑問に思う」水俣病（緒方 2001：56）を脱水俣病化することである。「未認定」の地点は近代社会のシステムからすればマイナスの価値，すなわち所属が明確ではなく，アイデンティティが不明瞭な曖昧な位置を示すものであるが，魂の観点からすれば，いまだに何も定まっていない可能性の地点を示すものとなる。それゆえ，この「未認定」という地点は，すでに行政的に水俣病と認定された人々を排除するものではないことは明白である。未認定であれ，認定であれ，自らの水俣病経験をもう一度「未認定」の地点から想像し直すことは可能だからだ。ひとつの近代的価値に組み込まれてしまった水俣病患者ではない生き方を作り出すこと。その具体的な形が魂と呼ばれているのだとすれば，魂は何とどのような関係を取り結ぼうとしているのかを一義的に規定することはもはやできなくなるし，そこから未来に繋がる複数の経路を発見することができるかもしれない。水俣病を魂として経験するということは，例えば緒方にとってはどのような経験なのだろうか。いま少し，緒方の語りに耳を傾けてみる必要がある。

(2) 運転手がいない車（＝近代）の恐怖

　緒方正人は水俣病を幼い頃の父親の狂死として経験する。以後，彼が水俣病を経験するということは，父親の狂死をもたらしたチッソに仇を取ることであり，熊本県，そして日本という国家を相手に認定と補償を勝ち取ることであった。水俣病経験の大半は，責任の追及，認定，補償という制度的な手続きそれ自体を経験することだったのである。

　1996年5月，全国連（水俣病被害者・弁護団全国連絡会議）とチッソは和解協定書調印（「関西訴訟」のみ和解拒否）を行い，世間的には広く「水俣病は終わった」といわれることになる。それまでの長い水俣病事件の歴史において，すでに何度か一方的に終わりを宣告されてきた水俣病は，確かにこの時点においても政治的なコンテクストにおける水俣病という大きな物語としてはその使命を終えたのかもしれない。近代の側から規定され，分断され，そして勝手に救済され，そしていま急速に遺産化されつつある水俣病事件という形の物語は終わろうとしていたのである。だが，決して終わらないもの，いや，近代が用意した「水俣病」という物語の中でははっきりとは語られず，いまだ具体的な形をもって始まってすらいなかった物語というものもある。それは，一方では忘れてしまいたい記憶であり，触れれば痛みを伴うものであり，それゆえに語ることが憚られ，語られたにしても控えめで，ボブ・マレーが歌う「ナチュラル・ミスティック」のようによく耳を研ぎすませておかないと聞こえてこないような，そんな躊躇いをもった物語，しかもその物語は「水俣病」というたった一つの物語として編み上げることなどできない個々人の思いが錯綜する複数の，そして複雑な物語なのである。

　「水俣・東京展」が開催されたのは1996年の秋である。水俣病は終わった，和解したとされた同じ年に「水俣・東京展」が設定されているのは偶然ではない。また，水俣ではなく東京でというのも，水俣では水俣病が複雑な状況にあることを暗示している。しかし，1996年秋の「水俣・東京展」によって，急に新しい形態がでてきたわけでもない。また，水俣病は終わっていないというとき，それは過去から連続したものとして今も続いているというわ

けでもない。すでに「本願の会」は 1994 年に作られていたし，緒方は 1985 年には自らの認定申請を取り下げ裁判の闘争から一人降りていたのであり，彼が「狂った」と呼ぶ時期に突入している。それ以後，野仏を彫ったりしながら，水俣病をこれまでの闘争の歴史，特に「補償と認定」の闘争とは異なる形で「記憶し直す」ために動きだしていたからである。「水俣・東京展」は，公害病＝水俣病として広く認識され，環境問題と分かちがたく語られ，そして日本の近代化が生み出した犯罪として規定されてきた歴史的コンテクストとは異なるコンテクストの存在を可視的にする一つの機会であった。

　緒方はそれまでの「補償と認定」に代表される国家的，近代的なゲームから降りる必要を感じていたのであり，それはゲームを取り仕切っている構造そのものの外部に出ることだったのである。彼はゲームの前提そのものを疑い始めたといってもよい。彼はその時の感覚を「子供の頃鬼ごっこや陣取り合戦などの遊びに疲れたとき，『いち抜けた』と皆んなに宣言して家路につく。あの心境である」（緒方 2001：226）と語っている。緒方正人もかつては，川本輝夫と並んでチッソ，県や国の行政と渡り合い，補償と認定をめぐる裁判闘争を闘ってきた歴史を共有している。しかし，なぜ彼は近代のゲームから降りたのだろうか。また降りることは可能だったのだろうか。そして，彼はなにゆえに「チッソは私であった」というようになるのだろうか。

　緒方は，チッソ，熊本県行政，そして国家と交渉していく過程において，以前のように自らを近代から隔絶した純真で，無垢な存在として規定することの絶対的根拠を見いだすことができなくなってしまっていたのだ。また，いったい誰と闘っているのかも具体的には分からなくなってしまっていた。彼はこれまで敵と見なし，仇を取るべき相手であったチッソ（＝近代）を自分の内部に見てしまうのであり，それゆえに彼は「狂ってしまう」のであった。テレビを打ち壊し，一方的に彼に指示を送る信号機にすら嫌悪感を覚え，あらゆる近代的なモノ，近代というシステムから身を剥がそうとしていたのである（緒方 2001：46-49）。

　彼はまるでウィリアム・カーロス・ウィリアムズの詩『春とすべて』に出

てくる,「誰一人目撃し調整するものはおらず,車を運転する者もいない」そんな車に自分も乗っていることを発見し,恐怖するかのようである。クリフォードは,ばらばらになった伝統の中で「脱中心化」した存在となり,また,それゆえに根をもたず移動するという状況が共通の運命になりつつある状況を「民族誌的近代」と呼んでいるが,緒方や「本願の会」の人々の試みはまさに「民族誌的近代」の一つとなるだろう (Clifford 1994：3-4, cf. 太田 2001)。

そして,彼が「狂った」中から聞いたのは父親の声であり,彼は死者である父親との対話を通して父親と子供の記憶(それは水俣病で狂ったように死んでいった記憶を必然的に呼び起こす記憶でもある)を思いだし,父親が「魂」という言葉を日常的に使用していた情景を思い出すのである。緒方にとって魂とは断片的な父親との記憶であるといってもいいくらいだ。「魂」の地点から,彼は近代への復讐という物語ではなく,彼自身の「生の記憶」の物語を語りたいと思うのであり,そのとき「親父,魂を受け取ったぞ」と声に出すのである(緒方 2001：66)。彼にとって父親の死は,もはや狂死ではなく,現在を,そして未来を生きていくために十分に意味のある死として受け取られたのである。

緒方がしばしば口にする「個に帰る」というのは,「個人―集団」の軸に支えられた個人のことではない(緒方 2001：205-206)。それぞれの魂がたどる軌跡は一様ではなく,水俣病の経験もまた一つではないということである。不知火海を見つめる人もいれば,子供の将来を見つめる人もいる。和解したいま,具体的に闘う敵を失った後では何を生きる糧にすればよいのか。水俣の魂はまだはっきりとした姿をとっているわけでもなく,おそらくそれは現在進行中のそれぞれの「生の形」として日々作り直されているものであるだろう。

緒方は自分の住所を海山東泊(がいさんこちどまり)と呼んでいる。彼はもはや特定の場所に安住することができない。黒人の人種闘争において指導的役割を果たしたマルコムXが,人種差別がなくなるまでは自らの名前を「X」のまま保留し,特

定の場所に張り付けるのを拒んだ姿勢を彷彿とさせる。

　水俣病は安易に抽象化してはならないし，安易に特殊化してもならない。言うことは容易いといわれるかもしれない。しかし，このことをきっちりと自分の言葉として自分の内部に取り込もうとする意志がない限り，結局，何も聞こえてこないし，誰も何も語ってはくれないように思う。彼らは水俣病の経験を通じて，死者との対話を学び，そして「生の形」を模索し始めているが，それは水俣病を経験していない我々に向けられた一つの問いでもある。あなたたちの「生の形」とはどんなものですかと。我々はその問いにきちんと答えることができるのだろうか。もし，分からなければ一緒に考えてみませんかと誘っているようにも思える。そして私はしばしの間，この問いについて立ち止まって考えることには十分な価値があると考えている。「海山東泊」。緒方正人は自分の住所をそう呼んでいる。海と山に生きて死ぬ。東泊とは彼が住んでいた場所の小字の名前である。死を受け取り，「生の形」について語るための住所，「出奔した切ない未来」がそこにはある。

IV. 儀礼・口頭領域において節合する記憶群

　ここでは，いままで述べてきた問題をやや異なるコンテクストにおいて節合することを試みる。われわれには単なる知識の共有ではなく，痛みや苦悩の経験を自らの一部に割り当てる＝受け取るという曖昧だが，重要な問題が残されている。歴史的事実として，科学的知識として水俣を深く知れば知るほど，水俣の魂を受け取ることができるというわけではない。知識化できない経験を分かち合うということが主題化され始めている。

(1) 無根拠な起源

　2002年5月19日。熊本において『百年の記憶』プロジェクトの一つとして，本橋誠一監督による映画『アレクセイと泉』が上映された。その前日には，コリョサラム（高麗人）の映画監督ラウレンティー・ソンのビデオ数本

が姜信子の案内で上映され、また写真展も同時に催されていたコリョサラムの写真家アン・ビクトルとの小さな座談会がこれまた姜信子の絶妙な司会で行われた[5]。ラウレンティー・ソンのビデオとアン・ビクトルの話は文化を伝統的で純粋なものとみなし起源へと固定する、いまだに根強く一般に受容されている文化観を根底から覆すのに十分なものだった。

そもそも、ビデオ上映会場からして、在日韓国人の人々が話す韓国語、日本語が飛び交い、ビデオの中においてはクルド人、ウズベキスタン人、ロシア人がコリョサラムの言語コレマルを（しばしばコリョサラムよりも）流暢に話し、それから普通はロシア語を話すアン・ビクトルの通訳に日本人がおり、その傍らに日本語だけを話す日本人たちがいるという構図だったからだ。人種的、民族的同一性を言語的な同一性として確認するには、その齟齬の大きさに絶句したくなるような空間でもあった。

また、数々の迫害を受けてきたコリョサラムの経験が「悲劇」として語られること、「過去の残存」として朝鮮半島の民族的起源に回収されることを頑に拒否している場所でもあった。アン・ビクトルが水俣を訪れたとき、彼は丁寧に悲劇的な部分をさけ、「水俣のマドンナ」たちを撮り続けていたという。

姜信子にとって、水俣は単に近代日本の悲劇の記憶でもなければ、公害病の問題などでもなく、引き裂かれた民族の、移民の、米を求め、食うために様々な場所から海を越えて集まってきた「流民の都」として、姜信子自身の旅の出発点となっている。その出発点に立つ前に彼女は自分の「故郷」を訪ねるが、それは「故郷」を棄てる旅であったという。「私が棄てたい『故郷』とは、20世紀の100年間、さらには21世紀の始まった今も変わることなく、私たちの思考や行動を対立の軸でしばりつづけている『国家』あるいは『民族』という発想の枠組みの核にされてきた『故郷』」（姜 2002：75）であった。そして、そのような「故郷」を棄てて人々が集まってきた「流民の都」水俣の記憶が、新たな記憶を語り直していくための出発点になっているのである。緒方もまた東京へ打瀬船で出かけた時、国家や日常を支配しているシステム

の核にされてきた「水俣病（患者）」を棄てる旅に出たのであり，「『国』とか『システム社会』にアッカンベーして」（緒方 2001：70）不知火海へと戻り，そこから新たに水俣病の記憶へと入っていったのである。

　姜が辺見庸の『もの食う人々』から引用する 1994 年に日本人に謝罪させるために割腹自殺を図った，かつて従軍慰安婦だった韓国人が語る「それに毎日，思い出が苦しいのよ。忘れられないのよ」という記憶のアンヴィバレンスは，忘れてしまいたい忌わしい過去と同時に，その過去に剝がそうとしても剝がしきれない生の記憶が張りついてもいることを示している。思い出を語るということは，この深いアンヴィバレンスに引き裂かれているのであり，記憶のアンヴィバレンスはそう易々とはどちらか一方に回収できるものではない。さらに記憶は，記憶自体の苦しさと，それを誰も受け取らないという受取人不在の絶望によって「二度殺される」のである（姜 2002：81）。

　水俣の記憶もまた朝鮮半島との関係から語られた場合，近代日本と水俣病という固定化され，それだけが中心化されてきた世界そのものを脱中心化せざるをえなくなってくる。特に興南にチッソの工場があった事実，そこでの日本の植民地支配のコンテクストに目を向けるとき，近代テクノロジーとそれがもたらした公害病の問題だけではなく，水俣病それ自体がより広い植民地化，脱植民地化の状況の中に存在しているという視点からの物語が存在していることに気がつくのである。

(2)　消されてしまった故郷に留まる人たち

　翌日 5 月 20 日上映の『アレクセイと泉』は，ベラルーシ共和国ゴメリ州ブジシチェ村を舞台にしている。1986 年におきたチェルノブイリ原子力発電所の爆発事故によって，放射能汚染がもっとも激しくなった地域である。政府の移住勧告によって 600 人の人々が故郷を離れたが，55 人の年寄りとひとりの青年アレクセイが，放射能が不思議と検出されていない奇跡の泉，人々が「百年の泉」と呼ぶ場所を中心に村に留まっていたのである。そこは石牟礼のいう「出奔した切ない未来」を映し出しているかのようであった。

『アレクセイと泉』においても，老人たちが放射能で汚染されているキノコ狩りに行き，こんな美味しいものを食べないで我慢するよりは食べた方がいいと笑い飛ばしている姿は，水銀で汚染された魚を食べることを止めなかった人々の姿と重なる[6]。放射能に汚染された村の泉は人々の祈りの場所でもあり，泉の傍らに建てられている十字架は清冽である。10年ぶりに村の収穫祭にやってきた司祭によって祝福がおこなわれる。人々が力を合わせて，新しい泉を作り，その泉を祝福するのである。それは以前から継続している儀礼のようにも見える。伝統的な儀礼を想起させもする。けれども彼らは放射能汚染という「とりかえしのつかない」近代的な経験をするし，彼らもまた完全に近代から切断されて生活していたわけでもない。彼らは移動することも可能だったろうし，彼らが放射能に無知なわけでもない。その危険性については，学習すれば分かることだからである。

　もともと映画が好きなこの村の人たちは，自分たちが撮られていても，自然にその役柄を見事にこなす俳優たちでもあるような人々である。やや身体に障害をかかえるアレクセイと他の老人たちは，放射能汚染以後，再び彼らの生活の拠点として地図からも消えてしまったブジシチェ村を彼らの意思で選び直したのである。

　彼らは近代から孤立したのだろうか。彼らは取り残された人々なのだろうか。ここでは移動を余儀なくされた人たちというよりは，移動を拒んだ人たちの姿がある。だが彼らは地理的には移動しなかったものの，地図から消され，その存在は消えゆくものとして，国家によって，あるいは近代によってそれまでの故郷を剥奪された人々なのだ。リンゴ狩り，キノコ狩り，収穫祭などさまざまな機会に行われていた伝統的な儀礼は，すでに放射能に汚染されてしまっている地域では，純粋に昔と同じようには行うことなどできない。それは狂ってしまったからだ。にもかかわらず，映画の中で映し出される泉を祝福する儀礼は，単なる過去へのノスタルジーでもなければ，過去に固執するためのものでもなく，現在を，そして未来を生きていくために，チェルノブイリ事故以後にチェルノブイル事故以前と同じようなやり方で新しく作

り直されようとしている「近代への別の道」のように思えてならない。ちょうど,「本願の会」の人々が野仏を彫り始め,そして不知火海に祈りを捧げる行為とは場所も歴史も異なり,決して安易にその同一性については語ることなどできないと知りつつも,アレクセイが住む「泉」と水俣病と闘ってきた人々が住む「不知火海」とは不思議な形で,それぞれの狂気と苦悩のなかから再び選びとられた「故郷」として節合するのである。だが,この再び想像された「故郷」を過去へと葬りさったり,民族的で国家的な起源と同一視したり,美的な風景の中に回収したり,自然への回帰とみなしたり,あるいは個々の心の問題や宗教,精神といった内的な問題としてのみ理解することには注意を必要とする。

この日,映画のあとで石牟礼道子と本橋監督の対談があったが,話の大半は,いかにわれわれが直接に自然と触れあうことから隔絶され,「いのち」に触ったり,「いのち」を考えたりすることから隔絶されてしまっているのかという内容であったように記憶している。そのとき突然,石牟礼道子は「そういえば」と,ふと思い出しでもしたかのように,1996年秋の「水俣・東京展」に向けて,緒方正人を中心に水俣から東京まで旧式の打瀬船「日月丸」で航海したことについて話し始めたのである。「魂が分からない人たちというのがいるのですね。驚きました」(会場に笑い)。

石牟礼道子は『苦海浄土』(1972)の「死旗」において,死というものをこの世界において受け取ることが困難になってしまった状況について克明に描写している。水俣病患者40人目の死者,荒木辰夫氏の葬列である。

未完の国道三号線には,急激に増えた大型トラックの列がうなりをあげ,わびしいこの葬列を押しひしゃぐように通りぬけ,人々の簡素な喪服の裾や胸元や,位牌にも,捧げられた一膳の供物にも,次々に容赦なく泥はねをかけてゆく。私のこの地方では,一昔前までは,葬列というものは,雨であろうと雪であろうと,笛を吹き,かねを鳴らし,キンランや五色の旗を吹き流し,いや,旗一本立たぬつつましやかな葬列といえども,道のど真ん中を粛々と行進し,馬車

引きは馬をとめ，自動車などというものは後ろにさり，葬列を作る人びとは喪服を晴着にかえ，涙のうちにも一種の晴れがましささえ匂わせて，道のべの見物衆を圧して通ったものであった。死者たちの大半は，多かれ少なかれ，生前不幸ならざるはなかったが，ひとたび死者になり替われば，粛然たる親愛と敬意をもって葬送の礼をおくられたのである。（中略）いま昭和四十年二月七日，日本国熊本県水俣市出月の，漁夫にして人夫であった水俣病四十人目の死者，荒木辰夫の葬列は，うなりを立ててつらなるトラックに道をゆずり，ぬかるみの泥をかけられ，のろのろと，ひっそり，海の方にむけて掘られてある墓地にむけて歩いて行ったのだ（石牟礼 2001：63-64）。

死者は道路の真ん中ではなく，その脇を「のろのろと，ひっそり」歩いていたという光景は，水俣病を経験した水俣に特殊なものなのだろうか。現在，都会において死者を運ぶ霊柩車も派手な装いのわりには，トラックの影に隠れ，信号で立ち往生し，そして，いつしか脇道にそれた火葬場へと向かっていくその風景は，死者が堂々としたものであることからはほど遠い。死者は多くの場合，病院から火葬場まで移動する過程で，喪主の意思や悲しみの性質などとは無関係にシステマティックに見送られていくのだが，死者が運ばれる先はいったいどこで，いったい誰のための葬列なのかも分からないうちに死者の居場所へと急がされるかのようである。死は十分に受け取られる前に死者にさせられ，いったん死者になると生者とは分断されてしまうのである。受取人不在の死が毎日のように生産されている現状において，死者と生者との関係性が問い直されている。死者との対話がない世界では，死者は口をきくこともなく，悲しみの淵に追いやられたままであり，記憶を語りだすこともできないでいる。死者を思い出し，死者と対話することは何も奇妙なことではないはずだ。死者と対話する想像力をなぜ我々は日常的な空間から放逐してしまい，忘れてしまおうとするのだろうか。

(3) 愛されし者の記憶

　トニ・モリスンは『ビラブド（愛されし者）』(1987) という作品を書いている (cf. 加藤 1997)。「人から人へと伝える物語ではなかった」というフレーズが反復される。だから，人々はその存在について，記憶について忘れてしまう。だが，『ビラブド』は「人から人へと伝える物語ではなかった」物語を反復的に綴る作品である。思い出すには辛く，人にいうには自分がみじめになる記憶である。でも，痛ましくも優しい人々の「生の記憶」が同じ記憶に張りついているとするならば，その記憶は人から人へと伝えられねばならない物語なのである。

　ビラブドとはセテという母親が過酷な状況のなかで殺した娘であると同時に奴隷船の中で死に，そして捨てられた多くの名前も分からぬアフリカの人々のことである。ビラブドは，サーカスの日に忽然とセテたちの前に姿を現わす。この世に呼び出された死者の記憶そのものである。ビラブドを受け入れることは，忘れていたはずの（忘れてしまいたい）過去の記憶を呼び起こさずにはいられない。名前さえ分からず死んでいった人々も，この世に呼び戻し，きちんとその死を受け取られねば，生きるということが決して始まらないかのようである。

　トニ・モリスンはしばしば『ビラブド』や他のテクストの一部を教会やエイズ患者救済のためのチャリティ・コンサート等において自ら朗読するという（吉田 1998：524-525, cf. 加藤 1997：3-4）。そもそも口頭的な領域とは，台所，食卓，寝室や儀礼のプロセスの途中でかわされる「おしゃべり」のことだ。日常的に聞こえてくる声は，視覚的なモノよりもしばしばすぐれて記憶を喚起するものとなる。モリスンの作品は文学であるが，それはアフリカの，そしてアメリカの黒人社会が育んできた日常的な「口頭性 orality」に依拠している (cf. 慶田 2002)。そして，記憶されているものといえば，断片的なものばかりなのであり，それらの断片の起源をひとつひとつたどることなどできないものであるが，それでもなお繰り返し記憶し直され，語り直されている何かでもある。

渡辺京二が鋭く指摘するように，石牟礼の作品もまた純粋な「聞き書き」ではなく，ほんの断片的な情景や言葉から石牟礼の想像力によって書き続けられた水俣病の物語（渡辺 2001：309-311）であるように，モリスンも自分の想像力において『ビラブド』を書く。だが，その想像力には日々の「おしゃべり」の中からぽろりと洩れ出てきた人々の声が混じり合っている。石牟礼にしても，モリスンにしても，彼女たちが生きてきた世界の内部に身を置きながら，かすかに聞こえてくる他者の声に耳を研ぎすましている人たちなのである。人は語られたものよりも「書かれた」ものを信頼する傾向にある。なぜなら「書かれた」ものは，それ以前のテクストとそれ以後とのテクストとの関係において，常にその変化を確かめることができ，事実の検証ができるからである。だが，そのようなやり方はすでに記録としての，そして歴史主義的な事実としての知識のあり方に価値を置く思考である。むしろ書かれたものよりも語られることに重きを置くこと。書かれたものをもう一度「口頭化」することを主題化する必要がある。語られたことの殆どが消失し，そしていったんは消えてしまっても，それが再び未来を生きていくための記憶として現在において呼び戻すことができるならば，その記憶を頼りに新しい物語を紡ぎ出すことは可能な筈だ（Clifford 1994：341-342）。

　それは「聞き書き」というよりは「聞き語り」の世界なのであり，個々人がふとしたときに語り伝えようとした言葉やその言葉が発せられたときの情景に基づきながら，現時点において，その言葉や情景について再び語り，新しい記憶を生みだしていくものである[7]。『ビラブド』はモリスンの物語であるが，同時にモリスンからはみ出したさまざまな声が含まれているのであり，その中の多くは死者の声である。彼女が自分の書いた作品を声にして読むというのは，いまだ十分に受け取られてはいない奴隷だった人々の死を受け取ることであり，彼（女）らに声を戻してあげる行為でもある。ちょうど水俣から運ばれてきた遺影群に取り囲まれた場所で，語り部たちが「声を出して」語るのに似ているのかもしれない。語り部たちの物語は，それぞれ固有の歴史をもったものではあるが，同時にその歴史は水俣病をともに経験し，

ほとんど語る間もなく死んでいった人々の語りの一部をどこかに忍び込ませているに違いない。モリスンはそのような意味で，現代の「語り部（グリオ）」なのであり，おそらく，石牟礼もまた「語り部」の一人なのである[8]。

2002年には，語り部の開田理巳子が南アフリカを訪れ，水俣病とアパルトヘイトとの経験を共有するためのネットワークを作ったばかりである[9]。開田は，長い間水俣病のことには耳を塞ぎ，思い出すことを封印していたという。ずっと語らずにいたし，水俣病のことについて積極的に知ろうともしなかったのだ。けれども，彼女も父親の声を聞く。死んでしまった父親との対話が彼女を語る方向へと導いていったという。父親は彼女が何も語らずにいることに納得するのだろうか。父親だったらどうするのか。彼女は父親との対話を通じて語り始めることを決意する。語り始めるという行為が，開田にとっては父親の死を受け取るための第一歩だったのかもしれない。彼女は，水俣病事件史という歴史的経緯からすれば遅れてきた語り部なのかもしれないが，経験の始まりに遅いも早いもないのである。

開田が共鳴した南アフリカにおいては，水俣病闘争が和解へと向かっていく1990年代に，ネルソン・マンデラがロベン島から解放されたその後に「真実と和解委員会」[10]を作る。南アフリカにおけるアパルトヘイトの経験はそれ自体で固有の歴史を持っているのであるが，不思議と水俣での「舫いなおし」と共鳴するものがある。緒方がチッソの人たちと一緒に癒されたいというのと同じように，マンデラは白人への復讐ではなく，白人自身も呪縛されていたアパルトヘイトという制度から解放される必要があると考えていたのであり，それを「真実と和解委員会」において実行する。白人が黒人を殺した場合でも，真実を告白し，その罪が個人ではなく制度によってもたらされたものならば処罰しないことを決めたのである[11]。

ポール・ギルロイは，マンデラの演説について触れながら，マンデラが白人も黒人もともに生きることができる世界を構想するときに，美しいジャカランダが咲く南アフリカの自然を両者の共通の「故郷」として見いだしていることに注目している。マンデラは，アパルトヘイトによって引き裂かれ，

分断された人々の人間性，市民権，居住場所，そしてアイデンティティ等を節合し，再生していくための概念として「自然」を中心に置くのである。本来，誰のものでもなく，また，境界や分断など存在しない「自然」を和解のために選び直しているのである（Gilroy 2000：110-111）。緒方が不知火海を，そして石牟礼が常に彼女の記述のなかに水俣の，天草の自然を書き込もうとするとき，それが今後を生きていくための共通の「故郷」になることを願っているのに似ている。かつてアパルトヘイトに対抗する闘争の先頭にたち，そして27年間もロベン島に閉じ込められ，それでも監獄であるロベン島を「大学」に変えてしまい，それから「真実と和解委員会」という責任追及ではない未曾有の「和解」（単なる政治的な和解ではない）への取り組みは，ちょうど1990年代の不知火海に一人船を浮かべ，チッソの人たちに対して「焼酎でも飲まんかね」とゆらゆらと漂う男の姿と時間的にも重なっていくのは偶然ではあるまい。南アフリカと水俣との連結は，それがアパルトヘイトと有機水銀中毒という異なる経験であったとしても，荒廃している経済を立て直すという動きを含めて，同じ未来をみつめているように思えるのである。

　近代における儀礼というのは，もしかするともっとも非伝統的な場所と時間において，人々が自分たちの思いを語り，そして新しい関係性を紡ぎだしながら日々作り出され，作り直されているのかもしれない。われわれがそれらに過去の遺物や宗教などのカテゴリーを適用し，そのカテゴリーに見合う形でのみ理解したり，分類したりする限り，打瀬船の航海が可視的にしたような儀礼的な実践は，あいかわらず無意味なものか，奇妙なものであり続けるだろう。しかし，一度，われわれ自身のものの見方や感じ方，「生の形」のほうがすでに古びてしまっていて形骸化しているのかもしれぬと疑ってみることは重要であるだろう。彼らは，われわれよりもはるか未来を旅しているのかもしれないのだから。

おわりに

　私はこの原稿の仕上げを東アフリカのケニア海岸部のマリンディという町から少し奥地に入ったランゴバーヤという所で行っている。この村にはサバキ川と呼ばれている川の水をポンプで汲み上げて各村に配給するための施設があるため、その動力で電気が使えるからである。アフリカ人の友人がこの村で役人として働いているので、そこにお世話になっていた。毎日、朝起きると近くの雑木林の木の上のほうで、ツォンゴと呼ばれる雀に似た鳥たちが器用に巣作りをしている。この地方には人々が困ったときに相談に行く占い師の存在が知られているが、その占い師が使用する瓢箪のことをツォンゴとも呼ぶ。なぜなのかはっきり確認できたわけではないが、占い師は占うときに瓢箪を頭のところで振るのであるが、そのとき、瓢箪の中に入れられたトゥリトゥリの実がカチャカチェと立てる音に似ているからかもしれない。まるで、止むことを知らない「おしゃべり」のようにツォンゴは鳴るのである。瓢箪の音に誘い出されて占い師に情報を伝えるために占い師の後頭部あたりに集まってきた憑依霊たちもツォンゴのように止むことのない「おしゃべり」をしていて、占い師はそんな騒然とした「おしゃべり」の中から一つの物語（それは変更することも可能な）を紡ぎ出して、相談者に語っているのかもしれないと想像したりもした。

　何について書いているのかと現地の人たちに聞かれたので、水俣病という病気で苦しんでいた人々についてだが社会科で勉強しなかったのかと聞くと、長崎、広島の原爆の話は知っているが、工場の廃水に含まれていた有機水銀入りの魚を食べることによってネコが狂い死にしたり、人々が病気になったり、死んでしまったりしたという話は初めて聞いたと驚いていた。

　私は文化人類学の調査でこの地域を初めて訪れたが、そのときは死の儀礼に漠然とした関心をもっていた。埋葬の方法、期間、そこで歌われる歌や食されるもの、さらには死を投げ棄てるための儀礼的な諸規則は私を魅了した。

今回の旅では、出発前にその死がメールで知らされ、すでに埋葬されてしまっていた男のことが気になっていた。彼は私が親しくしていた知人だったのであるが、私は埋葬の日に不在だったのである。ミジチェンダと呼ばれる香典もだせずにいた私は、生前に調査の手伝いをしてくれていた男の死をまだ受け取ることができないでいた。

　私は彼らがそうするように山羊を用意した。だが、それは儀礼と呼ぶにはささやかなものだったし、キリスト教徒の屋敷だったので、山羊の供犠以外には儀礼的に見える要素を見つけるのは困難なものだった。それでも、死者の身内のものたちには、私が山羊を供犠するという知らせがいった。仕事の関係もあり、人々が集まることができる土曜日にそれを設定するようにとのことだった。私は早朝に数人と屋敷の中にある墓に行き、そこで山羊を供犠した。普通、山羊の首を切る前に墓に向かって言葉をかける。墓で眠っている死者に対しては、自分の思いをきちんと声に出して伝えねばならない。私は前日から、その言葉を現地語で考えており、結構クールにその言葉をいえるだろうと思っていたが、山羊が押さえられてメーメーと泣いているその声を聞いていると、「ミツァンゼよ。今日はお前のために山羊を連れてきた。お前が死んだ時、私は日本でその知らせを受け取ったけれども、埋葬には来ることができなかった。許しておくれ。今日、この山羊を受け取れ」。自分でも意外だったが、そのあとは言葉が続かなくなってしまった。私は、彼だけではなく最近になって死んでいった日本の親しかった人たちや、今も病気で苦しんでいる私の知人たちのことを思いだしたからだった。

　その日は、マリンディから、キリフィから、モンバサから、ウィトから、そしてナイロビからも死者の親族たちが集まってくれ、小規模だったが60人くらいは来てくれた。前日から死者の姉妹たちが料理の準備に集まっており、料理のための炉の周りはツォンゴの「おしゃべり」のようだ。すでに、ヤシ酒にありつくことを期待してやってきた隣人もいる。クリスチャンの屋敷なので、スワヒリ語のゴスペルが流れている。親族関係の密度にあわせるように、いくつかのグループが作られている。人々は自由に集まっているの

であるが,それなりに文化的な秩序を保っているようにも見える。

 その日一日は,ほとんどの人々が屋敷内で過ごし,翌日櫛の歯が抜けるようにそれぞれの家へと戻っていく。死者はまだここでは堂々としているのかもしれない。とはいっても彼らが伝統に留まっているという意味ではない。日々の「おしゃべり」,炉石周辺での会話,それらはツォンゴのように止むことがなく続くのであり,そのような口頭的領域を中心に生きているということである。植民地化が始まり,一世紀以上が過ぎている。彼らも植民地化,近代化,そして独立以後の脱植民地化における苦悩を経験している。この場所から,先日同時テロ事件があったモンバサはそれほど遠くない。村でも,環境保護団体の人,観光客,学校の先生,宣教師,人類学者などの外国人の姿を見かけるのは珍しくはない。

 死を受け取るということは,現在生きている人々を集め,そして,個々の関係を確認しながら未来を見つめることであるが,その仲間に死者もしっかりと組み込まれている。私がいいそびれてしまったのは「祖霊となったいま,お前は仕事がないものには仕事を与え,すべての人々が満足するように助けるのだ」と勝手なお願いをすることだった。その願いを必ずしも叶えてくれるとは限らない結構わがままな死者は,しばしば人々から忘れられていくこともあるのだが,それでも,いつでも対話可能な「愛されし者」として,人々の記憶において再び思い出されることを待機しているのである。

注

1) 私は水俣病あるいは水俣という地域の研究者ではない。水俣との関わりは,水俣で2001年秋に開催された「2001 熊本大学地域連携フォーラム——水俣病の今と地域の再生:めぐりめぐる みなまた」(http://le080.let.kumamoto-u.ac.jp/minasymp/minasympbk.html) の企画会議に,同じ教室(地域科学科・文化表象学)の池田光穂教授から誘われたことによる。学部生を中心とした調査実習と「地域連携フォーラム」がリンクしていたため,私は水俣の勉強もかねてオブザーバー的に「地域連携フォーラム」に参加していただけだった。そのときは,水俣に関して何かを書きたいと思うようになるとは想像することもできなかった。また,私が文化人類学の専攻と

いうこともあり，日本の近代から切れた形で自己形成してきたこの学問が，石牟礼道子の早くからの呼びかけにも関わらず，ほとんど水俣に対して何の応答もしていない歴史を忘れるつもりもない。けれども，この消極的な参加を通じて私が痛感したのは，水俣病の現在の問題——とりわけ緒方正人のような人によって提示されている問題——が，世界各地の植民地化，脱植民地化のコンテクストにおける文化的な諸問題と不可分に結びついていることだった。「本願の会」の人々が行っている試みは，私がちょうど水俣に関わり始めた頃に翻訳を手掛けていた『文化の窮状』(Clifford 1988) の第12章「マシュピーにおけるアイデンティティ」で提示されている問題と重なっているように思えた。また，太田好信（本人は意識しているかどうかは知らないが）の著作や彼との対話を通じて，それまでとは異なる意味を持ち始めた「故郷」沖縄と私との関係，さらにはフィールドワークを行ってきたアフリカ（ケニア海岸部）での問題と水俣病事件は無関係ではないと考えるようになったのである。「文化の窮状」，それは「水俣の窮状」でもあったのだ。また，「地域連携フォーラム」においてはフォーラムそのものよりも，その前後の過程が私にとって意味あるものとなった。水俣へ向う車の中で，（断片的ではあるが）丸山定巳教授（地域科学科・社会学）からレクチャーされた「病像論」の話や高齢化の諸問題，すでに文学部を卒業していた山田香織（文化人類学）と森田早紀子（文化史学）が主催していた研究会「フィルコム」における土本監督の映画（ビデオ）上映会を通じての学生・院生たちとの意見交換，さらには調査実習で水俣病胎児性患者の人々が運営している「ほっとはうす」へ行き，代表の加藤さんや患者さんたちの話を聞いたり，彼（女）らの実践を知ったりしたことの意味も大きかった。また，語り部の開田理巳子さんの話は私を啓発した。そして水俣における出会いや実習をオーガナイズしてくれていたのは「フォーラム」の企画会議に参加していた「水俣教育旅行プランニング」の吉永利夫さんであった（今年もまた学生たちが世話になっている）。それゆえ，私の「水俣」との出会いは大学主催の「フォーラム」という制度的なものから始まっており，また，いくぶん偶発的なものであったし，また口頭的な初期学習者のものだった。私は，本論で言及している人々の殆どに直接会ったことはない。会ったとしても，その出会いは旅人としての出会いに近い。本当はここで言及した人々には敬称をつけるべきだが，論文という形式もあって割愛している。水俣に関してはまだまだ知らないことが山ほどあるが，それでも現時点で私にとって水俣病がどのような問題として意味を持つようになったのかを記すことはできるかもしれない。私はとりあえず，現在進行している「水俣病」という経験の語り直し（＝翻訳という作業）に参加していくための自分なりの経路を見つけだしてみたいと思ったのである。

2) 私はこれ以後，複雑きわまりない水俣病の歴史について，「本願の会」の人々，その中でも緒方正人が語ったもの，書いたものを中心に，彼が「狂った」と呼ぶ地点（本章第III節参照）に焦点を合わせようとしているし，その緒方の声や「本願の会」の声を自分の物語へと組み込みながら拡声しようしている石牟礼の語りを多く引用す

ることになる。そのため，水俣病のドキュメンタリー映画を撮り続けてきた土本典昭監督が，近代が要求するやり方，あるいは近代が要求する民主主義，そしてそれらが要求してくる裁判制度の内部において真っ向から闘い，近代的理性を理解せず，その理念を裏切りつづけたものは他ならぬ近代自身であったことを示し続けた人物，そして晩年は「水俣を世界遺産に！」という遺言めいた言葉を残し，孤独の中で死んでいった川本輝夫を焦点化する歴史的コンテクストとは異なるものかもしれない（例えば『回想 川本輝夫 ～ミナマタ──井戸を掘ったひと』 1999年）。また，原田正純医師によって，これまで医学的立場から社会文化的な差別の問題にまで，常に現地の立場にたちながら書かれてきた水俣病の歴史的コンテクストというものもある。さらに関西訴訟において新たに着目を浴びた「病像論」には，複雑な医学的，政治的な歴史的コンテクストが存在している。前・吉井市長の求心力のもとで推進されていった「紡いなおし」においては，再生をめざして非常に多様な試みがなされており，それぞれに異なる歴史的コンテクストがあるであろう。それらは，しばしば重なりながらも固有の立場をもっているのでもあり，そうやすやすと乗り越えることができない歴史性を有している。それらのコンテクストの中では魂の行方も異なっているに違いないし，その形も一様ではないはずだ。私は私の関心が水俣病をめぐる複雑なアイデンティティ，政治的で，文化的な水俣病表象といった問題にあることを明示しておきたい。

3) 水俣病の「展示」は，クリフォードが「芸術―文化システム」と呼んだ問題として主題化することができるし，最初，私は「遺影」の展示を中心にこの論文を書いていた（Clifford 1988，クリフォード 2002）。しかし，水俣病の「展示」の問題は水俣にある「考証館」（相思社）や「水俣病資料館」（水俣市）などにおける他の展示のあり方と比較していく必要を感じたため，ここで議論することはできなかった。「遺影」の展示については，例えば『水俣・ドイツ・御所浦』（水俣市・環境創造みなまた実行委員 平成7年度環境創造みなまた推進事業・水俣病を語る市民講座報告書，1996年）を参照のこと。

4) 儀礼は文化人類学において，さまざまに議論されてきた重要なテーマだった。フレイザーは，儀礼を類似と接触（隣接）の観念連合に基づいて，「何かをする行為」であると位置づけたが，最終的には類似と接触に基礎づけられた諸行為（例えば，雨を降らしたり，人を呪い殺したり，養子にしたりする行為）は，実際にはそのような行為をしたからといって，その行為が目的としている効果を期待できるわけではないので（少なくとも科学的には根拠がない），それを「呪術」，すなわち「誤謬」に基づいた「何かをする行為」とした。以後，人類学においては「何かをする」行為としての儀礼研究の可能性は閉ざされ，儀礼の意味に関する研究が主流となった。浜本の著作（2001）は，まず儀礼を何かをする行為として提示するが，フレイザーの議論を逆転した形で儀礼の考察が進められる。フレイザーにおいては，類似と接触は儀礼的実践を説明するために儀礼の中に読み取られた意味であり原理だったのだが，浜本はウィ

トゲンシュタインの指摘から，儀礼を説明することのナンセンス＝原理的無根拠性を中心化し，さらにはそこから生じる類似と接触の問題を，説明原理ではなく，説明されるべき問題として提示するのである。以下の私の議論は，浜本の議論に立脚して組み立てられているため，それ以前の儀礼研究をリファーしていないが，本論は儀礼研究でも儀礼論でもないし，私が明確にしたい問題の所在を確認するために，すでに浜本によって明示されている議論を使用しているのであって，儀礼そのものの哲学的議論を展開しているわけではない。

5）このビデオ上映会には，熊本大学の「基礎セミナー」（慶田担当「民族誌映画の周辺」）の学生たち20名近くと，ちょうど講義のテーマが一致していたこともあって参加した。文化人類学の専門ではない，それも一年生の学生たちを連れていくことに不安はあったが，結果としてすべての学生ではなかったけれども，映画会でのさまざまな人々との出会いについて深く考えてくれた学生たちも少なくなかった（姜さんには迷惑だったかもしれないといまでも不安である）。映画だけではなく，アン・ビクトルの写真への関心も高かった。ラウレンティー・ソンの映画は，『M.V.フルンゼ記念実験農場』，『コリョサラム（高麗人）』，『校長先生』，『音楽の先生』の4本だったが，特に『コリョサラム』は本文でも言及した通り衝撃的だった。また，姜さんの旅のきっかけともなった「天然の美」のメロディーを基調に，コリョサラムの音楽的経験が複数の移民たちとの出会い（それは抑圧された状況での）から生まれてきたことを描く『音楽の先生』も印象深かった。コリョサラムについては，姜とアン・ビクトル（2002），姜（2002）を参照のこと。

6）緒方は水俣病経験において次の三つが今後重要な意味をもつようになるだろうと述べている。「3つの重要なことがあると思います。1つは，水俣病事件が始まった昭和30年代当初，「奇病」とか「伝染病」とかいろいろいわれながらも，魚を食べつづけてきた。まあ一番ひどいときには漁師の家でも1ヵ月ばかり魚をたべなかったり，3ヵ月，半年と食べる量を少なくしたことはありましたけれども，やはりこの四十数年来，毎日魚を食うことをやめなかった。このことは，まず，一番に，非常に重要なことだと思っています。2つ目に，母親のお腹のなかで水俣病になった胎児性の子供が生まれても，その子に向き合うと同時に，その後も2番目，3番目，あるいは4番目，5番目と子供を産み育て続けてきた。そして3つ目は，被害者たちの方はどれほど殺されたかわからない，何人殺されたかさえわからないのに，こちらからは一人も殺してはいないという事実。この3つのことが，私はとても重要なことだと思います」（緒方2001：60）。

7）例えば太田は次のように言う。「人類学における『語るもの―語られるもの』という対立は，必然ではない。人類学を「ときほぐす」必要がある。「語る・聞く」という言語行為を中心にすえたアリーナをいかにして構築できようか（太田1998）。人類学も含めた「他者表象」の問題を扱う学問の未来は，このテーマをどのように考えるかにかかっている，と私は思う」（太田 2001：120）。緒方たちの語りは，太田のいう

「語る・聞く」という言語行為から「水俣病」を「ときほぐす」試みであるように思える。
8）「グリオ」というのは，西アフリカで広く知られている「語り部」としてイメージされているが，実際は「楽士」である。年代記的な歴史を語るグリオもいるが，多くは社会的な階層からしても低く，王などの貴族の「褒め歌」を歌いお金を稼いだり，詐欺まがいなことをしたりもするのであり，年代記的な「語り部」のイメージが定着したのは，アレックス・ヘイリーの『ルーツ』（1974，1976）において「グリオ」を年代記を語る「語り部」として登場させてからである。現在では，アフリカ出身の歌手，サリフ・ケイタ（マリ共和国）やユッスー・ンドゥール（セネガル）などの国際的に有名な歌手が自らを「グリオ」として位置づけ，世界に対してアフリカの現代性や文化を語る役割を果たしている。例えば中村（1989）を参照のこと。
9）例えば「くまにち・コム」(http://kumanichi.com/news/local/main/200210/20021004000056.htm) の記事などを参照のこと。
10）「真実と和解委員会」については，山本（1999）を参照のこと。また，ネルソン・マンデラの自伝（1996）も役に立つ。
11）ジャック・デリダやスーザン・ソンタグ他によってネルソン・マンデラに捧げられた『この男 この国』（1989）はマンデラの思索や影響力を考えるうえにおいて示唆的な著作である。

参考文献

Clifford, James, 1988 (2003)　*The Predicament of Culture : Twentieth-Century Ethnography, Literature, and Art.* Cambridge, Massachusetts : Harvard University Press.（『文化の窮状――20世紀の民族誌学，文学，芸術』太田好信・慶田勝彦・清水展・浜本満・古谷嘉章・星埜守之訳，人文書院）
Gilroy, Paul, 2000　*Against Race : Imagining Political Culture Beyond the Color Line.* Cambridge, Massachusetts : The Belkanp Press of Harvard University Press.
石牟礼道子，2000　『石牟礼道子対談集――魂の言葉を紡ぐ』東京：河出書房新社。
―――― 2001（1972）『苦海浄土――わが水俣病――』東京：講談社文庫。
石牟礼道子と鶴見和子，2002　『言葉果つるところ』（鶴見和子・対話まんだら　石牟礼道子の巻）東京：藤原書店。
色川大吉編，1983　『水俣の啓示――不知火海総合調査報告』（上・下）東京：筑摩書房。
太田好信，1998　『トランスポジションの思想』京都：世界思想社。
―――― 2001　『民族誌的近代への介入：文化を語る権利は誰にあるのか』京都：人文書院。

緒方正人，2001 『チッソは私であった』 福岡：葦書房。
加藤恒彦，1997 『トニ・モリスンの世界――語られざる，語り得ぬものを求めて』 京都：世界思想社。
姜信子，2002 『安住しない私たちの文化――東アジア流浪』 東京：晶文社。
姜信子（文）とアン・ビクトル（写真），2002 『追放の高麗人（コリョサラム）――「天然の美」と百年の記憶』 福岡：石風社。
栗原彬編，2000 『証言 水俣病』 東京：岩波新書。
クリフォード，ジェイムズ，2002 『ルーツ――20世紀後期の旅と翻訳』毛利嘉孝・有元健・柴山麻妃・島村生子・福住廉・遠藤水城訳，東京：月曜社。
慶田勝彦，2002 「口頭民族誌の可能性～『ルーツ』と複数のアフリカ性」『文学部論叢』第75号 熊本大学文学会，pp. 55-73。
デリダ，ジャック他，1989 『この男 この国――ネルソン・マンデラに捧げられた14のオマージュ』鵜飼哲他訳，名古屋：ユニテ。
中村雄祐，1989 「マリの音楽事情とグリオの実像」『季刊 ノイズ』別冊ミュージック・マガジン，東京：ミュージック・マガジン社，no.3：71-78。
浜本満，2001 『秩序の方法――ケニア海岸地方の日常生活における儀礼的実践と語り』 東京：弘文堂。
原田正純，1989 『水俣が映す世界』 東京：日本評論社。
水俣市・環境創造みなまた実行委員会，1996 『水俣・ドイツ・御所浦』（平成7年度環境創造みなまた推進事業・水俣病を語る市民講座報告書）。
古谷嘉章，2001 『異種混淆の近代と人類学――ラテンアメリカのコンタクト・ゾーンから』 京都：人文書院。
マンデラ，ネルソン，1996 『自由への長い道』（上・下）東江一紀訳，東京：日本放送出版協会。
モリスン，トニ，1998 『ビラブド』 吉田廸子訳，東京：集英社文庫。
山本浩，1999 『真実と和解――ネルソン・マンデラ最後の闘い』 東京：日本放送出版協会。
吉田廸子，1998「訳者あとがき」『ビラブド』トニ・モリソン著，吉田廸子訳，東京：集英社文庫。
渡辺京二，2001 (1972) 「石牟礼道子の世界」『苦海浄土――わが水俣病――』石牟礼道子，東京：講談社文庫。

第8章

自然葬と現代

田口宏昭

第8章 自然葬と現代　245

はじめに

　本章は，いわゆる自然葬を生成しつつある文化としてとらえ，その実態と表象世界，それを支える市民運動とその現代的意義について考察をこころみるものである。

　さて，自然葬を主題にした社会学における先行研究は，筆者の知る限りない。有賀のように日本の農村社会学研究の分野で，家と祖先祭祀の研究は参考にはなった[1]。また民俗学と文化人類学における祖先祭祀研究や他界観念の研究も確かに参考になる。けれども本章の主題とする自然葬は，近接する過去から現代につづく祖先祭祀習俗の根本的ともいえる改変を意味するものなので，自然葬を予想すらしていないそれらの研究は，言葉の正確な意味においては先行研究とはいえない。このように先行研究がない状況で，日本社会の基層文化と基層社会の変化の兆しにかかわるこのような事象を研究対象にとりあげて論じることは，それが目下進行中であるだけに仮説の域を出ない印象を与えるかもしれないが，関心を喚起するためにあえてとりあげて筆をとる。

　第Ⅰ節においてはまず，定義を中心に自然葬とは何かを問う。次いで言葉の表面的な意味は広く知られるようになったが，実態としてはあまり知られていない「生成する文化」としての自然葬について紹介しながら，特にそこにみられる表象世界，とりわけ他界観念に焦点をあわせて考察を加える。

　第Ⅱ節においては，まず自然葬運動の社会的基盤を，高度経済成長期以降の向都移動定住者にあるとみる。その上で少子化傾向が祖先祭祀の維持，特に墓の維持・管理に困難をきたしていること，相互遠距離居住による親族結合の弱体化と世代交代による親族組織の組み替え，地縁・血縁原理にもとづく社会的結合の相対的比重低下と新しい定住者たちの都市的な社会的ネットワーク形成を描き出す。そしてそれらの相互のつながりのなかに，今日の自然葬とそれを支える市民運動の展開を位置づける視点を提示する。

I. 自然葬とは何か

(1) 生成する文化としての自然葬

　人間の生の軌跡を生老病死という四字で表現するとすれば，最後の1字が表わす事実，すなわち人は誰でも死ぬという事実に対して，現代という時代に生きる人間が対話する姿勢のひとつが自然葬である。

　遺体処理の方法は，人間の霊肉について各社会が保有する観念・意味づけの様式と結びついている。この様式は，古来緩やかな変化を見せながらも集団生活を営む人間の包括的な文化の重要な要素であった。葬法，遺体処理の方法といえば，たとえば火葬処理した遺骨・遺灰を山野・海にただ単に捨てることも，理屈としては1つの処理方法である。しかし，これを自然葬と呼ぶならば，それは誤解である。あくまで「遺棄」と「葬」とは異なる。儀礼を伴うのが「葬」である。儀礼は自然葬においてさえ重要な要素である。なぜなら「葬」は人間の集団的営みであり，そこに参加する人はいつか死に至るはずの自己の肉体を，他者が儀礼を通してどのように処理するのかを学ぶことができるのである。そのとき儀礼に参加する自己は，やがては送られる自己のために他者の肉体を意味あるものとして処理する葬送文化の伝え手であり担い手になる。儀礼への参加は，このように他者のためであると同時に自己が死後，「尊厳」ある態度で扱われるか否か，また己がいつかは赴くであろう他界へ移行する方法を学び確認する機会でもあった。自然葬においてもそれは変わらない。

　ところで一般に人間の遺体の処理は，人間以外の動物のそれよりは複雑である。あるいは人間の社会は複雑な遺体処理の文化を作り上げてきたといってもよい。日本においては，土中に埋葬して墓をつくる，あるいは火葬にしたのち墓に埋蔵する[2]か納骨堂に納めるという葬法が，長らく遺体処理に関する，疑いの余地のない，したがってほとんど選択の余地のない習俗として保たれてきた。それは過去数百年のあいだでさえ，大きな変化をこうむって

きたにもかかわらず，古来からそのようにしてきたと人々は信じたがる傾向がある。それは社会秩序の核心にある人間の判断中止（エポケ）に由来する。

ところが20世紀の最後の10年，日本の葬送文化に根本的とも言える変化が生じた。その変化とは新たな装いの自然葬の出現である。

ここで自然葬の定義を与えておこう。自然葬とは，人間の死体あるいは死体に一定の処理を施したものを，墓のような人工的で固定した空間に封印するのではなく，自然の物質循環のサイクルの中に入れ込む葬法のことである。死体をそのまま埋葬するのは土葬であるが，上の定義によれば，墓石の下に遺骨を蔵置しないのであれば，土葬も自然葬の一種だといえる。もしそうだとすれば，これを含む葬法が広義の自然葬である。これに対して今日一般的に自然葬として議論の対象になっているのは，死体に焼骨という処理を施し，遺骨あるいは遺灰（成分は燐酸カルシウム）を，一定の儀礼にしたがって撒骨・撒灰する葬法である。これが狭義の自然葬である。もう少し平たく言えば，粉末状に砕かれた遺骨，あるいは遺灰を一定の儀礼にしたがって海，山，川あるいは空にまく葬法である。

この自然葬の実際について説明する前に，現代日本における一般的な葬法について述べておこう。今日の日本では火葬が一般的である。人が死ぬとまず公的な火葬施設で火葬に付される。火葬をはさんで一連の葬送儀礼が行われる。これが第一次葬である。その後，適当な期間を経てから焼骨は先祖墓の墓石の内部に入れられ，あるいは納骨堂に納められる。ここでも儀礼が行われる。人々がそのように呼んでいるわけではないが，これが第二次葬である。

第一次葬の形態は，今日では特に都市域で生活様式や価値観の多様化とともにさまざまに変化する傾向にあり[3]，これと並行して第二次葬においても変化がおこりつつある。自然葬と呼んでいるのは，この第二次葬の一形態である。今日一般的に自然葬と呼ばれている新しい葬法は，海や山で実施されることが多い。

自然葬運動の団体であると同時にその実施団体でもある「葬送の自由をすすめる会」の会員の場合，会員の依頼にもとづいて会員と会との間で，死者の遺骨・遺灰を自然葬にすることなどに関し，契約が交わされる。会員は一定額の，ほぼ実費に近い費用負担をし，ほかに自然葬基金を寄付して実施契約を結ぶ。そして実施予定日に，会本部ないし支部から少人数の会員が契約の家族に同行し，立会人として自然葬の実施を補佐する。
　現地での自然葬は，次のような手順にしたがっておこなわれる。当日，実施契約を結んだ家族は持参した遺骨・遺灰を海または山の樹木の根元に撒骨・撒灰し，水ないし酒を注ぎ，生花（はなびら）を撒く。その後全員で死者への黙禱を捧げたのち，立会人が自然葬実施証明書を遺族に手渡す，という順序で進行する。海での自然葬の場合は，あくまで一般的にではあるがこれと前後して号鐘（汽笛）が3回鳴らされ，船が3回周回してから現場を離れる。これで一通りの儀礼が終了する。自然葬には数家族が合同で行う合同葬と，単独で実施する個人葬の2通りの場合がある。合同か単独実施かは家族の意思で決められる。
　儀礼の基本形はこのようにほぼ決まっているが，立会人のその時の判断で変化する場合もある。立会人の主要な役割は，開式の短い言葉を述べること，黙禱の開始の合図を出すこと，自然葬実施証明書を家族の代表者に手渡すことの3つである。これ以外は，家族が予め実施したい形態や内容を立会人と数日前に簡単に打ち合わせるだけで，当日は家族の希望通りの形式で進められる。故人が生前に好んで聞いていた音楽が奏でられたり，好んだ詩の朗読が行われることもある。また参会者たちが一緒に歌を歌うこともある。そこでは家族や故人の遺志や好みをもとに儀礼の形式と内容を決定し，家族の意思が何よりも尊重されるという建前になっている。会員の間では，そのような自然葬は，「自分らしい死」「あの人らしい死」として語られる[4]。そこでは個人「らしさ」が価値をもつありかたとして評価されているように思われる。
　このような自然葬は，既存の文化としての葬送習俗と対峙し，軋み音をた

てながら生成しつつある文化である。最新テクノロジーを用いた商品を購入した人間に人がしばしば羨望のまなざしを向けるのとは対照的に、この「新しい」様式の実践には、しばしば人は非難の眼差しを向け、非難の言葉を浴びせるのである。あえて実践する人がいれば、それは家族、親族組織あるいは地域社会、特に農山村のような伝統的な諸習俗や諸慣行が根強く残っている地域社会においては、内部に緊張を生み出すこともある。なぜなら、それは社会に生きる人々の存在の意味にかかわる基層文化の琴線に触れるからなのである。さらにそれは単に基層文化の変容を示すだけではなく、その背景にある現代社会の変容も示唆する、いわば大河の流れの構造的変化なのである。

(2) **自然葬運動の展開**

　このような自然葬、すなわち遺骨・遺灰を山野や海に撒くことはながらく違法だと思われてきた。つまりこれは裏を返せば、明治期以来、日本人はそれらを墓に入れることが自明だという思い込みの世界のなかで墓をつくり続けてきた、ということである。ところが1990年に奥多摩に広がる東京都の水源林を守ろうという自然保護運動がきっかけとなって、この自明性に亀裂が入ったのである。今日広がりを持ちつつある自然葬を支えているのは「葬送の自由をすすめる会」(以下「すすめる会」と略称)がすすめている市民運動であるが、1991年2月に「旗揚げ大会」を開いたその同じ年の10月、神奈川県相模灘沖で第1回目の自然葬を実施した。この団体が、それまで違法と思われていた自然葬を実施することに踏み切ったのは、火葬場から出される遺骨・遺灰のうち、遺族が骨壺に入れて持ち帰った残りの分が、通常、産業廃棄物として処理されているという事実を知ったからである。すなわち遺骨・遺灰が産業廃棄物として処理されているのであれば、まして儀礼を通して節度を持って行う限り、刑法第190条[5]に抵触しないはずだという確信がえられたからである。因みに同条は「死体損壊等」について次のように定めている。「死体、遺骨、遺髪又ハ棺内ニ蔵置シタル物ヲ損壊、遺棄又ハ領得

シタル者ハ，三年以下ノ懲役ニ処ス」。自然葬を行うことが，この条文の「遺骨」の「遺棄」に相当するのかどうかという点が関心の焦点になろう。

ところが自然葬を実施した直後，関係機関である法務省刑事局は「刑法190条の規定は社会的習俗としての宗教的感情を保護するのが目的だから，葬送のための祭祀で節度をもって行われる限り問題ない」との公式見解を示した[6]。また同様，関係機関である厚生省がこれと前後して示した見解も「墓地，埋葬等に関する法律（墓埋法）」は「自然葬を禁じる規定ではない」というものであった[7]。

この見解発表によって，自然葬運動は最大の障害を取り除かれ，海と山を中心に日本各地で自然葬が実施されていく。と同時に，「葬送の自由」，「自己決定」の運動理念を法理論的に組み立てる取り組みが進められた。東京を中心に各地でシンポジウムが開催され，マスメディアを活用した運動が展開された。また，日中のそれをはじめ，国際的な連携の取り組みも行われ，地球環境保護と自然葬運動を結びつける方向が採用される。ところが自然葬が社会的に認知され，一般市民の関心が高まって，「すすめる会」の入会者が増加してゆくにつれて，墓に利害関係を持つ墓苑業界団体や，そこを「天下り」先とする厚生省生活衛生局官僚などが，自然葬の法規制を行おうとする動きを見せはじめた。しかし「すすめる会」によって批判され，また規制の正当化をはかりがたく，結局は規制を制度化できずに今日に至っている。

(3) 自然葬の実際とその表象世界

では生成される葬送文化としての自然葬の中心部には何があるのだろうか。それは1つには上述のような葬送儀礼が死者に対する敬意を失って形式化しているという現状に対する強い疑念と不信であり，第2に，ある意味において，より積極的な形として祖先の他界観念が変容し，日常の生活拠点周縁部から山や海，地球，宇宙へと広がりを持つようになったことである。それは一言で言えば，他界観念の多様化である。かつて柳田國男[8]は日本人の祖先観を特徴づけて，第1に祖先が家を単位として祀られること，第2に先祖は

死後遠くには行かずに子孫と交流をくりかえすこと，第3に家によって祀るべき先祖が厳格に規定されていることの3点を挙げた。このうち特に第2の点がここでは注目される点である。すなわち盂蘭盆会に見られるように仏教においてはもちろんのこと，神道においても先祖は拍手を打てばいつでも応答するほど近くにいて子孫と交流すると観念されている。これに対して自然葬にかかわる人々の祖先観（というより他界観）はこれとは対照的に，多様性という意味において拡散し，グローバル化という意味において拡大している，と特徴づけることができる。自然葬支持者たちの表象世界をあきらかにするために「自然葬をすすめる会」が季刊で発行し会員に配布している『再生』という冊子に注目し，会員が寄稿した手記を資料に分析をこころみる。

　まず最初にあげる事例は，直腸がんで亡くなった59歳の夫を相模灘での自然葬で葬った女性の書き記した短い手記である。彼女は「……シラーナ号で親族，友人，孫に見守られ，散灰できました。これからは主人も同室だった友人と2人，つらかった病院生活から解放されて，好きだった旅行，写真など続けてほしいと思います」[9]と記している。ここでの死者の他界はおそらくこの場合，相模灘という海か，世界の海かは定かではないが，生前の生活で中断された楽しみを故人が他界で楽しめると観念している。そこでは現世と他界は連続性を持つものとして表象されている。現世での生活を他界でも続けるということは近代的理性に照らせばありえないことである。寺檀制度の残滓からの自由を得るという点では，自然葬の実施という自由への決断は近代の獲得であるが，現世と他界の連続性を夢想したその瞬間にこの遺族は脱近代を果たしているのである。

　別の例では次のように他界である海が表象されている。1997年に夫を亡くした女性が2000年に献体から戻った遺骨を自然葬で海に「還した」。彼女の手記から抜粋する。「代々の墓はありますが，死後は葬式無用，骨は大好きな沖縄の海へと遺言状にも書き，常に口にいたしていました。(中略)肝臓癌であと3ヵ月の命と本人の目の前で告知されて以来，投薬，注射，手術，治療は断り，もちろん入院はせず，残された日々を身辺の整理，俳句，野球

観戦を楽しんで，告知どおり 3 ヵ月後に自然死を迎えました。遺志どおり，10 月 7，8，9 日の連休を利用して娘夫婦，孫，親族 11 人で沖縄の慶良間へ撒灰にまいりました。（中略）花びらとともに遺灰を海に流し，主人の新たな旅路を見送りました。船は 3 回旋回，弔笛を鳴らし，黙禱をして別れの儀式をしていただきました。今ごろは珊瑚礁で魚とたわむれて喜んでいることでしょう。すてきなロマンチックな葬送のできたことを感謝しています。（中略）主人が片手を挙げてバイバイと去っていく姿を想像して，きっとまた会えるでしょうと，私はほのかな心のときめきを感じました」[10]。彼女にとって，夫の死は「自然死」であったこと，遺灰を海に流すことは，「新たな旅路」のはじまりであり，生前好んだ珊瑚礁の海は夫にとっての他界であると表象されている。彼女の夫にとって慶良間の海はふるさとの海でもない。が，それがあえて選ばれている。ここでも他界は，死者にとっての近接の空間ではなく「無限」への広がりを持つことがわかる。そしてそこから「新たな旅路」が開始され，夫婦がその他界でやがて一緒になると想像されているのである。ここでも墓を造らなければならない，墓に入らなければならないという「因習」からの意識の解放が果たされ，その限りにおいてベクトルは遅ればせながらも近代へと入るのであるが，同時にその瞬間に海を他界と夢想し，自然との融合を志向する脱近代への第一歩を踏み出しているのである。

　上の事例以外に海での自然葬を実施した人々から寄せられた数々の手記を検討してみると，海がどのように表象されているかがよくわかる。引き続き引用してみよう。「「母」という字は「海」という字のなかにある。海のように広く深い母の愛。ここが母の眠るにふさわしいところだと思った。お母さん長いあいだありがとう」[11]。これはもっとも頻繁に海での自然葬が実施されている相模灘に母親の遺灰を流した女性の例である。「広く深い」「海」は「広く深い」「母の愛」の象徴として語られる。この女性にとってやがては自分も他界そのものである「母なる海」に還っていくと想像されているのであろう。他の例では，「生命体の根源である海」[12] として海が語られる。「母なる海」が「羊水」と重ねて表象されている例もある。次はその事例としてあ

げることができるものである．娘が父親の自然葬に寄せた手記であるが，興味深い例である．「……当日，かなりの強風でシラーナ号に乗れず，息子（6歳）は残念がっていましたが，激しい風と波の中，お経も音楽もなく父は愛犬とともに自然に還りました．まるで，母なる海，羊水の中に戻ったという気がしました．しかし，あれほど舞い上がるとは予想もせず，同船していた皆様に降りかかり，ご迷惑をおかけしてしまいましたが，息子は「おじいちゃんを飲み込んだ，ずっとおなかの中でいっしょだ」と，嬉しそうに話していました．親子3人にとって生涯忘れえぬ感慨深い一日でした」[13]．彼女の父親は墓を用意していたが，海での自然葬を娘に託したらしい．愛犬の遺灰も同時に流されたこの自然葬では愛犬ともども母の羊水と表象される海に父親が還っていく，と捉えられている．

　竜宮城がイメージされる例もある．「きっと海底にはサンゴ礁があり，熱帯魚やいろいろな魚が泳ぎ，さながら竜宮城があるかのように思えて，主人もさぞかし喜んでくれているだろう……と，彼との約束を果たせたことでホッとしました．……」[14]．「今ごろは竜宮城にたどりついたかしら」と語りながら帰途に着いた，と記す手記もあった[15]．竜宮城は死者が他界としての海で棲む家として連想されているのであろう．

　自然葬を選ぶ人にとって他界は，広くて自由に動きまわれる空間としてイメージされる．「暗いお墓の中や納骨堂に入るよりも，大海原をゆらりゆらりと漂いながら行ったことのない所，国に行き，魚の群れと泳ぎながらの旅はまた格別だと思うのです．残る桜も散る桜，いずれ私も彼岸へ渡るときが来ます．待っていてください．それまで娘や孫たちと心を寄せ合って精いっぱい生きようと思っていますので，と夢の中の夫に話しかける今日この頃です」[16]．自然葬を選ぶ人たちは，この例に限らず，墓・納骨堂を「暗い」「いやな場所」「じめじめしている」「閉じ込められる」と表象していることが多い．それに比べて他界は広大で自由な空間としてイメージされる．他界は「彼岸」として表象されるのであるが，その彼岸が実は海なのであり，彼女もその彼岸へやがて赴き，夫と再会することが予定されている．

海での自然葬に対して山での自然葬の表象はいかなるものなのだろうか。
　1つ目の事例は，1999年，北海道のニセコの「再生の森」で行われたものである[17]。故人の兄は次のような手記を寄せている。「若いトドマツの根元にみんなで撒灰し，持参した花びらをまいた。その後，詩を朗読して葬送を終えた。妹節子の遺志はこれで果たされた。どうかこの地で安らかに眠ってくださいと祈りつつ，森に別れを告げました」。この例に限らず，自然葬を終えた遺族は，そのことによって「故人との約束を果たした」という感情を持つようであるが，この事例においても，「遺志はこれで果たされた」と語られている。また「再生の森」は，死者が「安らかに眠る場所」として表象され，この場合，海での自然葬に比べて空間的表象が限定される。
　2つ目の事例は長野県の聖高原の「再生の森」で，55歳でなくなった母親の自然葬をこの寄稿者自身が行ったものである[18]。寄せられた手記には次のように記されている。「……母が逝ってしまった時，母の手帳から会のことを知り，一人娘の私が母の最期の願いをかなえてあげようと思いました。この日，聖地を思わせるような山の中で，小さく小さくなった母のお骨をまいている時，風のなかにあの母の声で「朋子，ありがとう」と聴こえた気がしました。涙がとめどなくこぼれて，黙禱の間に必死にぬぐってごまかしていました。この日までいろいろ大変だったけれど，これで良かったんだと心から思えました。一人残された悲しみは深すぎるけれど，私もいつか自然に還り母に会えるときを楽しみに，今はがんばって生きてゆこうと思います」。「一人残された悲しみは」という文面から，母一人子一人の家族であったと推察されるが，ここでも故人の希望をかなえたことが確認されている。自然葬を実施した山は「聖地」と表象され，自らもやがて「自然に還り」，母親と「会える」ことが生きる希望になる，と語られる。海における自然葬の例で見たようにここでも死者との再会は，死者霊の招霊により現世で果たされるのではなく，生者がやがて死者となった段階で他界としての森，山，自然に赴いて果たされる。死者との再会の場が墓からそれらに置き換えられたに過ぎないと考えられなくもないが，招霊の観念の形跡はもはやない。

第8章　自然葬と現代　255

　3つ目の事例は、山をこよなく愛し、1999年3月に74歳で亡くなった医師の自然葬である[19]。死後約5ヵ月後に長野県の聖高原で自然葬が実施され、それに関して故人の妻がきわめて短い淡々とした内容の手記を寄せている。「現地に到着するまで若干の不安もありましたが、聖高原では色とりどりの野の花に迎えられ、……。(中略)故人は若い頃から山岳部に所属し、日本はもとより世界の山々に登ってまいりました。山での撒骨は故人のたっての希望であり、さぞかし満足していることと思います」。ここでも故人との約束を果たした満足感が語られている。この例においては、山や森が他の例ほど神秘化されてはいない。ただ「さぞかし満足していることと思」う、とあることから察すると、死者が山という他界に死後もなおある種の生を保ち続けていると信じていることは確かであろう。

　4つ目の例では、1999年、東京都の西多摩の「再生の森」で実施された、89歳で亡くなった女性の甥の妻が手記を寄せている[20]。「とてもきれいな森でした。小さな花がたくさん咲いていました。さりげない撒灰でしたがやっと伯母の願いをかなえてあげることができました。とても心に残る一日でした。人が自然に還るんだということが実感でき、同時に伯母の一生が素敵な一生だったんだと思えました。(中略)2年前まで、確かにここにいたその人が灰になってあの森の中で土に同化してしまうということが、何か夢の中でのでき事のような気がして……。(中略)彼女は私たちに素敵なものを残してくれたように思います。私達も自然の一部なんだ……」と語られている。森の好印象と故人の願いをかなえられたという満足感とが語られ、人が死ぬと、季節にはその上で花々が咲き乱れる土への人間の同化を想像することを通して、人間が「自然に還る」ことが表象されている。ここでは他界の観念はどちらかといえば希薄で、自然葬によって人間の肉体が自然の物質循環の輪のなかに入ってゆく、と観念されている。

　これらの例に見たのと類似の他界表象をこれ以上枚挙する暇がないので、ここで自然葬志向者の他界観を、死者がまるで身体性を取り戻して広い自然界で生き続ける存在であるかのように表象されており、特に海での自然葬の

例においてその傾向が強い，と要約しておこう。そしてもう一つ注目すべきなのは，祖霊観念が希薄であり，そこには日本の一般的な習俗としての盂蘭盆会に死者霊を招くという発想がどうもなさそうであるということである。霊や魂という用語法は手記のなかには登場しない。「すすめる会」の理論的指導者たちは霊や魂の問題をシンポジウムなどで取りあげるが，その有無について当然慎重であり，何の結論も示していないにもかかわらず，そうなのである。『再生』の立会人自身の実施報告中に「たくさんの花びらは美しい弧を描いていつまでも海面を飾り，そこから天に昇られた魂の飛翔が見えたような気がした」という表現があるのがまれな例である[21]。大方の自然葬志向の人々にとって，仮に死者霊という語を用いるとすれば，それは生者から現世に招かれるために近くに待機しているのではなくて，自然のなかに遍在し，移動し，姿を変えながら自然界を循環していると想像される。いわば死者は「一所不住」なのである。そこでは死者霊は，生者が招くものではなく，生者がやがて同じ他界に赴き，そこで再会を果たすためにそこで移動しながら待つ存在なのである。ここには生成する文化としての他界観の転換が進行していると見ることができるのではないか。筆者が，「すすめる会」の一般会員のうちに，近代を通り抜けた脱近代性を見るような気がするのはこの点においてなのである。近世に確立され，現代に至るまで残滓として機能的には生き続ける寺檀制度によって固定された他界観が，20世紀の最後の10年間に，動揺を始めたように思われるのである。脱「寺檀制度」は平成の「近代」に向かう動きであるが，他界観のこのような転換は「脱近代」の動きだと言いたいのである。このような動きが大半の日本人の意識の，したがって文化の古層にある他界観に回帰する動きと捉えるのか，あるいは全くあたらしい他界観の生成を意味するのか，もうしばらく吟味してみよう。

(4) 消失した葬送の復活としての自然葬

葬送儀礼と葬法をここでは区別して，死体の処理の方法を狭義の葬法と呼んでおく。人間の死後の葬法にはさまざまな形式があるが，日本の葬法には

第8章 自然葬と現代　257

大きく分けて土葬，火葬，水葬，林葬の4つがある。あるいはこれにチベットで行われているような風葬を加えれば5つになるかもしれない。

　土葬は文字通り，人間の死体を大地に穴を掘り埋葬する葬法である。かつてはこのような土葬が一般的であったが[22]，大都市を中心に火葬が行われるようになっていった。1998年現在，日本の火葬率は98.4パーセントである[23]。水葬は古い時代から行われている，死者の体を葬送の儀礼の後に海に流す葬法である。これは海洋民族の間で，あるいは遠洋航海を行う人々の間では一般的であった葬法であり，今日でも遠洋航海の途中で亡くなった人を弔うごく普通の葬法である。林葬は森や林の中に死体を横たえる葬法である。今日行われている自然葬はこれらの葬法のうちでは火葬に属するが，死体の焼骨後の扱いとして遺骨・遺灰を墓石の下に入れるか，撒骨・撒灰によって広大無辺の自然に還すかで，自然葬と呼ぶかどうかの違いが出る。また，これら以外に近年一部の寺院で境内の山の森の中に遺灰を撒く「樹木葬」と呼ぶ葬法を実施するものが現れている。これも一種の自然葬に分類できなくもない。樹木葬の場合，形式だけを見れば死者の遺灰は樹木の根元に撒かれ，それはいずれ自然に還るので，その限りでは自然葬ともいえる。ただ当の死者用に指定され，限定された樹木の根元に撒くという点で，インドなどで行われているガンジス川に流すという伝統的な自然葬とも異なるし，近年日本において自然葬として実施されている山での自然葬，あるいは飛行機から太平洋の大海原に撒くという葬法とも異なる。シンボリックな観点から言えば，遺灰が撒かれる場が特定の墓石から特定の樹木に移っただけのことである。その樹木は依然として特定の家，特定の死者のための祖先祭祀用の樹木にとどまる。いわばそこには，死者の遺灰が撒かれるべき場所として相互に排他的でない広大無辺の自然か，死してなお排他的であろうとする祖先祭祀用の樹木であるかの象徴的な相違がある。

　さて，自然葬の，多分に宗教「的」な意味合いを持つ象徴的行為の側面に注目した場合，先ほどの樹木葬は，檀家制度に起源を持つ墓石を用いた遺骨信仰と祖先祭祀の観念の延長上にある新しい装いの墓と見ることができる。

ただしその場合，死者自身や遺族をはじめ縁故者が，樹木の梢に死者の魂が昇っていくと観念するならば自然葬的要素を持つが，その樹木が他の死者の魂に対して排他性を持つと観念されるならば，その樹木は家墓・個人墓と同じ意味を持つにとどまり，樹木葬は古い時代の林葬的要素（人工的な構築物を使用しないという要素）と崇祖の個別的象徴（樹木）との結合から考案された葬法だといえる。

このような樹木葬は，イギリスにおける遺灰を一定区域の芝生の上に撒いたり，埋めたりする葬法であるスキャタリング・グラウンド（Scattering Ground），骨灰を灌木や草花の植え込みに場所を特定せず埋め，小さな墓標を立てるブッシュ（Bush）と呼ばれる葬法，ドイツにおける「無名の」を意味するアノニューム（Anonym）と呼ばれる墓標のない芝地への撒灰，あるいはまたスウェーデンにおける「広大で限りなく自然に近い」墓地エリア（追想の丘）における撒灰や遺灰の直接埋葬のような葬法の系列に属するといえるのかもしれないが，日本においては未だその曙光を見たばかりである[24]。しかもこの樹木葬は世俗化した寺院の経営的観点からの新事業の色合いが強いので，それを生成しつつある葬送「文化」と判断するにはしばらく様子を見ていかなければならないが，ひとつの自然葬的な営みと考えておいてよい。

さて欧米においても，火葬率が上昇するにつれて，このように葬法の多様化がすすんでおり，特定の宗教と結びついていた伝統的な葬送の規範から人々の意識が自由になるにつれて，火葬という遺体処理後の遺灰の扱いが自然葬や，自然葬に近いものへと多様化してきている。このような変化を可能にしてきたのは，火葬の普及であるといっても過言ではなかろう。

自然葬は多様でありえるのだが，死体の処理という点で火葬を行った後，遺骨ないし遺灰を山，川，海など広大無辺の自然に撒骨・撒灰する葬法であると考えれば，このような葬法自体は日本においてはすでに古代から行われていた，と安田は証拠を挙げながら主張している[25]。安田は柳田國男の『葬制の沿革について』に拠りながら次のように言う。「もともと墓をつくる慣

習は，日本古来のものではない。古代から中世に至るまで，庶民は遺体を，山，森，林，野，川，海，島などに捨てていた」と[26]。いわゆる自然葬こそが一般的であったというのである。仏教が伝わり，火葬が始まる6世紀以後になると，それまで遺骸を永久に保存するための古墳や塚をつくった天皇や貴族が，薄葬すなわち簡素な葬送を尊ぶようになったという。なかには淳和天皇のように「骨を砕いて粉となし，これを山中に散らしめよ」と遺言した例もあり，奈良時代から遺灰を撒く習慣は広く行われていたらしい。安田はその証拠として万葉集の挽歌にいくつも撒灰が歌われているというが，私見では万葉の歌をつくることができたのはある一定身分以上の人々だと考えられるし，また一般庶民への仏教の普及はもっと後の時代になるので，撒灰は庶民に限れば一般的であったのではなくて，安田が言うように遺体を山野に捨てていたと見るのが妥当だろう。

ところが安田によれば，中世から近世にかけて，遺体に対する態度に変化が生じ，「遺体は捨てるべき忌避の対象から，供養し祀る対象に変化した」[27]という。そして「貴族や武士ら支配階級の一部は，寺院の中に墓地をつくるようになった」[28]。さらに安田によれば「庶民が墓をつくるようになったのは，江戸時代にキリシタン禁圧をねらった幕府の檀家制度が敷かれてからのこと」である[29]。この点について梶山正三は，当時の禅僧鈴木正三（すずきしげみつ　1579-1658）が著した『破切支丹』から読み取れる寺檀思想を研究した大桑斉の『寺檀の思想』（教育社，1979）によりながら，寺檀制度の変遷を次のように要約している。

「寺檀制度には歴史的変遷があり，また地域により，必ずしも同一には論じられない。江戸幕府が音頭をとって始めた制度ではなく，各藩ごとに形成されたものを，幕府が当初キリシタン迫害に利用し，後には民衆統制制度として完成させたものと考えられる。寺檀制度に関する体系的な法令等は見出されていないし，幕府に関しても，散発的な発令等が見られる程度にすぎない。完成された姿としては，各戸を檀家として，それに対応する旦那寺に従属させ，「改檀の禁止」によって，従属的関係を強化し，寺請制度によって，

各戸の戸籍や身分・出入等の管理を寺にやらせたのである。見返りとして，寺は檀家の葬祭を一手に取り仕切り，お布施等による収入を安定的に獲得できた。このような仏教治国＝僧侶の役人化による民衆統制の思想は，先に述べた鈴木正三の思想に端的に表現されている」[30]。

梶山はここからさらに葬送への国家の干渉の歴史について論をすすめるのであるが，明治民法における「系譜，祭具及ビ墳墓ノ所有権ハ家督相続ノ特権ニ属ス」という規定から，いわば家督相続者の家督の継承を保護する意味において「個人墓」ではなく「家の墓」の形成が推し進められるのである。思うに，藤田省三の名著で展開された論と重ね合わせたとき，家督相続者を頂点とするイエ秩序を，天皇を頂点とする家族国家の秩序に接続する上で「家の墓」はまさに結節点とも言える位置を占めていたといえるのかもしれない[31]。

振り返ると，運動は自然保護の観点から出発し，自然保護と墓地の乱開発がつながっていることの発見，葬送習俗への関心と疑問，自然葬の再発見，社会的認知を求める諸活動，運動の法理論面からの正当化，賛同者の増加と法規制の動きとそれへの対抗，NPO法人化による運動の制度化と社会的認知の獲得という流れで把握できるであろう。

II. 家郷喪失者たちと自然葬

以上，自然葬運動の経緯を見てきたが，このような運動が短期間に一定の支持を広げ，また一般の世論調査においても，条件が適うならば自らも自然葬をしてもらいたいと願う人々が，70パーセント以上もいる時代になってきた。

「すすめる会」の会員だけでなく，特に若年層において自然葬を支持する態度がより顕著であるということも注目される。ただしこれは，自然葬という選択肢があることを知ってはいるが，自らの経験的事実としては未だ知ら

ないまま単に興味を示しているという水準のものであるかもしれない。それに比べ実際行動を起こし，自然葬運動に積極的に参加し，あるいは会員になるという形で参加する人々はどちらかと言えば中・高年齢層の人々に多い。「すすめる会」が各地で開くシンポジウムは，会員以外にも呼びかけられ，一般公開されているが，参加する人々は中・高年齢層に著しく偏っている。それは中・高年齢者がかかえる墓の問題の切実さを反映していると言える。それは自分の親の墓の問題であったり，あるいは自分自身の問題であったりと，さまざまである。

　会員の地域分布は都市部，特に大都市圏に偏っており，このことからそれら地域の居住者に墓をめぐる切実な問題をかかえる人々が多い，と推定される。現代の都市，特に大都市が抱える墓問題とも密接に関連していると思われる。本節においては都市部，特に大都市圏の中・高年齢層の居住者がかかえる諸問題の一端としての墓と祖先祭祀の問題を，自然葬を支持する態度と関連づけて考察したいと思う。

(1) 都市への人口移動

　まず都市部，特に人口が100万人をこえる大都市圏の居住者の来歴に注目しよう。きわめて大づかみな把握になるが，来歴を人口の地域移動，特に農村から都市への移動という観点からとらえてみる。

　まず都道府県別の5年毎の人口増減を見ると，その都市集中ぶりが伺える。出生と死亡による自然増減を考慮に入れなければならないが，1920年以降の変化を見ると1935年から1940年にかけて人口減少を見た県は，47都道府県中14県であった。減少実数において最も多かったのは熊本県の18,875人，減少したが減少実数が最も少なかったのは鹿児島県の1,999人であった。

　都市人口は長期的には第2次世界大戦後の約10年間の減少を除き，増加傾向をたどってきたのであるが，さしあたりいま手元にある人口統計，『日本の人口』（総務庁，2000）を参照すると，例えば東京の人口は，1920年（大正9年）に3,699,428人であったものが，20年後の1940年（昭和15年）

には 7,354,971 人に達した。約 2 倍強の増加ぶりである。出生と死亡の差により算定される自然増分を差し引いても，この増加のかなりの部分は農村から大都市東京への人口移動分が占めることは明らかである。これをどう理解すればいいだろうか。まず戦前農村の家と人口移動の関連についての有賀の研究に耳を傾けよう。

有賀は「日本の家」のなかで，近代の家を知る上で注目すべき点を 3 点挙げている。それは，「第 1 に家族の数であり，第 2 に家族の種類であり，第 3 にそれらの家族を含む生活条件である」とし，いつの時代の家を知るにも大切な点であるとしている[32]。この 3 点に沿って彼は日本の資本主義経済の展開と農業人口の変遷についてデータをもとに分析するのであるが，次のように結論づける。1920 年頃より第 2 次世界大戦直前までをみると，「第 1 次大戦中には日本の資本主義経済が長足の発展したので，都市人口は膨張し，農村は初め相当の人口を出したが，それでも農家の平均人員を大きく減少させるまでには至らなかった」[33]。ここでは彼がこのように結論づける理由の詳細は省略するが，一般に通説として理解されているところの，恐慌の際の「安全弁」としての農村，という仮説に対して少し距離をとる見方をしていることが次の記述からわかる。「恐慌によって都市の機能に障碍が生ずるとそれをいくらかなりとも負担し得る部分（農村）に向かって人口が流れ込むとしても，いったん農村から流れ出した人口が都市で一定の社会組織の中に定位すると，恐慌になっても，その全部が還流することはあり得ない。このことが農業人口と他の職業人口との比率を替えて来た大きな理由の一つとなっているが，家の生業としての，また手労働による労働組織は還流する労力をいくぶんでも多く抱擁する可能性があった。ただしそれは生活程度の引き下げを条件とした。このことは終戦後の特殊な急迫した状態においても最も明白に現れていた」[34]。

筆者がここで特に注目したいのは，第 1 に，有賀が「いったん農村から流れ出した人口」が「都市で一定の社会組織の中に定位する」と，恐慌になっても，「その全部が還流することはあり得ない」とする点である。ここでは

第 8 章　自然葬と現代　263

「定位」が「還流」を押しとどめるべく作用している，とひとまず理解できるであろう。その上で，都市人口の必ずしも全部の「還流」があり得ないという有賀の主張は，よく知られている次の事実からもうなずける。すなわち，いわゆる産業別就業人口において第 2 次産業就業人口が，好況と恐慌の景気循環における一定の農村還流人口と都市への再還流人口によって影響を受けたとしても，長期的にみれば右肩上がりに増加していったことが明らかにされている。これをミクロレベルで推定すれば，農村から流れ出し都市の社会組織の中に組み込まれた人口のうち一定部分は，縁組によって都市において新たに形成した姻族や都市の自治組織，労働組合，あるいは同郷組織や友人関係をはじめとする都市内の社会的ネットワークなどのもつ生活扶助機能を通して，恐慌時にも都市にとどまり得たのではないか。必ずしも大都市は「甲羅のない蟹」としての大衆が寄る辺なき生活を強いられるところではなく，少なくとも日本の都市においては，その多種多様な社会組織に多かれ少なかれ組み込まれていたと見るべきだろう。

　このような理解の仕方を，戦後の経済変動と人口移動の理解に適用してみるとどうであろうか。戦後の人口移動が都市を中心とした経済発展であり，農村から都市へと移動した人口の大半は都市の第二次産業，さらには第三次産業労働力として都市に吸引されたことは知られるところである。ここでまず戦後の具体的な人口動態を主として東京を例にとって確認しておこう。

　戦後すぐ一旦は 1920 年代の水準にまで低下した東京の人口は，高度経済成長が軌道に乗り始める 1955 年（昭和 30 年）には戦前のどの時期をも上回る 8,037,084 人に，さらに 1965 年（昭和 40 年）にはついに 1,000 万人を上回る 10,869,244 人に達した。その後約 200 万人の増減幅で今日に至っている。この間，東京の人口の増加率が鈍り始める時期と埼玉県，千葉県，神奈川県など隣接県の人口増加傾向が見られる時期はほぼ重なっている。すなわちこれは事業所と労働力の大都市集中という動きが東京を核とした巨大都市圏の全域において進行したということを物語っている。埼玉県，千葉県，神奈川県とも 1947 年には 200 万人をわずかに上回るに過ぎなかった人口が，

高度経済成長がほぼ完結する1975年には各々3,866,472人，3,366,624人，5,472,247人に達した。特に神奈川県の人口の伸びはその後も著しく，1995年（平成7年）には，1947年人口の約3.7倍の8,245,900人にまで膨張した。これと類似の傾向は愛知県，大阪府，兵庫県，福岡県などにおいても見られる。

　これらの数字に見られる人口増加の要因として，上述したように都市内での自然増によるものがある一方で，農村からの就職や転職，進学による人口移動の影響が大きい。経済変動のなかで不況期に押し出されて農村へ還流する人口はわずかであり，また戦後の農家においては，特に1950年代後半に入ると基幹労働力の流出後の空白を機械化で埋め合わせたため，戦前のような手労働が農業労働の分野から失われていった。このことは，農家に還流人口の包容力を失わしめたことを意味するものであった。

　かくして，戦後の高度経済成長期以降，農村出身の大量の人口は都市人口，特に大都市人口の一員となり，転勤などを経た後の定年退職後もそこにとどまったといえよう。それは農業統計に見る農家人口と農業就業人口の激減に明らかである。

(2)　**家郷喪失者たちの祖先祭祀**

　都市に流出した人々にとって，農村はその家と故郷の意味をあわせもつ家郷である。それらの人々にとって家郷が還流するところではなくなるとき，第1段階の家郷喪失を経験しはじめるのである。経験し始めるといったのは，その経験が一挙に家郷を失わしめるものではなく，人々のライフサイクルの進展に応じて，社会関係の軸足が家郷の人々との結びつきから，都市内の社会関係の結びつきへと徐々に移行していくからである。しかもこの社会関係は，たとえば職場の冠婚葬祭から年中行事への参加に見られるように，擬似共同体的な特徴を色濃く残し，これへの参加が実生活における家郷とのつながりを弱めるべく作用していった，と考えることができるのである。

　では，農村に還流することなく都市にとどまる人々にとって，祖先祭祀の

問題はどのように解決されるのだろうか。民法上では家産の長子相続の規定はなくなったものの慣行的な長子相続は存続するから，ある時期までは，長子が農村にとどまる限り，かれは家産の相続と引き換えに仏壇と墓の維持管理も含めた祖先祭祀の義務を負う。のみならず配偶者とともに親の扶養や介護の義務も負うことになったであろう。盆と正月における都市他出者たちの帰省行動はそのことをきょうだいたちの間で確認する機会ともなってきたのである。しかし，農家戸数の減少が示すように他出者が長子にまで及ぶと，家郷の家・土地などの家産とともに墓の管理も親族に委託せざるを得なくなる。その親族も，定住地が相互に離れ，また代替わりもしてゆくうちに疎遠になるのは成り行きである。ならば故郷の家の墓は廃止し，自分の定住地である都会の墓地に改葬するという選択肢をえらびとる人々もいる。他方，他出者のうち次，三男は，親の墓の維持管理の責任はない代わりにそれとは別に，定住する都市に自分たちの墓を創設することを社会的に期待され，また自らもそれを人生の目標の一つにすることが近年まで一般的でもあった。

　このことに関し，時代を少し遡りすぎるかもしれないが，かつて柳田國男が「ご先祖になる」という言い方についてある興味深い話をしている[35]。その趣旨は，この表現が，見込みのありそうな跡継ぎでない子どもたちが努力して立身出世するよう励ましたり，慰めかつ力づける表現として用いられたりすることがあり，また周辺がそのように言うだけでなく，本人自身が「ご先祖になる」ことを目標にする場合もあったという。

　「ご先祖」の用法としては，柳田が紹介するこれはちょっと特殊な用法かもしれないが，このことを，戦後日本の都市定住者に当てはめて考えることは，あながち的外れではないように思われる。時代を経ても日本人の意識の底流には，柳田の言う，「ご先祖になる」という規範が意外にも沈殿しているのではないか。言うなれば，人は農村から他出し，都市での結婚によって定位家族から独立して一家を構え，それなりの家作を子どもに残して自分が新たな先祖の出発点になって墓をもつ，すなわち分家になるのである。そしてその子が親の祖先祭祀をする。後述するような墓地不足は，このような事

情で墓を求める大量の人々が大都市圏に在住していることを示唆するものであるといえないだろうか。これらの人々は，つまるところ家と土地と墓が一体となった小宇宙としての家郷を喪失した。ただ喪失しただけではない。都会の定住地で家郷に代わる擬制的共同体に所属し，社会的ネットワークを形成しながら，新たに「幻の家郷」を後代に残すことを夢想する人々なのであるが，それを確固とした「家郷」とするには，あまりにも取り巻く状況はきびしい。

しかし，これに対して女性の視点から，北川慶子が，新しい動きを捉えようとしている。「終末期，死，死後の論議が高まってきつつあるとはいえ，まだわが国では死や葬送へのタブーが払拭されているとは言い難い。一般には，介護までは視野に入れて考えることができるが，死にはあまり触れたがらず，残された者が故人の生前の意志をおもんばかって葬送も生活の整理も行うものという暗々の合意がある」[36]。ここで指摘されているのは現代日本人の葬送習俗への順応的態度であり，それは「すすめる会」などが強調する自己決定の態度と対照的である。北川はその背景説明として，「これも従来わが国では旧民法（1890年制定）の家制度を核とする考え方が残存していることを示すものであるといえよう。」としている[37]。周知のように，家制度は1871年（明治4年）制定の戸籍法によって公権力による基礎づけを与えられるが，以来，「戸主―家族，親―子，夫―妻の関係において」，一連の葬送や「明治期になって建造することができるようになった家の墓」の管理も，「戸主，親，夫のいずれかが考えることであって，家族員1人ひとりが考えることではなかった。そのためか，最近まで，自己の死と葬送のあり方と葬られる場所などについては殆ど問題にされてこなかった」と指摘する[38]。女性の側からみても，死後夫の創設した墓または夫の家の墓に葬られ，供養されることが保証されていると信じることができれば安心感がある。

習俗に対して懐疑をもたないかぎり，それは慣性にしたがって維持される。それが習俗である。かくして，概ね習俗レベルでは死後に執り行われる葬送

や墓については北川も指摘するように，依然として男女とも保守的である[39]。このような保守的態度にもかかわらず，都会に出たかつての若者が都会で墓を建造・創設すること自体が困難な問題に直面しようとしているのが現代日本であるが，これについては後に論じることにする。

(3) 祖先祭祀の困難化とその多様な要因

都市の家郷喪失者と定住地での社会関係の組み換え，墓に対する習俗的保守層のもつ潜在的需要について語ったが，今度は反対に墓の建造と維持管理，すなわち伝統的な祖先祭祀を困難にする環境条件，人々を伝統的なそれから離反させる状況，ならびに保守層も含めた都市定住高齢者層の意識の変化について次の7点にしぼって考察しよう。

① 少子化に伴う女性の側の祖先祭祀が直面する困難
② 核家族形態の一般化と親子遠隔居住に伴う祖先祭祀観念の希薄化
③ 地縁・血縁原理から契約的・選択的原理への基幹的社会関係の移行と死後処置への期待
④ 子どもがいない既婚高齢者および未婚高齢者の葬送と墓への不安
⑤ 葬儀ビジネス，墓ビジネス，既成宗教の営利主義への批判
⑥ 都市，特に大都市圏における墓地不足
⑦ 自然への関心，「自然」への回帰志向と他界観の変化

①の少子化現象は，現在60歳代，70歳代の高齢者の墓の維持管理や祖先祭祀の継承の問題と深くかかわっている。すなわち少子化がすすむにつれ自分の子に男子がいない高齢者の比率は高くなる。わが国では祖先祭祀を行うのは男子のみという観念があるから，この場合墓を建造しても，その維持管理や自分たちが祀られるための祖先祭祀の継承などに対して不確定要素を抱えることになる。であるから将来無縁墳墓になることを避けようとすれば，これが家墓も個人墓もつくらない自然葬への選択につながる可能性がある。もし家郷が恋しければ，そのうち故郷の海や山に自分の遺骨・遺灰を撒くこ

ともできる。

　②に関しては，核家族化と親子遠隔居住の一般化に伴って，3世代同居を経験する人々の割合が減少し，また「先祖霊」に対する高齢者世代の礼拝を目の当たりにする経験も減少する。このことは伝統的な祖先祭祀観念の希薄化を招くであろう。これが希薄化すると，死者霊の記銘・記憶の仕方として墓中心の祖先祭祀以外の選択肢が加わることになる。たとえば自然葬における他界としての自然は，そこでの儀礼経験を通して子孫の脳裏に記銘・記憶される一方法である。

　③に関して，都市移住者には大きく分けて2つの選択肢がある。家郷の地縁・血縁原理にもとづくつながりを重視して親の墓の管理を自ら，あるいは親族に依頼して行い，また自らも配偶者もやがてその墓に入る，というのが1つの選択肢である。ただしこの場合，2つの問題がある。第1に，将来における墓の管理にたいする不安である。不安は不安定さからくる。その不安定さは，②とも関連するが，相互に遠隔地に住む親族相互の間で親密性を継承，持続することの不安定さと依頼先の親族の代替わりに伴う不安定さである。したがって問題は，この不安定さからくる墓の管理についての不確信である。第2に，夫婦が同郷でない場合，妻は自分にとっては故郷でもない土地の墓に「眠る」ことになる。その際，妻がこれに甘んじることができるかどうかという問題である。

　もうひとつの選択肢は，故郷の墓を引き上げて都市の定住地の墓地に永代供養権を確保し，その地に墓を改葬するという選択肢である。もちろん二，三男の場合は家郷にはもともと頼らず，自ら築いたネットワークのある都会で墓を創設することになるのである。だがいずれの場合も不確定な要素が残る。すなわち日本社会において一般的となっている転勤システムが親子遠隔居住を運命づけているので，仮に創設したとしても子や孫による自らの祖先祭祀は確実には期待できないのである。特に階層構造の中位以上の層では，転勤システムに規定されて高齢者の次世代は遠隔居住する機会が多いので，特にそのことが当てはまるであろう。

④のように，結婚してはいるが子どもがいない高齢者の場合も，未婚の高齢者の場合も，墓の扱いとして直系を重んじる慣行によれば難しい問題を含む。地域差もあるが，墓に遺骨・遺灰を入れるかどうかは，一般的には兄弟姉妹や甥姪の判断にゆだねられる問題である。これら親族の結合が強固であれば，入れるであろうし，そうでなければ宙に浮く。後者の場合，葬儀に関しては未だ一般的ではないとはいえ葬儀の生前契約を結ぶことができるが，墓の契約を結ぶことはできない。したがってこのような状況下にある高齢者は不安をもっている。

⑤に関して考察を加えよう。まず葬儀ビジネスの登場とその過剰な営利主義について考察する。かつて伝統社会においては葬送儀礼の準備や執行は村落共同体の共同的営みであった。それぞれの地域には独自の葬法があったが，それが土葬であろうが火葬であろうが，村人が準備や執行に協力してあたった。土葬なら墓穴掘り，野焼きの火葬ならノゴシラエと呼ばれた野焼きの設営[40]は子どもも交えた村人の役目であった。ところが貨幣経済の浸透の程度に応じて人々の関係は，貨幣を媒介にした関係へと緩やかに変化していった。人々のライフ・サイクルの全過程における移動頻度の増大は，葬送儀礼における家相互の長期にわたる互酬的関係の維持を困難にした。受けた労力への，労力による相手方への返礼を返すことが，共同体外の世界への移動（移住）によって困難になると予想されるにつれ，金銭でサービスを買うという選択肢を選ぶようになったのである。有償で葬送サービスを請け負う専業者がやがて村落の内外に現れ，地方によって葬式組とも死導組とも呼ばれた相互扶助組織は次第に姿を消していった。それに代わって葬儀ビジネスが成立してくるのである。明治期都市に発生した葬儀ビジネスは，それ以降長い期間をかけて地方に広まっていったことはよく知られるところである。

このビジネスにおいては高度経済成長期における葬儀費用の高騰とその高止まりを指摘できる。北川は，アメリカにおける葬儀の平均的な総費用の推移を調査したが[41]，それによると1960年には708ドル，1969年には926ドル，1980年には1809ドル，1991年には4600ドルというように，上昇傾向

にあることを明らかにしている。アメリカでは1991年の時点でもそれは日本円にして50万円程度である。これと比較して日本の相場ははるかに高いものになっており、それが葬儀ビジネスへの不信の根本にあり、それはいわば「他に選択肢がないと自覚される限りにおいて依存せざるをえない」緊急の「しがらみ」の一つなのである。

　次に宗教の世俗化とビジネス化について考察する。自然葬に人々が注目するようになった条件の一つとして、日本における既成宗教の世俗化、端的に言えば宗教のビジネス化がある。自然葬を志向する人々の間では、第一次葬を請け負う既成宗教の世俗化、端的に言えば宗教のビジネス化に対する批判が強い。一連の葬送儀礼の過程において、僧侶の中には葬儀社と結びついて高額の布施を要求する者がいる。17世紀以来の檀家と寺の固定的関係が僧侶の生活の世俗化、道徳意識の世俗化を長期にわたって育んだと考えることができる。宗教指導者の専業化・世襲化は聖職者の世俗化という事態を往々にして生み出すが、しかもその固定的関係が、僧侶の儀礼的サービス提供に対する対価が金銭的報酬の形で支払われる傾向が強まるにつれて、モノや労役の形で対価が支払われる場合よりも、宗教組織の共同性を薄めさせていくのである。また戒名がランク付けされ、ランクに応じて「価格」が設定されるのは宗教サービスの市場化を特徴づけるものになっている。

　さらに寺院や霊園業者が経営する墓苑・霊園の墓地の購入費（正確には墓地の区画使用権の取得費と墓石の購入費）が多額の出費となることも、墓からの離反の背景としてある。ところで「墓を買う」という言い方があるが、それは墓地の区画の所有ではなく、区画の土地使用権と墓石の購入の意味である。ところが管理料の滞納により権利を喪失することがあり、また改葬公告を子孫が見落とした場合、墓石も廃棄物として処理され、墓そのものが消失する可能性がある。このように永代使用権つきの墓も、この場合、「はかなく墓無し」となるのである。そのような不安定な墓に多額の費用をかけることにためらいを感じる高齢者が増加し、葬送費用についての疑問から葬儀それ自体を行わないという、第一次葬における別の選択肢や第二次葬の

選択肢として自然葬を視野に入れる人々が増加している。

　⑥の問題は次の⑦とも関連するが，人口の都市集中と定住化は，都市における墓地不足を深刻化させた。厚生省は生活衛生局企画課内に 1988 年（昭和 63 年）有識者を集め，「無縁墳墓」の問題に焦点を置いた墓地問題検討会を設置し，同検討会は 1990 年（平成 2 年）4 月に中間報告を出している。その報告書「無縁墳墓の改葬に係る公告手続きの見直し」は墓地不足の背景と墓地不足の状況を次のように捉えている。「近年，人口の都市集中，核家族化の進展，国民の意識変化等に伴い，墓地を取り巻く環境は大きく変化している。（中略）大都市地域においては墓地等の需要が増大する一方，用地確保難からその供給が不足し，墓地の需給に不均衡が生じており，墓地等の不足は深刻な状況となっている」。これとの関係において 1996 年（平成 8 年）5 月に総務省行政監察局が出した「無縁墳墓の改葬に係る公告手続きの見直し（要旨）——行政苦情救済推進会議の検討結果を踏まえたあっせん——」は，改葬を通告する新聞公告の費用負担を墓苑管理事業者にとって軽減されるような手続き要件の緩和を求めている。全国に約 90 万箇所（1996 年現在，厚生省調査）あるといわれる墓地の中で道路建設や土地区画整理事業のために改葬を必要とする場合に新聞公告を 3 回以上にわたって出さなければならないが，その費用負担に関して特に小規模事業者であるほど相対的に負担感が強いという声がこのような見直しの背景にある。3 回のところを 2 回ないし 1 回にすれば公告費用は 3 分の 2 ないし 3 分の 1 で済むようになる。報告書では伏せられているが，それだけ公告期間が短縮されるので改葬事業の始期を早めることができるという利点もある。また，公告費用や改葬事業の始期だけの問題ではなく，墓地を求める都市居住者から見れば，墓地不足の中で市中の墓地を改葬して有効活用しなければ，墓地開発が郊外化し，生活圏から遠のいて不便になるという実情もある。

　要するにこの問題は二面性を持っているのである。すなわち墓地不足が都市，特に大都市で不足している一方で無縁墳墓の増加も著しいという 2 つの現実がそこから見えてくる。そこで当局としては無縁墳墓を速やかに撤去し

て「需給の不均衡」を緩和する必要があるという判断がそこにある。都市は，出身地の家郷の墓とは別に自らの代の墓を創設する「必要を感じる」段階にいたった都市移住者を順次抱え，墓地の需要を拡大していくと同時に，他方では核家族化の流れの中で，家族の小規模化，親戚づきあいの疎遠化に伴う無縁墳墓を増加させていくのである。

⑦に関しては，環境問題への関心の高まりが第1に挙げられる。今見たように，大都市圏の墓地不足は深刻な問題になっていることは，行政当局も認識するところであるが，「深刻」かどうかは，一家族一墓地を是とする限りにおいてその不足が「深刻」であるに過ぎない，と考える人々も高齢者のあいだでは出てきている。墓に対する需要に応えようとする現状以上の墓地・墓苑開発は都市周辺の山々を際限なく削りとることにつながっている。過去20年の間に，たとえば東京大都市圏の外延に当たる八王子市は墓地造成ラッシュが続き，山や丘陵地が切り開かれて東京都民のための一大墓地となった。このように緑を失った山々は降雨時の保水能力を失って，大量の水が河川に流れ込み，河川の氾濫を引き起こすことが知られている。この因果関係を認識する人々は墓の購入を控えようとするだろう。環境問題に対する態度は墓の購入費の負担能力と必ずしも相関を持つことが証明されているわけではない。むしろ墓についての固定観念からの規範意識の自由度や自然についての認識や意味づけのあり方の問題である，と仮定して証拠を集めてみることも必要であろう。

これまで検討してきたように，伝統的な社会的紐帯の弱体化や消失による主として社会的家郷喪失者たちが自然葬運動の顕在的・潜在的賛同者であることを明らかにしようとした。これに対して，近接する過去の伝統的価値・規範から自由になった精神的家郷喪失者たちについてもここで若干触れておかなければならない。

精神的家郷喪失者は，都市住民のなかでも，地付きの都市住民（一応ここでは自分から数えて2世代以上前に都市定住をさかのぼることができる都市住民とする），あるいは家族の都市定住の年数は浅くても，伝統的な共同体

第8章　自然葬と現代　273

文化を喪失している人々である。ただし単に喪失しただけではなくて，新しい都市的生活感覚と都市的生活様式を獲得している人々である。第1の社会的家郷喪失者を，都市におけるローカリズムの体現者とすれば，第2の精神的家郷喪失者は，都市におけるコスモポリタンである。コスモポリタンは伝統的な生活慣行が残存する農山漁村や地方の小都市では受け入れられないが，都市特に大都市においては受け入れられやすい。コスモポリタンである精神的家郷喪失者は，既存の近接する伝統的文化に対して自由に懐疑的になれる能力を保持している。これらの人々は読書や交友を通した異文化体験や海外生活の経験を通した異文化体験をもち，近接する伝統文化を相対化しやすい。祖先祭祀に対して執着を持っていない。現実の諸条件にあわせて葬送文化としての祖先祭祀を改変し，廃止することができる。ただしコスモポリタンは，ローカリズムの体現者が家族や親族組織の成員中にいる場合，それらの人々との間で鋭い緊張関係を生み出す。

　以上見てきたこれら2種類の家郷喪失者が祖先祭祀という，現代に近接する伝統文化に対して距離をとる，すなわち相対化する可能性は，人々が社会生活のなかで取り結ぶ関係の観点から捉えなおす必要がある。次はそれを，「しがらみ」と「きずな」という2つの概念で捉えていきたい。

(4)　「しがらみ」と「きずな」

　「しがらみ」とは「他に選択肢がないと自覚される限りにおいて依存せざるをえない」関係のことである。人間の結合原理の1つとしてゲマインシャフトがあるが，この地縁・血縁原理[42]による多面的ないし全人格的な社会的結合が個人にとって桎梏と感じられるとき，それは「しがらみ」である。「しがらみ」は「柵」とも書く。それは，一面においては共同体成員の安全，安定，利益を保証するしがらみでもあるが，他面において人が乗り越えて外の自由な世界に赴くのを妨げる「柵」でもある。人がしがらみを維持する社会的・経済的資源を失うとき，あるいはしがらみが何の安全も，安定も，利益ももたらさないと気づいたとき，しがらみは単なる過去の記憶となる。他

方，共同体の側から見るならば，しがらみというものは，成員が利用価値のない存在と判断されたとき，しがらみは断ち切る対象となる。そこにしがらみの人間結合としての弱さもある。

「きずな」とは，選びとる関係である。きずなは都市的人間関係のなかだけに見いだされるものではないが，都市的ネットワーク型人間関係のなかに多くが見いだされる。その場合の選択の原理は，自分の気持ちや好み，個人的利害への関心である。それはこのような関心に基づいて個人が自己の判断で選択的に作り上げる関係である。「すすめる会」への入会は，まったく個人的関心に基づいている場合がほとんどである。そこでは自己決定と自由が重視される。すなわちそこには自己決定を価値原理とする選択的共同性といえる関係性が存在する。組織への入会も，それからの退会も自由であり，個人と組織とは契約を結び，個人と組織双方はその契約を履行することを期待されている。

(5) 無縁の縁

「葬送の自由をすすめる会」は，東京に本部を持ち，その職員は会長を含め全員ボランティアの会員であり，常勤職員をもたない。他方，全国の地域ごとにブロック組織を持ち，これは支部と呼ばれている。支部組織は都道府県が単位となっている場合もあるが，いくつかの都府県をまとめて一つの支部組織をなす例もある。支部には支部長と事務責任者が配置され，またボランティアとして支部活動を担っていく会員が世話人会を組織している。

会への入会申し込みは，東京の本部が一括して受け付け，登録手続きを行っている。会と会員の一般的な連絡は基本的には会誌である『再生』を通して行われる。現段階においては会員のプライバシーの保護という趣旨にもとづいて会員情報は本部において一元管理されている。自然葬の申し込み手続きは本部が一括して行う。また自然葬の「生前契約」も本部が一括して行う。

毎年本部が主催してさまざまなテーマでシンポジウムが開催される。支部

においても会員の交流会や非会員の参加も呼びかけるシンポジウムが開催されることが多い。支部におけるシンポジウムは会員や非会員からのさまざまな質問に答える場である。また、シンポジウムや交流会は「すすめる会」の理念や目標を確認する機会でもある。

　自然葬には必ず「すすめる会」会員の中から「立会人」が選ばれることになっている。立会人に男女の区別はまったくない。自然葬は国内全域のほかに海外においても実施されるが、海外で実施する場合は、本部から立会人が出る。海外での実施例としては、インド、中国、モンゴルなどで行われている。

　立会人は、本部から発行される自然葬実施証明書を携えて、遺族とともに実施場所に行き、短い「無宗教の儀礼」を執行した後黙禱を捧げ、この証明書を交付することが最小限の役割である。立会人は現地での自然葬の実施方法の細部については、自然界のなかで分解されないものを捨てないという原則を遺族との間で確認するが、遺族自身が決定し、遺族が主となって実施する。立会人は、この実施を側面から補助するにすぎない。撒灰には子どもたちが参加することもある。自然葬の実施主体が撒灰される故人の家族や親族でない場合もまれにある。それはたとえば故人が近親者を持たない場合など、生前故人と強い信頼関係にあった者が故人の遺志を実現するために遺族の役割を代行して自然葬を実施する場合などである。また、そのような縁者すら持たない人であっても、「すすめる会」と生前契約を結ぶことによって、自分の自然葬の実施を託すことができるし、生活保護世帯の人の場合は無料で実施される。

　自然葬の会員同士は無縁の縁によって結び付けられた人々である。同郷人でもなく、同窓生でもなく、同一親族の一員でもなく、経済的利害を共有する人同士でもなく、取引先の関係でもない。同一宗教の信者であるがゆえに入会した人々でもなく、政治的信条や政党が同じであるがゆえに入会した間柄でもない。ただ、自然葬によって葬られたいと願う人々がたまたま入会して会員になっただけである。これを除いては関係を取り結ぶ機縁のない人々

である。だから，もともとは互いに無縁の人々である。そこに新たな種類のネットワークが形成されてゆくのを見る。それは，多様な社会的属性をもち，多様な宗教的・政治的信条を持つ人々が，「自然との共生」，「自然への回帰」という価値と世界観を共有するネットワークである。

むすび

　以上みてきたように，自然葬はまだ完成されない生成しつつある文化である。それを支える市民運動としての自然葬運動はおりしも環境問題に対する関心の高まりのなかで，自然保護運動として出発したが，その過程で葬送文化のあり方と自然保護のあり方が密接な関連を持つことが「発見」されたのである。そこからこの運動は葬送文化の革新へと近代への道を歩んでいる。葬送の自由や生前契約を含む自己決定の理念は，近代的な人権の基本理念と深く結びついており，これを実現してゆくことが運動の基本目標とされた。

　この運動の社会的基盤，つまり運動の共鳴者の多数は都市人口の増加をもたらした農村から都市への大量の移住者であり，都市定住者であるという仮説から，その伝統的な社会的結合を弱め，都市のなかに新しい社会的結合を再形成していった人々が運動の支持母体であると考えた。その社会的結合の移行は，「しがらみ」から「きずな」へと表現できるとした。しかし，この選択的な都市的社会結合――近代的な社会的結合――に拠る人々の自然葬意識は，近代的なそれであるともいえず，さりとて最も近い過去の伝統的な祖先祭祀習俗とも親和性を持たないものである。むしろ多様性によって特徴づけられるその葬送意識は，敢えて単純化すれば脱近代性によって特徴づけられるのではないかと考えたのである。家墓の過去の伝統をさらに過去に突き抜けて，日本文化の古層に行き着くような他界観念の要素と，狭い空間意識を超えて地球や宇宙へと方向づけられるような他界観念の要素をあわせもつような他界観念を見いだせたように思われるのである。この点に関しては仮説の域を出るものではないが，今後も新しい資料をもとにその分析を進め

ていくことが課題であろう。

注

1) 有賀喜左衛門,「社会史の諸問題」『有賀喜左衛門著作集　Ⅶ』,未来社,1969。たとえば有賀が,柳田などによる家や祖先祭祀に関する民俗学研究を参照しながら,20世紀半ばまでの日本の社会と家,先祖などの主題に関して重要な研究を行っているが,それさえ,その時点では,日本の祖先祭祀習俗の将来における大きな変化の兆しを見通していたわけではない。社会人類学・文化人類学に関しても同様である。またこの主題は,日本の伝統的な位牌祭祀や墓制の研究とも連動するもので,近代以前にまで考察の射程をのばして,より深い理解を得ようとするならば民俗学が蓄積してきた研究を参照することは避けられない。ただし民俗学においてはそれらの残存形態に特に注目するもので,本稿で取り上げるような,伝統と拮抗するような市民運動自体を取り上げる研究はなく,それも当然といえば当然である。かくしていずれの分野にも先行研究を見いだしえない。
2) 日本では単墓制と,埋墓と詣墓を区別する両墓制のいずれかである。納骨堂に蔵置するのは両墓制の一亜種であると考えてよかろう。
3) 場所を基準にすれば,自宅葬,葬儀堂葬,火葬場葬などがあり,主催者を基準にすれば,家族・親族葬,社葬・学校葬・政党葬などの組織葬,友人葬などがあり,宗教の関与の有無や種類を基準にすれば,宗教葬,無宗教葬がある。
4) 『再生』第44号,2000,23頁。ある女性は,「私は旧い家の嫁として三十数年いきてまいりましたが,因習や慣習そして宗教への不信もあり,自分の最後だけは自分の意志で自分らしく自然にかえりたいと思っていました」と入会の動機を語っている。
5) 旧刑法においても190条に同趣旨の条文がある。
6) 1991年10月16日付朝日新聞は,同年10月15日に神奈川県相模灘沖で「葬送の自由をすすめる会」が海での自然葬を実施したことに対して,法務省公式見解として報道したものである。
7) 同法が制定された当時,まだ火葬は一般的ではなかった。八木澤が指摘するように明治10年代に共同火葬場が設置されるが,炉内の火力はそれほど強くなく,燃焼力の強い火葬炉の研究は大正時代に入ってからのことだという。したがって,明治時代の火葬それ自体が一般的ではなかった明治時代の焼骨は今日のように簡単に砕いて粉末にして散骨できる状態ではなく,自然葬が想定されがたかった。したがって墓を作り,都市部においては焼骨を墓に,それ以外の地域ではそれを単墓制にせよ,両墓制にせよ墓に入れる,あるいは納骨堂に収めるという葬法以外の選択肢が人々には思い浮かばなかったのである。「墓地,埋葬等に関する法律（墓埋法）」は第二次大戦後の混乱期の昭和23年制定されるのであるが,この法は,「衛生」の観点から「埋葬」または「埋蔵」する場合にしか適用されない（安田睦男,「自然葬のすすめ——はしが

きにかえて——」，葬送の自由をすすめる会編，『〈墓〉からの自由——地球に還る自然葬——』，社会評論社，1994，10頁）。火葬を前提とした散骨・散灰を想定せずに起案され，審議されているのである。またこの法の規制の趣旨でもある「衛生」の観点からは，高温で焼骨され火葬場から運び出された大量の遺骨・遺灰が産業廃棄物として自然界に戻されているのと同列であり，伝染病の蔓延などの心配は要らないものであることもたしかである。

　この2つの法律以外に，関連する法律が2つある。廃棄物処理法と海洋汚染防止法がそれである。廃棄物処理法の第16条2項に，「みだりに」公共の場所等で廃棄物を捨ててはならないとの規定がある。この規定は「許諾を得た土地，あるいは自分の所有地に遺灰をまく場合は，少なくとも廃棄物処理法には全くふれない」（安田睦男，同上書，11頁）と解釈されているが，現在行われている自然葬に対して，この規定を根拠にして司法や行政が差し止めをする動きはない。今日，火葬場の火葬炉から出される遺骨・遺灰のうち，遺族の同意を得た遺骨・遺灰は産業廃棄物として「廃棄」されている。したがって，まして一定の儀礼を通して遺骨・遺灰を撒く行為を，この法に抵触する行為とは言えないわけである。

　海洋汚染防止法に関してはどうか。第10条1項に，船舶から海上へのゴミの廃棄をしてはいけないとの規定，すなわち産業廃棄物の海上投棄の禁止規定はあるが，これには例外規定があり，船員の日常生活から出るごみ，野菜くず，屎尿，調理に伴う汚水などは捨ててもよいことになっている。遺骨・遺灰を海に撒くと，海が汚染される，自然保護を重視する会がそんなことをしてもいいのか，という批判がある。これに対しては，自然葬をすすめる人々は，この法は，ゴミによって海洋が汚染されることを防止する目的の法であり，燐酸カルシウムを主成分とする無機化合物である遺骨・遺灰は自然環境としての海洋を汚染する物質ではない，という趣旨の説明をする。たしかに遺骨・遺灰は珊瑚礁を形成する珊瑚の死骸となんら変わらない「物質」である。ただ，それを「すすめる会」会員のあいだにある「宗教感情」に配慮するかぎり，少なくとも自然葬の儀礼の場においては「物質」とは言い切れないのだが，自然科学的な知識と論理を基礎にした海洋汚染防止法を根拠にした批判には，そのような自然科学的な知識と論理で対応するしかないのもたしかである。

　今日の自然葬は，以上に見るように4つの関連法をすべて満たすことができる葬法であることが確認されている。このように国家も自然葬については節度をもって行われる限り，干渉する性質の問題ではないという見解を明らかにしたのである。このような背景のもと，過去10年たらずの間に多様な葬法の一選択肢としての自然葬は着実に浸透している。八木澤壮一，「火葬技術の変遷と現状」，葬送の自由をすすめる会編，『〈墓〉からの自由——地球に還る自然葬——』，社会評論社，1994，134頁。
8) 柳田國男，「先祖の話」『定本　柳田國男集　第10巻』，筑摩書房，1969。
9) 『再生』第39号，2000，18頁。
10) 『再生』第39号，2000，18頁。

11) 『再生』第 25 号，1997，12 頁。
12) 『再生』第 43 号，2001，9 頁。
13) 『再生』第 45 号，2002，14 頁。
14) 『再生』第 45 号，2002，15 頁。
15) 『再生』第 39 号，2000，20 頁。
16) 『再生』第 41 号，2001，12 頁。
17) 葬送の自由をすすめる会，「自然葬の記録　第 312 回～第 354 回」，6 頁。
18) 同上書，5-6 頁。
19) 同上書，11 頁。
20) 同上書，11 頁。
21) 『再生』第 39 号，2000，19 頁。
22) 明治期の土葬率の数値。
23) 北川慶子，『高齢期最後の生活課題と葬送の生前契約』，九州大学出版会，2001，145-6 頁。同頁統計データによれば地球的規模で見た場合，公表されている国で火葬率が 50 パーセントを超える国はチェコスロバキア，デンマーク，イギリス，香港，日本，ニュージーランド，ペルー，スウェーデン，スイスである。カソリック信者の少ない国，あるいは国土の広い国は含まれていないといえる。〈自由の国〉アメリカが意外と火葬率が低く，23.36 パーセントである。州によって火葬率には大きな開きがあり，少しデータとしては遡るが 1991 年時点では最も低い州では 6.3 パーセント，最も高い州では 58.8 パーセントである。平均では 78.1 パーセントが土葬である。
24) 井上治代，「外国における自然葬」，葬送の自由をすすめる会編『〈墓〉からの自由──地球に還る自然葬──』，1994，149-174 頁。
25) 安田睦彦，「自然葬のすすめ」，葬送の自由をすすめる会編，『〈墓〉からの自由──地球に還る自然葬──』，1994，5-20 頁。
26) 安田睦彦，同上書，5-20 頁。
27) 安田睦彦，同上書，5-20 頁。
28) 安田睦彦，同上書，5-20 頁。高橋秀樹も，中世前期における氏的な継承原理をもつ家と嫡継承される家の並存を主張する論考の中で，たとえば藤原経房によって 1199 年洛東吉田に建立された浄蓮華院には経房とその一家，さらにその傍系も含めた子孫の代々の墓が営まれていたことを明らかにしている。「中世前期の祖先祭祀と二つの「家」」，義江明子編，『親族と祖先』，2002，164-192 頁参照。
29) 安田睦彦，同上書，5-20 頁。この点については，竹田聴州が通説的な歴史像を相対化しながら近世における寺請寺檀制や墓の実態に迫った論考を参照するのがよい。彼はそこで次のように述べている。「都市や一部の真宗地域などの火葬習俗を除き，村落では近世以降もなお土葬が一般的で，そこには埋葬地（埋墓）と建碑地（参墓）を別地とする両墓制の村と，これらを同一地とする単墓制の村との別がある。しかし両墓制・単墓制のいずれを問わず，墓地は入会慣行を普通とし，ここに近世寺請制の

下で一般化した庶民の墓碑造立が，今日随所にみる墓碑林立の端をなしたことはすでに常識であり，またそれがきわめてしばしば寺と結びつくことは現前の事実であるが，多くの土地で石碑逐増が顕著になるのは寺請開始期からはかなり後の江戸後期ないし明治以後である」(「近世社会と仏教」，義江明子編，『親族と祖先』，2002，193-205頁)。これに関連した日本の民衆レベルでの墓の成立に関しては，酒井卯作の「日本人の死生観と墓の成立」『自然葬のすすめ——地球に還る自然葬——』，1994，75-99頁が参考になるだろう。彼は日本の歴史における葬送の多様性のなかで無墓制が成立してゆく理由をめぐる諸研究を検証しながら，次のように結論付けている。「右の各氏の無墓成立の理由の説明は，それぞれ傾聴すべきものをもっている。おそらくこうしたいくつもの理由が重なって，現在の無墓という現象を生み出したのにちがいないけれども，しかし，最も基本的な問題は，日本の葬制の伝統は，階級や地域を問わず，墓を作る慣習は存在しなかったというところから出発すべきではなかったろうか。つまり，墓を既存のものとして，なぜ無墓の社会があるか，ということではなく，逆に，無墓だった社会に，石塔婆である墓が，どのような背景をもって普及していったかということを考えるべきであろう。」

30) 梶山正三，「葬送の国家管理と基本的人権」(葬送の自由をすすめる会編，『〈墓〉からの自由——地球に還る自然葬——』増補改定版，社会評論社，1994，21-48頁)。寺檀制度または寺檀制について野沢謙治・八木康幸が「江戸時代の祖先祭祀」(田中久夫編，『祖先祭祀の歴史と民俗』，弘文堂，1986，185-240頁) において詳述している。寺檀制度は特定の寺との関係を義務づける制度であるが，「諸宗寺院法度」が規定するように，個々の家がどの寺を選ぶかは家の側に選択権があったと野沢は言う。ただし，改宗や寺替は困難であった，とする。それは，「支配者の側からすれば改宗や改檀が庶民の意志のおもむくままになされれば，寺檀制を通しての末端への支配がゆきとどかないことになる。そこで一家一寺という固定的な寺檀制が要請されることになり自動的に一家の家族全員が同じ寺に属することになる」としている。同書，196-197頁。寺檀制度におけるこのような直接的な支配関係が統治者にとっては個々の家の動静に関する情報を間接であれ把握し，かつ寺と個々の家との日常的な支配服従関係を幕府による，将軍家と庶民の支配—服従関係の雛型として庶民の間に身体化し，幕府による庶民の間接支配に活用するねらいがあった，と解釈できよう。

31) これについては藤田省三，『天皇制国家の支配原理』，未来社，1966年を参照せよ。
32) 有賀，前掲書，272頁。
33) 有賀，同上書，275頁。
34) 有賀，同上書，276頁。
35) 柳田國男，「先祖の話」，『定本 柳田國男集 第10巻』，筑摩書房，1969，11-12頁。
36) 北川，前掲書，196頁。
37) 北川，同上書，196-197頁。

38) 北川，同上書，197頁。
39) 北川，同上書，197頁。
40) 八木澤壮一，前掲書，125-148頁。
41) 北川，前掲書，291頁。
42) 作家の高史明は親鸞に言及した文脈のなかで次のように論じる。「血縁・地縁にこり固まってゆく人間中心の知恵は人間の濁りを深めるだけなんです。たとえば，人間とは地縁・血縁に生まれて生きる，しかしそれだけでは生きられないんだということです。お経に子が親を殺してしまう阿闍世王の物語があります。地縁・血縁だけでは，(中略)，親殺しの濁りともなるんですね。それが民族問題の根っこでもある」。高はこのように語りながら，世界の大問題である民族問題において地縁・血縁がまさに殺し合いの根底にあることを指摘しようとする。『季刊仏教 別冊7』の「自然葬」，1994年1月，57頁。他方，櫟島次郎は葬送の自己決定権に疑問を投げかけ，命の縦のつながりを重視する論を展開している。『再生』第25号，1997，8頁。

安楽死・本書関連事項年表

凡例（米：アメリカ，英：イギリス，蘭：オランダ，

年代	日本	アメリカ	イギリス/オランダ
8世紀			
9世紀			
12世紀			
1637			
1664			
1665			
1670			
1813			
1859			
1868			
1872			
1898			
1906		・オハイオ）州議会，積極的安楽死法案を可決。連邦政府は認めず	
1907			・英）Goddard，医学総会で安楽死を提唱
1920			
1928			・英）E. A. Gisforne，不治の病に苦しむ患者に対し，致死量麻薬を与えてもよく，その際患者への相談は必要ない，という提案発表
1930	・刑法学者の間で安楽死肯定論が徐々に高まる		
1931			・英）保健医学会，自発的安楽死合法化法案を付した小冊子を出版

加：カナダ，豪：オーストラリア，伊：イタリア，白：ベルギー，洪：ハンガリー，中：中国）

ドイツ・その他	本 書 関 連 事 項	年代
	・712年『古事記』	8世紀
	・822年頃『日本霊異記』	9世紀
	・前半『今昔物語集』	12世紀
	・島原の乱おこる	1637
	・幕府，各藩に宗門改め設置命令を出す	1664
	・諸宗寺院法度が出る	1665
	・幕府，直轄領に宗旨人別帳の作成を命じる。寺檀制度の基礎となる	1670
・独）自殺禁令消滅（バイエルン）		1813
	・チャールズ・ダーウィン『種の起源』	1859
	・フローレンス・ナイチンゲール (F. Nightingale) *Notes on Nursing : What it is and What it is Not*，湯槇ます他訳『看護覚え書』	
		1868
	・明治政府，「墓地及埋葬取締規則」を定める	1872
	・明治民法987条施行。「系譜，祭具及墳墓ノ所有ハ家督相続ノ特権ニ属ス」家督相続の一として墳墓も明記される	1898
		1906
		1907
・独）『無価値の生命を抹殺する許可』が出版される		1920
		1928
		1930
・伊）自殺禁令の消滅		1931

年代	日本	アメリカ	イギリス/オランダ
1933			
1935			・英）英国安楽死協会設立
1936			・英）自発的安楽死法案，英上院第二議会で否決 ・英）英国任意的安楽死協会と改称
1937		・米安楽死協会設立	
1939			
1941			
1946			
1947			
1948			
1950	・4月14日，東京地裁，安楽死について最初の判決。母親毒殺に懲役1年執行猶予2年		
1953			
1960			
1961			・英）自殺法，議会を通過。自殺や自殺未遂が法的に犯罪でなくなった
1962	・12月22日，名古屋高裁，安楽死の6要件を示す。父親毒殺に懲役1年執行猶予3年		
1967			

ドイツ・その他	本書関連事項	年代
・独）遺伝病子孫予防法成立		1933
		1935
		1936
		1937
・独）ヒトラーの命令により，安楽死計画（T 4）開始		1939
・独）ミュンスター大司教の非難により，安楽死計画が中止される		1941
・独）ニュルンベルク医師裁判を見守るために特別委員会を設置		1946
・独）ニュルンベルク裁判で，T 4 計画は安楽死ではなく殺人であるとされる		
・独）8月19日，ニュルンベルク裁判で，T 4 計画に関わった医師たちに判決		1947
・「ジュネーブ宣言」		1948
		1950
・独）連邦政府が遺伝病子孫予防法を「正当性に背反する」ものではないと判断		1953
	・バージニア・ヘンダーソン（Virginia Henderson）*Basic Principle of Nursing Care*，湯槇ます他訳『看護の基本となるもの』	1960
		1961
		1962
	・聖クリストファー・ホスピス設立	1967

安楽死・本書関連事項年表　*287*

年代	日本	アメリカ	イギリス/オランダ
1969		・安楽死教育評議会設立 ・フロリダ）州議会に，尊厳死の権利についての法案が提出される	・英）3月，安楽死法案提出。否決 ・英）10月，王立医学学士院・安楽死を議題にする小委員会が，医師1,000人を対象に，延命治療に関するアンケート調査
1970			・英）医学協会，パンフレット「安楽死の問題」を発行
1971			・蘭）ポストマ医師安楽死事件発生
1972			
1973		・米病院協会，「患者の権利章典」を発表	・英）王立保健協会，安楽死を主題とする会議開催 ・蘭）ポストマ医師安楽死事件に有罪判決。懲役1年執行猶予1年（レウワーデン安楽死容認4要件） ・蘭）王立医師会の声明
1974		・4月15日，カレン・クィンラン事件発生	
1975	・10月1日，鹿児島地裁，妻絞殺に懲役1年執行猶予4年 ・10月16日，神戸地裁，3要件認められず実刑判決。母親絞殺に懲役3年執行猶予4年	・3州で積極的安楽死を内容とする尊厳死法案が提出される	・英）デレック・ハンフリーの妻ジーン，医師にもらった致死量の薬を服用して死亡。ハンフリーは3年後に告白するが，不起訴になる
1976	・1月，日本安楽死協会設立 ・8月，第1回安楽死国際会議，「東京宣言」を発表	・ニュージャージー）3月31日，州最高裁，カレン事件判決。身上後見人による医療措置打ち切りを認める ・カリフォルニア）自然死法（The Natural DeathAct, 1976）世界	

ドイツ・その他	本書関連事項	年代
		1969
		1970
		1971
	・ウィリーらがアポトーシスという概念を初めて発表	1972
	・淀川キリスト教病院（大阪）で「末期患者ケア検討会」はじまる	1973
	・米国コネチカット・ホスピス開設	1974
		1975

年代	日本	アメリカ	イギリス/オランダ
1977	・11月30日，大阪地裁，医師の手によらない事情を認めず。妻刺殺に懲役1年執行猶予2年	初のLiving Willの法制化。多くの州に刺激。不履行医師は職業倫理違反行為 ・マサチューセッツ）11月28日，州最高裁，サイケヴィッチ事件判決。延命治療拒否代行を認めた ・アーカンソー）Living Willの決定が本人によってなされていなかった場合，家族等にその決定の権限を与える州法	
1978	・11月，安楽死法制化を阻止する会の声明		
1979			
1980		・カリフォルニア）安楽死協会（ヘムロック協会）創設。自由意志に基づいて安楽死を選ぶ末期患者の権利を訴える	
1981			・蘭）検察長官委員会と国家安楽死委員会を設置
1983	・日本安楽死協会，日本尊厳死協会に改名	・カリフォルニア）持続的委任状法（Durable Power of Attorney for Health Care Act）	
1984			・蘭）アルクマール事件判決 ・蘭）王立医師会，「安楽死に関する公式の見解」「医師へのガイドラインの5要件」発表
1985		・統一州法全米会議，統一末期病者権利法（Uniform Rights of the Terminally Ill Act, 1985）。Living	・蘭）ハーグ下級裁判所事件判決

ドイツ・その他	本書関連事項	年代
・独）ドイツ外科学会，「死病者および死にゆく者の治療のための決議」を発表		1976
		1977
・独）6月24日，議会，安楽死計画の被害者に保証が必要であると表明		1978
	・p 53の発見	1979
	・米看護師協会（American Nurses' Association），社会政策声明として看護の定義を発表。「看護とは，顕在的または潜在的な健康問題に対する人々の反応についての診断と処置である。」	1980
	・聖隷三方原病院（浜松）に日本初のホスピス開所	1981
		1983
・仏）9月14日，医師が尊厳死手助けを宣言。ローマ法王庁が非難		1984
		1985

年代	日本	アメリカ	イギリス/オランダ
1986		Will認める各州法の統一図る ・ニュージャージー）1月17日，州最高裁，コンロイ事件判決。本人の希望が明確でない無能力者の延命拒否代行決定について ・バージニア）2月28日，末期癌患者，死ぬ権利を実現 ・カリフォルニア）4月16日，ブービア事件の控訴審判決。「末期状態」ではないが，治療拒否権として補給チューブ撤去を認可	
1987			・蘭）2月15日，ルベルス首相，国会答弁で安楽死の合法化確約 ・蘭）5月22日，意思表示できない患者の安楽死裁判に関心集まる ・蘭）9月3日，積極的安楽死合法化への刑法改正を断念
1988		・カリフォルニア）安楽死法制化のための住民投票，署名不足で実施断念 ・1月8日，匿名の実習医，米国医師会誌（JAMA）で安楽死実行を告白。検察当局が捜査を開始	・蘭）5月3日，フローニンゲン事件最終判決
1989	・9月9日，全国保険医団体連合会，開業医を対象に高齢者の在宅保健・医療・福祉に関する意識調査	・統一州法全米会議，統一末期病者権利法改定。以下の2点。意思決定の代行を指名しておくことを認める。有効な宣言書がない場合，家族等に決定する権限を	

ドイツ・その他	本書関連事項	年代
・独）慈悲死協会設立 ・独）慈悲死協会が安楽死関連法改正を議会に提起 ・独）フランクフルトでT4計画に関わった医師の裁判	・WHO「WHO方式がん疼痛治療法」を刊行	1986
	・通称「リゾート法」が施行される	1987
	・厚生省「末期医療に関するケアの在り方の検討会」が報告書発表	1988
・ドイツ連邦医師会の年次総会で，ナチス体制下での医学が取り上げられる		1989

年代	日本	アメリカ	イギリス/オランダ
1990	・9月17日，高知地裁，「厳格に6要件を満たした安楽死だけが社会的相当行為として認められる」とし，妻殺害に懲役3年執行猶予1年	与える ・「患者の自己決定法（Patient Self-Determination Act）」。医療機関に対し，Living Willの説明を義務化 ・6月25日，連邦最高裁，生命維持治療による延命への初めての判断。クルーザン事件判決。	・蘭）裁判所と王立医師会が「安楽死報告届出制度」を認める
1991	・4月13日，東海大学安楽死事件発生	・ワシントン）（自発的）安楽死法制化のための住民投票。54-46で否決。予定法名「ワシントン州尊厳死法」	・蘭）法務省による安楽死の定義と安楽死の5要件の公表
1992	・3月18日，日本医師会の生命倫理懇談会が報告書発表	・カリフォルニア）11月3日，（自発的）安楽死法制化のための住民投票。53-47で否決。予定法名「カリフォルニア州尊厳死法」 ・ミシガン）上下院，自殺幇助に関する法案可決	
1993		・ミシガン）2月25日，自殺幇助に関する法案の修正案，施行 ・ミシガン）3月1日，アメリカ市民自由同盟，自殺幇助州法を提訴 ・ミシガン）12月13日，「自殺する憲法上の権利」を認める	・英）2月4日，貴族院，植物状態の患者への生命維持処置の打ち切りを初めて認める ・蘭）2月9日，「遺体処理法改正案」下院可決。積極的安楽死を条件付で不起訴，事実上容認（上院11月に容認） ・蘭）3月20日，がん患者，安楽死を求めてハ

ドイツ・その他	本書関連事項	年代
	・緩和ケア病棟入院料新設	1990
	・「全国ホスピス・緩和ケア病棟連絡協議会」発足 ・2月，多摩川源流域のリゾート開発構想が発表される。同月，「葬送の自由をすすめる会」(現在の呼称)結成される ・10月，神奈川県相模灘沖で第1回自然葬が行われる。法務省・厚生省が自然葬についての公式見解を発表する	1991
	・訪問看護ステーション発足	1992
・加) 9月30日，最高裁，安楽死は違憲と判断	・9月，北京で自然葬に関する国際葬送会議が開催される。上智大学でシンポジウム「現代の生死と自然葬」宗教者討論会が開催される ・ピースハウスホスピス(独立型)開設	1993

年代	日本	アメリカ	イギリス/オランダ
1994	・5月，日本学術会議の総会で報告書「尊厳死について」植物状態の患者についても延命治療中止を容認する内容	・ミシガン）自殺幇助で起訴された元医師に無罪評決 ・カリフォルニア）「委任状法（Power of Attorney Law, 1994)」 ・カリフォルニア）自然死法（The Natural Death Act, '94)。末期患者だけでなく「植物状態」でも自然死容認, 自殺とせず。不履行医師は軽罪 ・オレゴン）11月8日, 医師の薬物による自殺幇助を容認する「尊厳死法」（Death With Dignity Act）法を住民投票で可決。同月23日に差止訴訟起こる。12月に一時的な差止命令が出る	ンスト ・英）1月31日, 医倫理特別委員会報告。自発的尊厳死にも例外を容認。非自発的尊厳死の場合, 新たな第三者機関の必要性。 ・英）医師に安楽死についてのアンケート ・蘭）6月21日, シャボット医師安楽死事件判決。有罪, 処罰なし ・蘭）10月20日, 安楽死映画放映 ・英）「医療打ち切り法案（医療及び栄養物の供給を打ち切りうる状況の規定, そうした状況における痛みを一時的に緩和するケアの継続的提供の保障等に関する法案）」提出。すぐに撤回
1995	・3月28日, 横浜地裁, 東海大学安楽死事件判決。医師による積極的安楽死と治療行為中止の許容4要件を提示。懲役2年執行猶予2年	・4月24日, 連邦最高裁, 死を願う末期患者に対する医師の自殺幇助を認めず ・オレゴン）8月3日, 「尊厳死法」に差止の最終的命令	・蘭）4月26日, 障害を持つ新生児の安楽死に対して医師の刑罰を免除する判決が下る
1996	・4月27日, 京都・京北病院安楽死事件発生 ・8月3日, 終末期医療を考えるセミナーなど話題になる	・ミシガン・オレゴン）1月, 医師に安楽死についてのアンケート ・カリフォルニア）3月6日, サンフランシスコ高裁, 「死ぬ権利」	

年代	本 書 関 連 事 項	ド イ ツ・そ の 他
1994		
1995	・アメリカ看護師協会，社会政策声明として看護の定義を改定。①問題中心志向に限定せず，健康と病気に対する十分な範囲の人間の経験と反応への注意。②客観的データと患者や集団の主観的体験の理解から得られた知識との統合。③診断や治療の過程に科学的知識の適用。④健康と癒しを促すケアリング関係の提供	・豪）2月22日，北部準州で安楽死法案提出 ・豪）3月9日，南豪州で安楽死法案提出 ・中）3月14日，安楽死法制化の請願書提出 ・3月20日，ローマ法王，患者の重荷になるだけの延命治療は拒否できると発表 ・豪）5月25日，北部準州で「末期患者の権利法」可決（世界初安楽死容認の法律）

年代	日本	アメリカ	イギリス/オランダ
1997	・4月24日, 京都・京北病院安楽死事件, 書類送検 ・12月12日, 京都府地検, 京都・京北病院安楽死事件を不起訴処分に	を認める ・ワシントン）3月6日, 医師による自殺幇助を禁止する州法は憲法違反と判断 ・ニューヨーク）4月2日, 自殺幇助を禁止する州法を憲法違反と判断 ・ワシントン）5月, 医師に安楽死についてのアンケート ・オレゴン）2月27日, 「尊厳死法」, 逆転判決（本案的差止命令差戻し） ・4月16日, 連邦政府, 安楽死関係予算支出認めず ・6月26日, 連邦最高裁, 自殺幇助禁止を合憲とする判決 ・オレゴン）9月2日, 州議会, 尊厳死法廃止案を可決 ・オレゴン）10月14日, 最高裁判所, 「尊厳死法」支持 ・オレゴン）11月4日, 再度の住民投票	・英）7月20日, 元国連医師, 安楽死の解禁を主張
1998	・5月8日, 厚生省「末期医療に関する意識調査等検討委員会」が調査。痛みを伴う末期状態での延命治療に消極的約70% ・11月16日, 川崎・筋弛緩剤投与安楽死事件発生	・オレゴン）2月26日, 貧しい末期患者への安楽死費用負担を決定 ・オレゴン）3月29日, 尊厳死法, 初の適用 ・ミシガン）9月1日, 自殺幇助に関する新州法施行	
1999		・ミシガン）3月26日, 安楽死の様子を撮影した医師に有罪判決	

安楽死・本書関連事項年表　*299*

ドイツ・その他	本書関連事項	年代
・豪）7月1日，北部準州「末期患者の権利法」施行 ・豪）8月2日，末期患者，安楽死できずに死去	・臓器移植法案可決（日本） ・11月，インドのガンジス川での自然葬実施のため，「葬送の自由をすすめる会」一行がインドを訪問する	1996
・豪）3月25日，「末期患者の権利法」無効に	・臓器移植法施行 ・5月，厚生省生活衛生局長の諮問機関「これからの墓地等のあり方を考える懇談会」発足する	1997
・仏）7月25日，安楽死を行っていたとされる看護師を取り調べ	・7月，モンゴルで自然葬行われる	1998
		1999

年代	日本	アメリカ	イギリス/オランダ
2000		・ミシガン）4月13日、州巡回裁判所、難病の末期患者を安楽死させた元医師に殺人罪 ・11月19日、連邦議会「疼痛除去促進法案」可決	・蘭）11月28日、下院、安楽死を完全に合法とする法案を可決。同時に安楽死を認める刑法改正案可決
2001	・10月24日、名古屋地裁、嘱託殺人被告事件。両親絞殺に懲役3年執行猶予5年	・11月6日、司法長官発令の「疼痛除去促進法」によりオレゴン州の尊厳死法が実質的無効に	・蘭）4月10日、「安楽死法」上院で可決され成立。
2002	・4月、川崎・安楽死事件を協同病院が県警に届出 ・12月4日、川崎・安楽死事件、主治医を逮捕 ・12月26日、川崎・安楽死事件、主治医を起訴		・英）3月22日、高等裁判所、自分の延命治療の諾否を判断できる能力を備えていると認定した患者に「死ぬ権利」認める判決 ・蘭）4月1日、「要請に基づく生命の終焉ならびに自殺幇助法」施行 ・蘭）看護師、要件を満たさない安楽死を行ったとして起訴

作成にあたって参照したもの：朝日新聞、朝日DNA、佐賀新聞、読売新聞、毎日新聞、町野朔他編著『安楽死・尊厳死・末期医療』（信山社、1997年）、宮野彬著『オランダの安楽死政策——カナダとの比較』（成文堂、1997年）、ジャネット・あかね・シャボット著『自ら死を選ぶ権利　オランダ安楽死のすべて』（徳間書店、1995年）、ハーバート・ヘンディン著、大沼・小笠原訳『操られる死〈安楽死〉がもたらすもの』（時事通信社、2000年）、『時の法令』関西医科大学法医学講座HP、『arsvi.com』http://www.arsvi.com/、『医療倫理の広場』http://www.hello.co.jp/~cloud9/、『バイオエシックス（生命倫理）』四日市大学牛島研究室HP。本年表掲載事項の詳細については以下のHPを参照して下さい。
http://www.let.kumamoto-u.ac.jp/takahashi/issue/nenpyou/nenpyou.htm

ドイツ・その他	本書関連事項	年代
・仏）3月3日，生命科学・医学倫理委員会が消極的安楽死を容認。「患者自身の明確な意思表示」を前提に刑法適用除外措置を検討すべきとの報告書を公表 ・仏）7月10日，私立病院で安楽死疑惑 ・仏）7月25日，保健相が人道救援活動での安楽死の実施を告白 ・11月29日，ローマ法王庁，オランダの刑法改正案を非難	・4月，介護保険制度始まる	2000
・洪）2月19日，違法に安楽死を行っていた看護師が，逮捕され自供 ・白）10月25日，上院，医師による安楽死を容認する法案を可決	・11月，生活保護費受給者を対象に自然葬の無償支援制度が発足する	2001
・白）5月16日，下院，安楽死を合法化する法案を可決，法案成立		2002

(作成：渡邉　愛，加藤佐和，石田喜子，井上　豪，佐藤隆彦)

執筆者紹介（執筆順）

佐谷　秀行（さや　ひでゆき）　熊本大学医学部教授（腫瘍医学）
中山　將（なかやま　すすむ）　愛知産業大学造形学部教授（哲学・美学）
井田　栄一（いだ　えいいち）　イエズスの聖心病院医長（緩和医療学）
森田　敏子（もりた　としこ）　熊本大学医療技術短期大学部教授（看護学）
髙橋　隆雄（たかはし　たかお）　熊本大学文学部教授（倫理学）
森　正人（もり　まさと）　熊本大学文学部教授（日本文学）
慶田　勝彦（けいだ　かつひこ）　熊本大学文学部助教授（文化人類学）
田口　宏昭（たぐち　ひろあき）　熊本大学文学部教授（社会学）

熊本大学生命倫理研究会論集 4

よき死の作法（しさほう）

2003年5月20日初版発行

編 者　髙 橋 隆 雄
　　　　田 口 宏 昭

発行者　福 留 久 大

発行所　（財）九州大学出版会
　　　　〒812-0053　福岡市東区箱崎7-1-146
　　　　　　　　　　九州大学構内
　　　　電話　092-641-0515（直通）
　　　　振替　01710-6-3677

印刷／九州電算㈱・大同印刷㈱　製本／篠原製本㈱

© 2003 Printed in Japan　　ISBN4-87378-782-3

熊本大学生命倫理研究会論集

生命倫理研究とは，現実の諸問題の本質を解明するとともに，問題解決に向けての具体的指針を模索するものである。それには倫理学をその任に堪えうるように鍛え上げることと多くの分野にわたる共同作業が不可欠である。本論集は日常的な共同研究を基礎にして，徹底した討議をへて成った論文集である。

1 遺伝子の時代の倫理
高橋隆雄 編　　　　　　　　　A 5 判 260頁 2,800円

2 ケア論の射程
中山　將・高橋隆雄 編　　　　A 5 判 320頁 3,000円

3 ヒトの生命と人間の尊厳
高橋隆雄 編　　　　　　　　　A 5 判 300頁 3,000円

患者の権利〔改訂増補版〕
池永　満　　　　　　　　　　　四六判 344頁 2,500円

本書は，医療のすべての分野における患者の人権の確立と，市民と医療従事者との対話の大切さを率直に語りかけたものであり，患者の権利法制定運動の理論的・組織的到達点を示す記録集である。WHOやWMAの宣言を資料として収録し，初版以降の国内外のダイナミックな展開にも言及している。

ヘルス・コミュニケーション
――これからの医療者の必須技術――

P. G. ノートハウス，L. L. ノートハウス／
信友浩一・萩原明人 訳　　　　A 5 判 336頁 3,800円

社会行動科学の立場から医療行動を説き起こした本書は，医療の場におけるコミュニケーションを規定する要因や，円滑なコミュニケーションを行うための技法を平易に解説したものである。コミュニケーション問題に関心のある医療者一般にとって有益な実用書。

疾病から文明論へ
高橋　宏　　　　　　　　　　　四六判 200頁 1,800円

病気を医学や生物学の立場を超えて，生態学，社会科学，宗教，思想といったグローバルな立場から観察して，今日の文化のあり方に深い反省を迫る。疾病という社会の裏窓から観たユニークな文化論。

（表示価格は本体価格）　　　　　　　　　九州大学出版会